구강점막질환 아틀라스

신판

구강점막질환
아틀라스

나카가와 요이치 (中川洋一) 지음
윤 정 훈 감역

대한나래출판사

DaehanNarae Publishing, Inc.

SK V1 Tower 1507
Younmujang 5 gagil 25, Sungdong-gu,
Seoul 04782, Korea
TEL: +82-2-922-7080
FAX: +82-2-922-0841
E-mail: nrpub@naver.com
Website: www.nrbooks.kr

Original Japanese Title: [新版] チェアサイド・介護で役立つ 口腔粘膜疾患アトラス—どこで見わけて、どう対応？
中川洋一 著

Printed in Korea

구강점막질환 아틀라스

발행일 2020년 7월 10일
저자 나카가와 요이치
감역자 윤정훈
발행인 최용원
편집디자인 이은의
표지디자인 이은의
교정·교열 김경미
발행처 **대한나래출판사** (등록 제2012-000051호/1994.6.10)
주소 서울시 성동구 연무장 5가길 25, 성수역 SK V1 Tower 1507호 (성수동 2가 315-61)
전화 (02) 922-7080
팩스 (02) 922-0841
이메일 nrpub@naver.com
홈페이지 www.nrbooks.kr

ISBN 978-89-5741-729-4

정가 70,000원

서문

구강질환의 진료와 간호에 도움을 주기 위해 집필했던 이 책을 출판한 지 어느덧 12년이 되어, 이번에 개정하게 되었다. 많은 분들께 도움이 된 것에 대해 기쁘게 생각하고 있다.

12년이라는 세월은 순식간에 지나갔지만 그사이에 의학은 눈부시게 진보하여, 2006년에 탄생한 유도만능줄기세포(iPS)가 임상에서 응용되고 있으며 인공지능(AI)이 치료법을 선택하는 시대가 되었다.

치과 분야에서는 증식인자를 이용한 치주조직 재생이나 CAD/CAM이 보험에 도입되는 등 새로운 기술이 보급되었다.

한편 치과 치료는 우식이나 결손보철 등 형태 회복을 주체로 한 진료에서 기능회복을 중시하는 방향으로 변화하고 있다. 또한 '구강기능저하증'이라는 새로운 병명이 생겨나 구강기능관리의 중요성이 강조되고 있다.

구강기능관리를 실시하면서 흡인성 폐렴의 발생이 60% 이하로 감소했다는 데이터와, 암 수술로 인한 의료비가 15% 감소되었다는 데이터가 생산되었다. 이것은 환자를 위해서도, 의료 경제적 측면에서도 구강기능관리가 중요하다고 인식하기 때문이다. 따라서 일본치과의학회와 일본치과의사회는 치과 의료직의 관여 정도에 따라 '구강건강관리'를 '구강기능관리', '구강위생관리', '구강 케어'로 나누는 것을 제창하여, 많은 직종과 제휴함으로써 구강건강 유지에 노력하고 있다.

구강 케어가 보급되면서 구강점막을 볼 기회가 급증하였다. 이러한 상황에서 의료 관계자가 구강점막질환의 진단과 치료에서 담당하는 역할의 중요성은 더욱더 커지고 있다.

TNM 분류가 개정되어 전암병소와 전암상태의 개념은 구강의 잠재적 악성질환의 개념으로 이행하여 구강병변의 분류도 새로워졌다. 이러한 점에서 이번 개정은 시의적절하다고 생각한다. 각종 새로운 진료 가이드라인이나 약제 정보도 도입하였다.

이 책은 쓰루미대학 치학부 구강외과학 제2강좌와 쓰루미대학 치학부 부속병원 구강기능진료과의 귀중한 증례가 있었기에 집필이 가능했다. 지금까지 많은 것을 가르쳐 주신 쓰루미대학 명예교수 이시바시 가츠노리(石橋克禮) 선생님(전 구강외과학 제2강좌 교수), 아사다 고이치(浅田洸一) 선생님(전 구강외과학 제2강좌 준교수), 구강내과학 교실 선생님들 그리고 구강내과학 강좌 사토 도오루(佐藤徹) 조교수님께 진심으로 감사드린다.

2018년 여름

나카가와 요이치 (中川洋一)

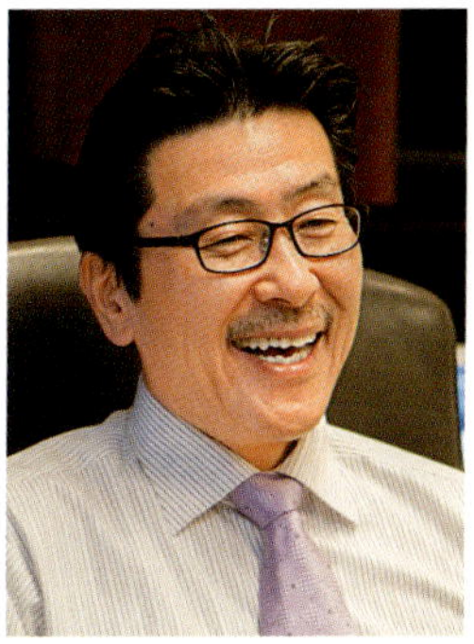

쓰루미대학 치학부 부속병원 구강기능진료과 준교수
일본구강외과학회 인정 구강외과전문의·지도의
일본치과약물요법학회 이사, 편집사독위원회 위원장

감역자 서문

구강은 외부에 가장 많이 노출되어 있는 점막으로 덮여 있는 부분으로 음식물이나 이물질에 의한 자극, 또는 여러 가지 환경요인에 의해 다양한 유형의 질환이 나타난다. 또한 혈액순환이 풍부하여 전신질환이나 전신상태를 비교적 잘 반영하며, 이에 따른 질환도 다양하게 발생한다.

구강점막에 나타나는 질환의 진단은 생각보다 어려운데, 그 이유는 감염과 같은 이차 요인에 의해 근본 형태의 변화가 쉽게 일어나기 때문이다. 수포를 형성하는 질환인 경우에는 쉽게 파열하여 미란을 형성하고, 병소를 덮고 있는 상피는 습한 유백색의 막을 형성하여 박리된 후 미란이 된다. 피부질환과 동반하는 경우에는, 병소의 군집과 분포도 구강에서는 피부보다 뚜렷하지 않고 연관된 피부 병소의 특성이나 그 발현에 의해서 진단을 해야 할 경우가 흔하기 때문에 치과의사가 진단을 하기에 어려움이 적지 않다.

아울러 구강점막질환은 그 원인이 다양하고 또 각 질환의 특징이 엇비슷하며, 같은 질환이라도 진행시기에 따라 여러 가지 증상을 나타내기 때문에 치료에 어려움이 많은 것이 사실이다. 더욱이 구강점막질환은 치과에서뿐만 아니라 때로는 내과, 피부과, 이비인후과, 소아과 등에서도 각과의 입장에서 취급하는 경우가 있기 때문에 환자들에게는 많은 혼란을 초래하기도 한다.

이 책을 번역하여 소개하는 이유는, 일본이 우리나라에서 발생하는 구강점막질환의 양상과 유사하며, 이 책에서 기술한 구강점막질환의 분류가 임상의사의 필요성을 잘 대변하고 있어서이다. 물론 일부는 우리나라 실정에 잘 맞지 않는 부분도 있지만, 이 책이 구강점막질환을 이해하고 진료하는 데 조금이나마 도움이 되기를 바란다.

2020년 봄

윤 정 훈

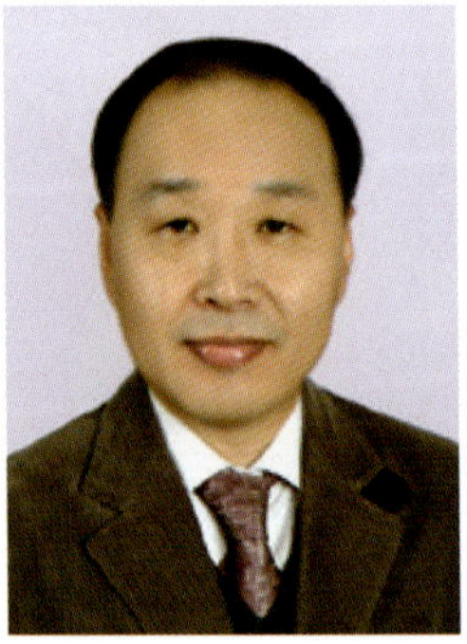

연세대학교 치과대학 졸업
연세의료원 병리학 전공의 과정 수료
연세대학교 대학원 치의학박사 학위 취득
전) 조선대학교 치과대학 교수
현) 원광대학교 치과대학 대전치과병원 구강병리과 교수

이 책의 구강점막질환 분류의 견해

이 책은 '구강점막질환을 어떻게 대처해야 하는가?'라는 의문에 답하기 위한 것이다. 구강점막을 보고 우선 판단해야 하는 것은 '정상인가, 비정상인가?'이다. 즉 '치료가 필요한가, 필요하지 않은가'에 대한 판단이다. 그다음에 '어떻게 비정상적인가?' 또는 '어느 정도로 비정상적인가?'를 판단하는 것이다. 내버려두면 생명에 지장을 초래하는 것, 즉시 치료를 하면 가볍게 넘어가는 것, 의과와의 제휴가 필요한 것 등을 판단하는 것이다.

이러한 판단을 하여 적절하게 대처하기 위해서는 환자를 오른쪽과 같이 분류하여 생각하면 이해하기 쉬울 것이다. 이 책에서는 이에 준하여 구강점막질환을 기술하였다(다음 페이지의 '이 책의 구강점막질환 분류' 참조). 이 책의 질환별 구성과 그것을 보는 방법은 5페이지에 제시한 것과 같다.

구강점막질환에 대해 더욱더 적절히 대처하기 위해 이 책이 참고가 되기를 바란다.

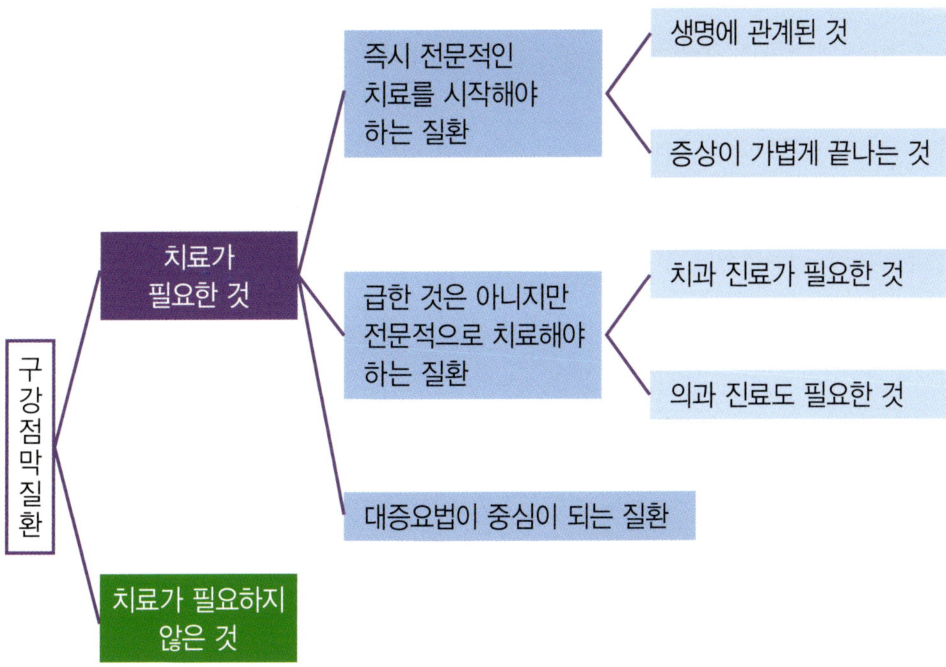

이 책의 구강점막질환 분류

I. 치료가 필요한 것			
1-1 즉시 전문적인 치료를 시작해야 하는 질환		**① 생명에 관계된 것**	
SECTION 1	혀암	SECTION 4	홍반증
SECTION 2	구강저암·협점막암	SECTION 5	백반증(비균일형)
SECTION 3	치은암	SECTION 6	혈관부종
1-1 즉시 전문적인 치료를 시작해야 하는 질환		**② 증상이 가볍게 끝나는 것**	
SECTION 7	대상포진	SECTION 14	칸디다성 구각염·구순염
SECTION 8	헌트 증후군	SECTION 15	칸디다성 의치 구내염
SECTION 9	헤르페스 치은구내염	SECTION 16	구강점막질환에서 칸디다 감염
SECTION 10	구순 헤르페스	SECTION 17	괴사성 궤양성 치은구내염
SECTION 11	위막성 칸디다증	SECTION 18	구강점막의 화농성감염
SECTION 12	홍반성 칸디다증	SECTION 19	화농성 타액선염
SECTION 13	증식성 칸디다증		
1-2 급한 것은 아니지만 전문적으로 치료해야 하는 질환		**① 치과 진료가 필요한 것**	
SECTION 20	백반증(균일형)	SECTION 27	치은증식증
SECTION 21	구강편평태선	SECTION 28	유두종
SECTION 22	욕창성궤양	SECTION 29	혈관종
SECTION 23	의치 섬유종	SECTION 30	다형선종
SECTION 24	곤약상악제	SECTION 31	점액낭(류)
SECTION 25	섬유종	SECTION 32	타석증
SECTION 26	치은종		
1-2 급한 것은 아니지만 전문적으로 치료해야 하는 질환		**② 의과 진료도 필요한 것**	
SECTION 33	천포창·유천포창	SECTION 36	위축성 설염
SECTION 34	쇼그렌 증후군	SECTION 37	색소침착·아밀로이드증
SECTION 35	전신 경피증	SECTION 38	특발성 혈소판감소성 자반증
1-3 대증요법이 중심이 되는 질환			
SECTION 39	카타르성 구내염	SECTION 41	헤르펜지나
SECTION 40	아프타성 구내염	SECTION 42	궤양성 구내염
II. 치료가 필요하지 않은 것			
SECTION 43	외골증	SECTION 47	정중마름모꼴혀염
SECTION 44	포다이스 과립	SECTION 48	혀편도 비대
SECTION 45	지도혀	SECTION 49	흑모설
SECTION 46	혀균열	SECTION 50	설태

이 책의 구성(구강점막질환을 보는 방법)

왼쪽 페이지

임상사진을 제시하고 질환을 보는 포인트 기술(외관상의 특징이나 만졌을 때의 특징 등)

오른쪽 페이지

질환에 관한 해설을 기술(질환의 중요성, 임상소견의 특징, 일반적인 치료법이나 간단한 대처법, 관련된 지식 등)

→ BASIC

→ NOTE

→ APPENDIX

질환의 정의 및 관련 지식 해설

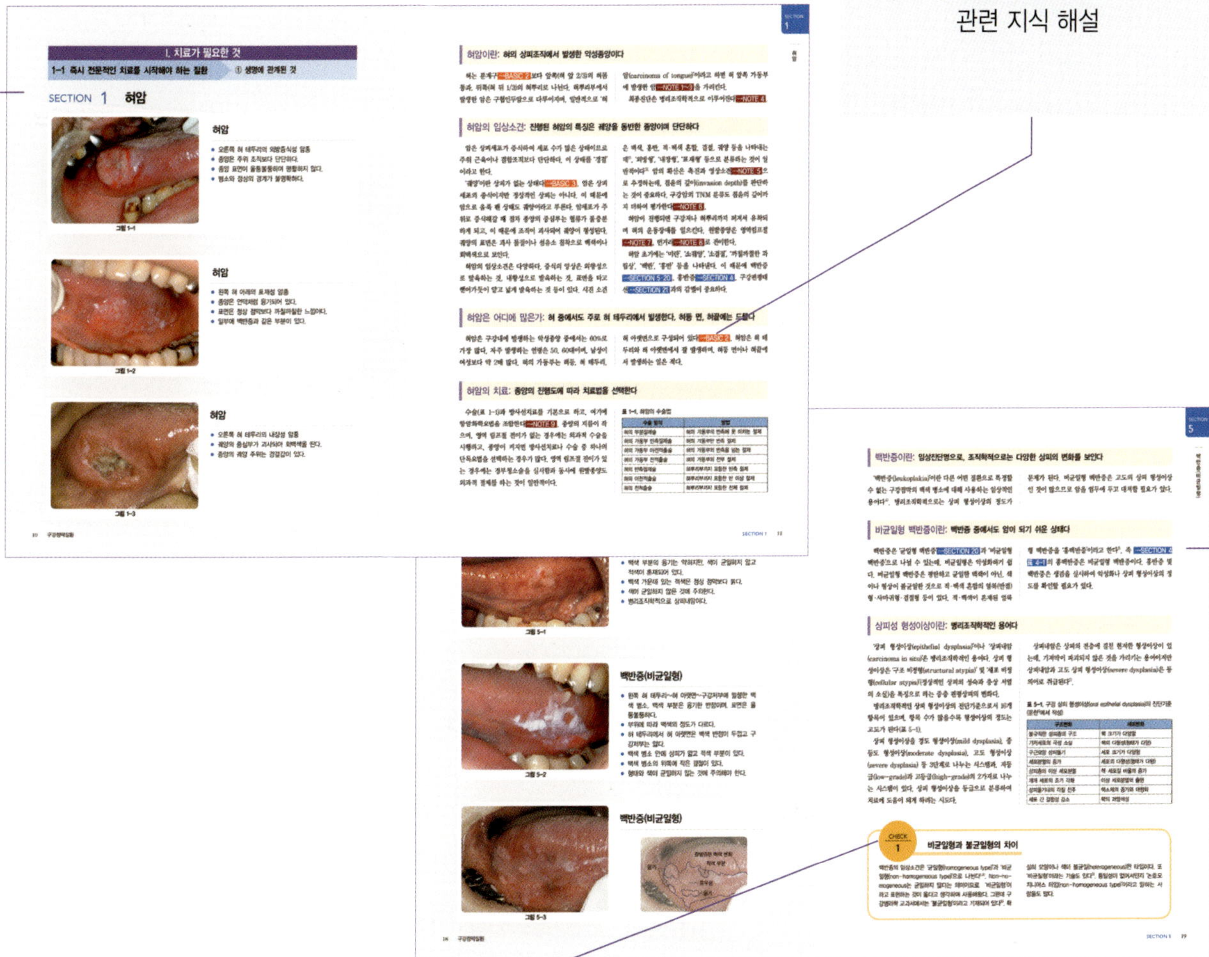

SECTION 번호 및 구강점막질환

CHECK 1

관련 지식의 해설

→ SECTION

→ SECTION

감별진단이 필요한 질환에 대해서는 다른 질환과의 임상소견을 비교할 수 있도록 제시하였다.

CONTENTS

BASIC

구강점막질환을 이해하기 위한 기본지식 1~6

SECTION

구강점막질환 1~50

I. 치료가 필요한 것

1-1 즉시 전문적인 치료를 시작해야 하는 질환

1-2 급한 것은 아니지만 전문적으로 치료해야 하는 질환

① 치과 진료가 필요한 것

② 의과 진료도 필요한 것

CHECK

NOTE

BASIC

구강점막질환을 이해하기 위한 기본지식 1~6

구강점막질환을 이해하기 위해서는 '구강의 정상구조', '구강점막질환의 징후', '형태와 색으로 본 질환의 감별'을 알아야 한다.

1. 구강의 정상구조

구강은 협점막, 치은, 경구개, 혀, 구강저 등으로 구성되어 있다. 구강은 인두로 이행하고 있어 구강과 인두의 경계인 구협부는 언뜻 보면 복잡해 보인다. 혀는 간단한 구조인 것처럼 보이지만, 표면은 다양한 구조로 덮여 있어 생각보다 복잡하다. 구강점막질환을 진단하고 대처하기 위해서는 우선 구강의 구조를 알아야 한다. →BASIC 1·2에서는 구강점막질환을 보는 데 필요한 해부학적 구조를 소개한다.

2. 구강점막질환의 징후

시진이나 촉진으로 얻을 수 있는 객관적인 소견을 '징후'라 한다. 구강점막질환을 관찰하기 위해 필요한, '눈으로 확인할 수 있는 징후'를 BASIC 3에서 소개한다.

3. 형태와 색으로 본 질환의 감별과 발생기전으로 본 질병의 분류

다양한 관점에서 구강점막질환을 모아 정리해두는 것은 각 질환을 이해하는 데 도움이 된다. 특히 '형태'나 '색'으로 분류해 정리해두면 진단할 때 편리하다→BASIC 4·5. 또한 질환을 '발생기전'으로 분류하는 것은 치료방침을 정하는 데 도움이 된다 →BASIC 6.

BASIC 4~6의 사용 방법

1. SECTION을 읽으면서 BASIC으로 돌아간다

SECTION을 읽을 때는 BASIC의 사항으로 돌아가 그때마다 확인하여 질병을 파악한다.

2. BASIC으로부터 필요한 SECTION을 찾는다

어떤 질환을 접했을 때 형태나 색 등의 징후를 파악하였다면 BASIC을 바탕으로 어떤 질환과 비슷한지 추측한다. 그 후 SECTION의 사진과 징후의 해설에서 그 질환이라는 것을 확인한다.

BASIC 1

구강의 구조

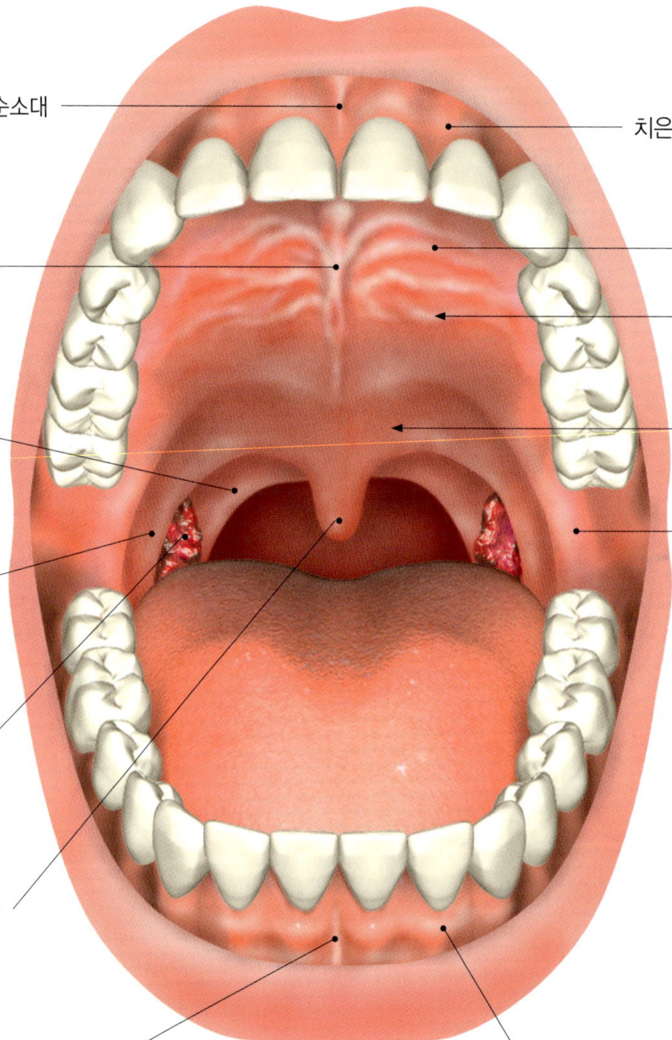

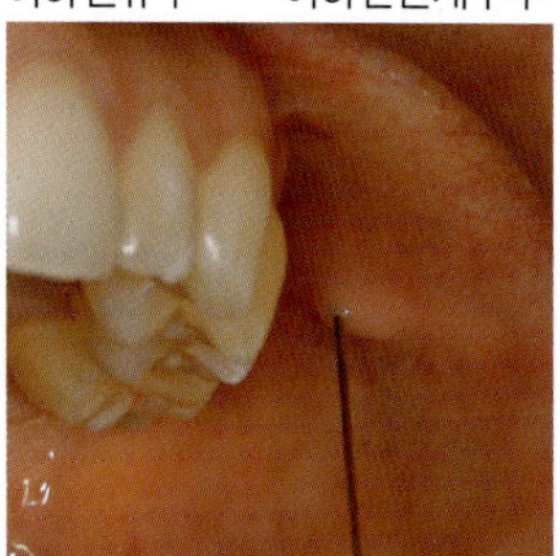

BASIC 2

혀

근육기관인 혀의 표면은 점막으로 덮여 있으며 혀끝, 혀몸통, 혀뿌리 등의 세 부분으로 나누어진다. 혀끝과 혀몸통 사이에는 명확한 경계가 없지만, 혀몸통과 혀뿌리는 분계구로 나누어져 있다.

혀끝과 혀등 면에는 무수한 작은 돌기가 있는데, 이것을 '혀유두'라고 한다.

1) 실(사상)유두(filiform papillae)

혀등 면에는 실유두가 있다. 실유두는 가장 수가 많으며 결합조직성 핵과 두꺼운 각화돌기로 구성되어 있다. 지도혀 →SECTION 45는 이 실유두가 변화한 것이다.

2) 버섯(용상)유두(fungiform papillae)

버섯유두는 혈관에 풍부한 결합조직의 핵과 얇은 비각화 상피로 구성되어 있다. 이 때문에 백색을 띤 실유두 사이에서 버섯유두는 분홍색 점이 흩어진 것으로 나타난다.

3) 성곽(유곽)유두(circumvallate papillae)

성곽유두는 혀뿌리와 가까운 부분에 있다. 혀유두 중 수가 가장 적고 가장 크다.

4) 잎새(엽상)유두(foliate papillae)

잎새유두는 혀 가장자리의 뒤쪽에 있는 주름 형태로 세로 방향으로 나란히 있다.

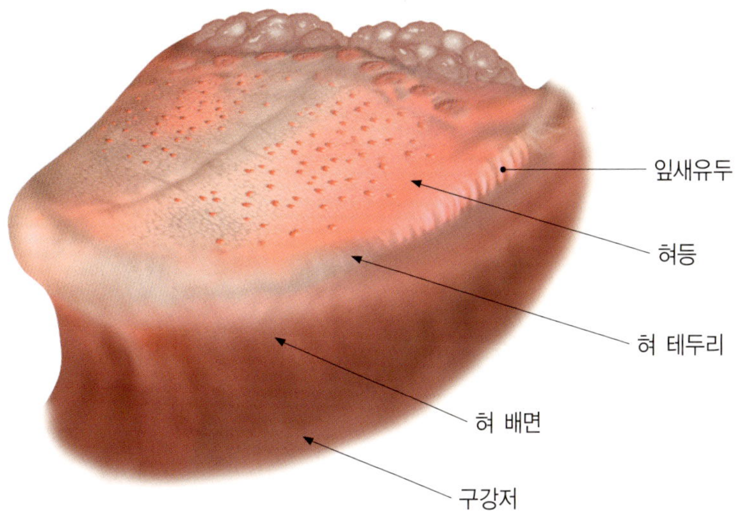

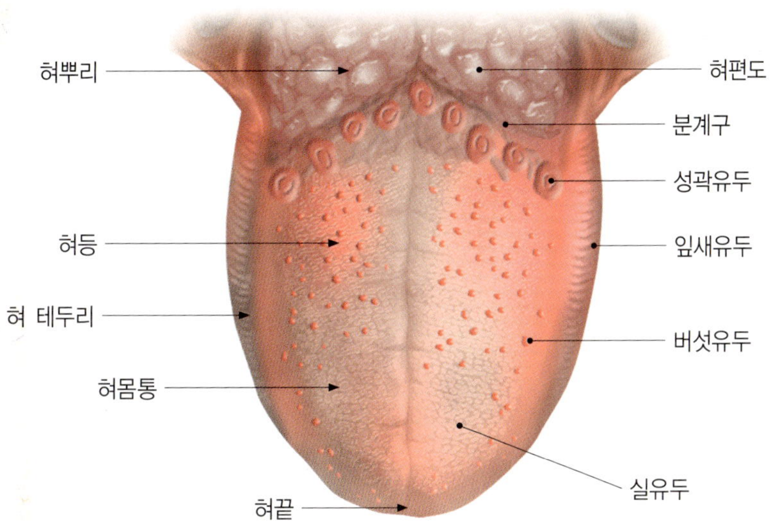

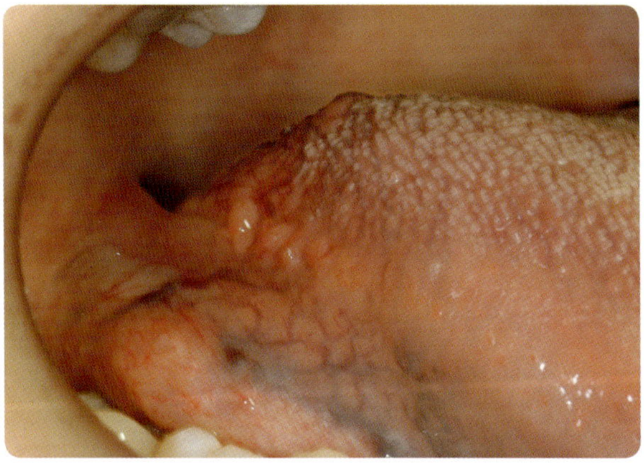

혀 테두리

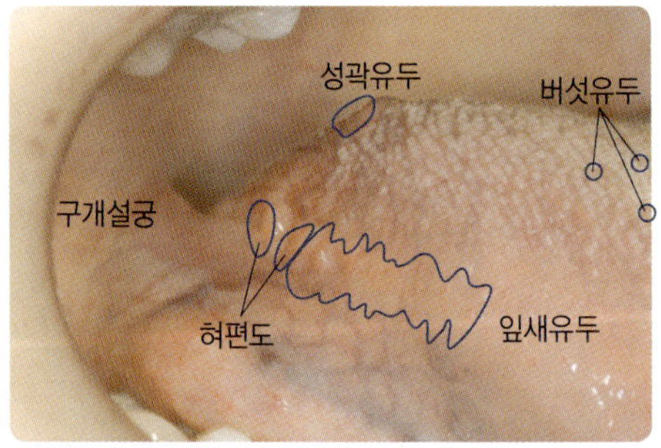

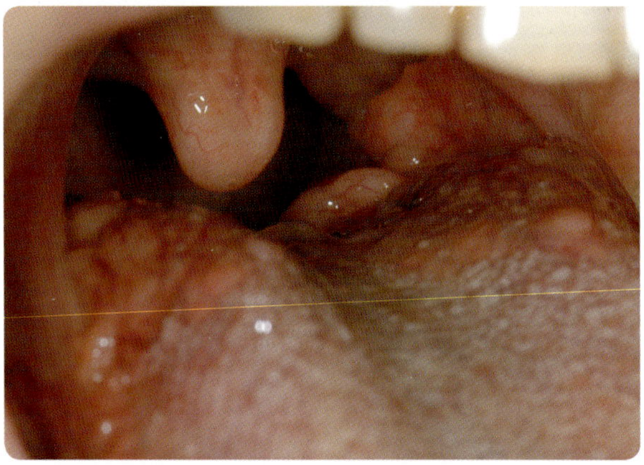

혀뿌리

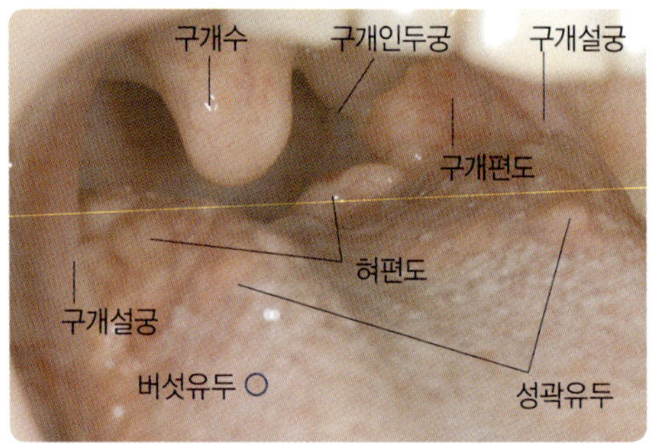

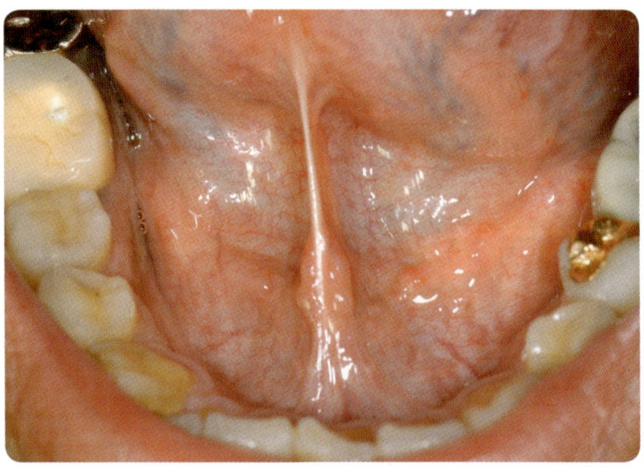

혀 아래 구강저부 ①

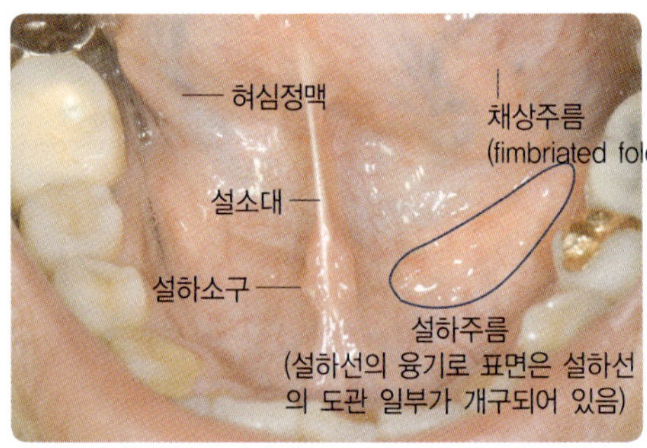

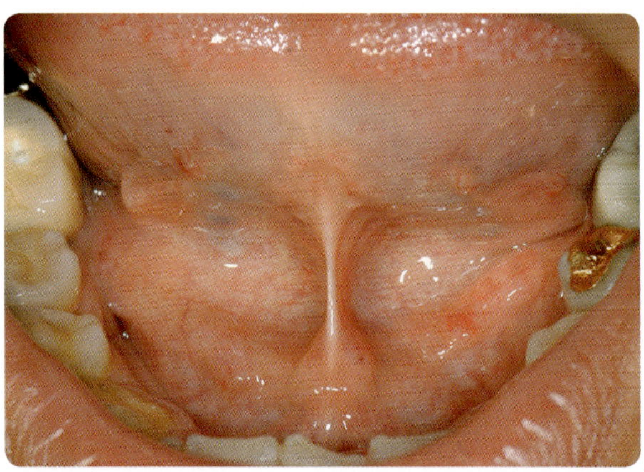

혀 아래 구강저부 ②

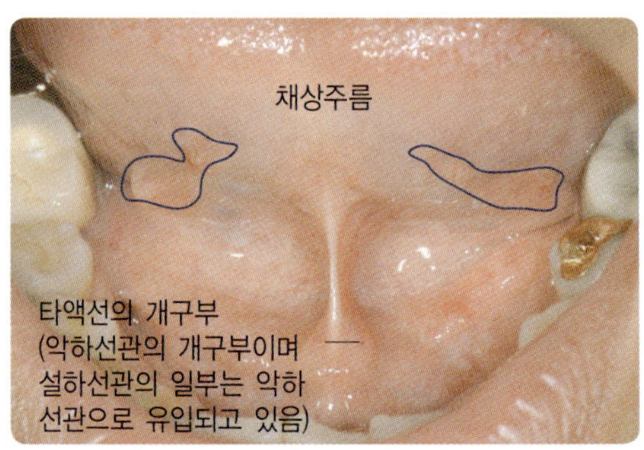

BASIC 3

구강점막질환의 징후(육안소견)

환자가 호소하는 통증 등의 불쾌한 자각증상을 '증상'이라 하고, 의사가 진찰하여 찾아낸 궤양 또는 종창 등의 이상소견을 '징후'라고 한다. 그리고 증상과 징후를 합쳐 '증후'라고 한다.

구강점막질환에서는 다음과 같은 징후를 관찰한다.

1) 홍반(erythema)

상피 아래 모세혈관 확장 등으로 인해 구강점막이 적색으로 변화하는 것. '반점'이란 융기가 없는 색깔의 변화를 말한다.

2) 자반(purpura)

상피 아래 혈관에서 출혈로 인해 적자색으로 보이는 것

3) 색소반점(pigmented macule)

물질의 침착에 의한 것으로 멜라닌 침착이 많다.

4) 백반(white patch)

피부의 멜라닌 감소에 의한 것을 '백반'이라고 한다. 구강점막에서는 상피의 증식(acanthosis)이나 과각화증으로 하얗게 변화한 상태를 가리킨다. 즉 조금 두께가 있는 상태다. 백반보다 두께가 두꺼우면 '백판'이라고 부르기도 한다.

5) 구진(papule)

국소성의 작은 융기로서 상피, 점막하조직의 세포성분 증가로 나타난다.

6) 결절(nodule)·종양(tumor)

구진보다 큰 국소성 융기다.

7) 수포(bulla, blister)

수용성 내용물이 들어 있으며 덮개에 피막이 있는 융기다.

① 상피내 수포

② 상피하 수포

8) 미란(erosion, 함요)

상피의 박리나 결손이 기저층의 상피내에 머무르는 것을 가리킨다. 적색으로 보이며 장액이 삼출한다.

9) 궤양(ulcer, 함요)

조직결손이 미란보다 깊어 상피를 넘어 점막고유층에까지 이르는 것으로, 섬유소가 삼출하여 섬유소(fibrin)를 형성하고 백색 내지 황색을 띠는 경우가 많다.

10) 위축(atrophy)

조직(세포나 세포간 물질) 부피의 감소

11) 부종(edema)

조직 사이에 액체가 증가된 상태

● **미란과 궤양**

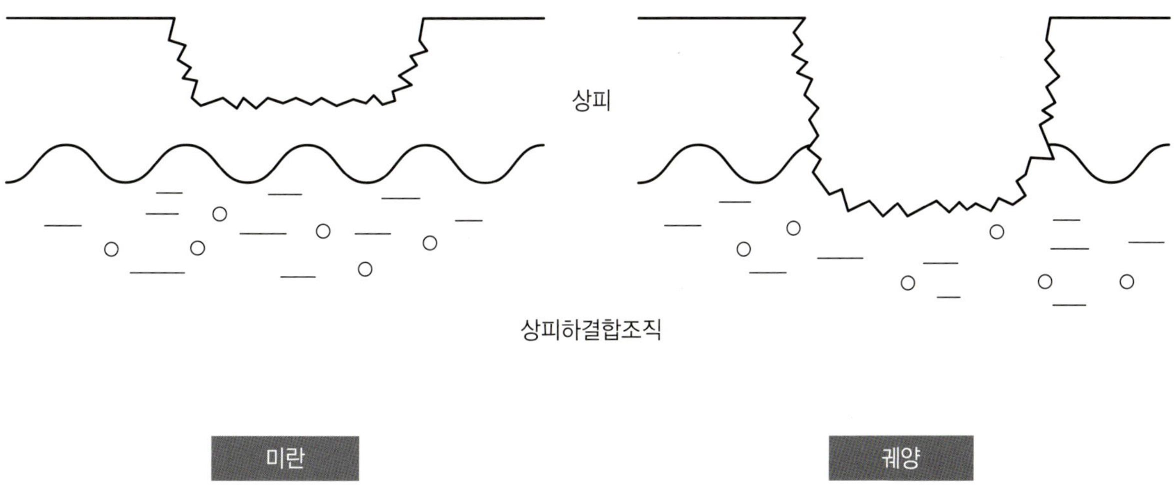

BASIC 4

형태로부터 본 질환의 감별

구강점막질환을 감별할 때에는 형태에 따라 대략적으로 분류하는 것이 유용하며, 다음과 같이 크게 네 가지로 분류할 수 있다.

1) 어느 정도 크기의 덩어리로 보이는 결절 또는 종양형의 융기성 병소
2) 종양은 아니지만 정상 구강점막으로부터 언덕처럼 융기하는 편평융기성 병소
3) 융기도 아니고 패인 것(함요)도 아닌 평탄한 병소(홍반, 자반, 색소반점 등)
4) 움푹 팬 상태의 병소(미란, 궤양 등)

구강의 수포성 병소는 터져서 함요 병소가 된다.

1)~4)의 형태에는 각각 경계의 명확/불명확, 테두리의 고름/고르지 않음, 표면의 매끄러움/거칠음/요철, 색깔의 차이 등이 있어 질환의 감별에 도움이 된다.

또한 종양성 병소는 촉진으로 경도, 유동성, 압통 등을 관찰한다. 경도는 부드러우며 탄성이 있는 '연탄성', 약간 딱딱하지만 탄성이 있는 '경탄성', 탄성이 없으며 딱딱한 것은 경도에 따라 '골모양', '연골모양' 경도로 표현할 수 있다.

● 종기 모양의 융기성 병소

질환명	그 밖의 특징적인 소견	SECTION
편평세포암종	불명확한 경계, 요철 표면	1~3
혈관부종	미만성 종창	6
의치 섬유종	의치 변연에 생김	23
곤약상악제	의치 안쪽에 생김	24
섬유종	명확한 경계, 매끄러운 표면	25
치은종	치은에 생김	26
치은증식증	매끄러운 표면	27
유두종	명확한 경계, 요철 표면	28
혈관종	암적색	29
다형선종	명확한 경계, 매끄러운 표면	30
점액낭(류)	부드러우며 파동이 느껴짐	31
외골증	골모양 경도	43

● 함요 병소

질환명	그 밖의 특징적인 소견	SECTION
헤르페스 치은구내염	상피가 벗겨져 궤양이 됨	9
괴사성 궤양성 치은구내염	치주질환과 관련 있음	17
욕창성 궤양	물리적 원인이 있음	22
천포창·유천포창	상피가 벗겨져 궤양이 됨	33
아프타성 구내염	중심이 궤양이며 주위가 붉음	40

● 편평한 형태의 융기성 병소

질환명	그 밖의 특징적인 소견	SECTION
백반증	닦아서 없앨 수 없는 백색	5, 20
위막성 칸디다증	닦아서 없앨 수 있는 백색	11
증식성 칸디다증	육아종 형태, 백반증 형태	13
구강편평태선	백색 부분이 융기되어 있음	21
아밀로이드증	황색	37
정중마름모꼴혀염	매끄러운 표면	47

● 평탄한 병소

질환명	그 밖의 특징적인 소견	SECTION
홍반증	적색, 거친 표면	4
홍반성 칸디다증	적색	12
위축성 설염	혀유두 위축	36
색소침착	흑색	37
카타르성 구내염	적색	39

● 수포성 병소

질환명	그 밖의 특징적인 소견	SECTION
대상포진	바이러스 질환	7
헤르페스 치은구내염	바이러스 질환	9
구순 헤르페스	바이러스 질환	10
헤르펜지나	바이러스 질환	41
천포창·유천포창	자가면역질환	33

BASIC 5

색으로 본 질환의 감별

정상 구강점막은 점막 아래의 모세혈관이 희미하게 비쳐 보이기 때문에 분홍색으로 보인다. 그 혈관이 확장되어 혈류가 증가하면 점막은 붉게 보이는데, 이것이 염증이다. 또한 점막상피가 얇아지면 혈관이 더욱 비쳐 보이기 때문에 점막은 붉게 보인다. 이것은 미란이나 점막의 위축 상태다.

한편, 점막상피가 두꺼워진 상태이거나 각화가 진행된 상태에서는 점막 아래의 혈류가 보이지 않아 하얗게 된다. 또한 백반증은 상피층 전체가 두꺼워지고 과각화되어 있기 때문에 백색으로 보인다. 치은이나 구개는 각화 상피이며, 그 밖의 점막은 비각화 상피나 각화가 부족한 상피다. 비각화 상피가 각화되면 주위 점막에 비해 뚜렷하게 백색으로 보인다.

이와 같이 점막질환을 관찰하는 데에는 색이 중요하다.

● 백색 병소

질환명	희게 보이는 이유	SECTION
백반증	상피의 두께와 각화의 강도	5, 20
증식성 칸디다증		13
유두종		28
협점막 백선		NOTE 15
마찰성 각화증		NOTE 16
니코틴 구내염		NOTE 17
편평세포암종	궤양부의 섬유소나 괴사조직	1~3
궤양성 구내염		42
위막성 칸디다증	진균	11
설태	미생물, 상피 박리	50

● 적·백색 혼합병소

질환명	적·백색 혼재로 보이는 이유	SECTION
비균일형 백반증	상피의 두께와 각화의 강약	5
구강편평태선		21
지도혀		45
아프타	미란·궤양과 혈관확장	40
헤르펜지나		41

● 황색 병소

질환명	누렇게 보이는 이유	SECTION
아밀로이드증	이상단백질의 축적	37
포다이스 과립	이소성 피지선	44

● 흑색 병소

질환명	검게 보이는 이유	SECTION
생리적 색소침착	내인성 색소	37
색소성 모반		37
전신질환에 동반하는 색소침착		37
치과용 금속에 의한 색소침착	외부 색소	37
흑모설	미생물의 색소	49

● 적색·암적색 병소

질환명	붉게 보이는 이유	SECTION
홍반증	상피가 얇음	4
홍반성 칸디다증		12
점액낭(류)		31
위축성 설염		36
홍반증	혈류가 풍부함	4
홍반성 칸디다증		12
혈관종		29
카타르성 구내염		39
자반증	출혈	38
출혈성 소인		NOTE 29
혈종		NOTE 31
정중마름모꼴혀염	혀의 부대결절 (tuberculum impar)	47

● 정상 점막색의 병소

질환명	SECTION
혈관부종	6
의치 섬유종	23
곤약상악제	24
섬유종	25
치은증식증	27
다형선종	30
점액낭(류)	31
외골증	43

BASIC 6

원인과 발생기전에 따른 질환의 분류

구강점막질환의 치료방침 결정은 질환의 발생 원인과 깊은 관계가 있다. 예를 들면, 종양성 질환은 외과적으로 절제되는 경우가 많다. 같은 종양이라도 반응성 증식성 병소는 외과적 절제 외에 원인을 제거하여 자연치유를 기다리는 방법도 있다.

수포나 궤양을 형성하는 질환 중 자가면역 병리가 관련된 질환은 스테로이드성 항염증제를 사용하지만, 감염질환에는 스테로이드제를 사용하지 않는다.

구강점막질환 대처법은 징후에 따라 선택하는 것이 아니라 질환의 성질로 판단하는 경우가 많다.

● 종양성 질환

질환명	SECTION
편평세포암종	1~3
홍반증*	4
백반증*	5, 20
혈관종	29
다형선종	30

*구강의 잠재적 악성질환

● 자가면역 병리가 관련된 질환

질환명	SECTION
구강편평태선	21
천포창·유천포창	33
쇼그렌 증후군	34
특발성 혈소판감소성 자반증	38

● 반응성 증식성 질환

질환명	SECTION
의치 섬유종	23
곤약상악제	24
섬유종*	25
치은종	26
치은증식증	27
유두종	28
외골증	43
혀편도 비대	48

*원래 종양으로 분류되는 것이지만 구강에서는 반응성 증식이 많다.

● 감염성 질환

질환명	SECTION
대상포진(바이러스 감염)	7
헤르페스 치은구내염(바이러스 감염)	9
구순 헤르페스(바이러스 감염)	10
구강 칸디다증(진균 감염)	11~16
괴사성 궤양성 치은구내염(세균감염)	17
구강점막의 화농성 염증(세균감염)	18
화농성 타액선염(세균감염)	19
헤르펜지나(바이러스 감염)	41
수족구병(바이러스 감염)	41

● 균교대 현상

질환명	SECTION
구강 칸디다증	11~16
흑모설	49

● 외상성 질환

질환명	SECTION
욕창성 궤양	22
점액낭(류)	31
카타르성 구내염	39
궤양성 구내염	42

● 형성이상

질환명	SECTION
포다이스 과립	44
혀균열	46
정중마름모꼴혀염	47

● 혈관·혈소판·응고·선용의 이상

질환명	SECTION
혈관부종	6
출혈성 소인	NOTE 29

● 영양장애

질환명	SECTION
위축성 설염	36

● 불명

질환명	SECTION
재발성 아프타	40
지도혀	45

SECTION

구강점막질환 1~50

이 책은 치과 진료 현장에서 어떻게 구강점막질환에 대처할지를 주제로 하고 있으므로 기존의 분류에 따라 기술한 것은 아니다. 또한 각 SECTION에 기술한 질환은 구강에 나타나는 질환의 전부가 아니라 통상 치과임상에서 접할 가능성이 높은 질환이다. 각 SECTION에서 왼쪽 페이지에는 병소의 임상사진과 질환을 볼 때의 포인트를 기술하고, 오른쪽 페이지에는 질환에 대해 해설하였다. 질환의 해설은 제목만 읽어도 그 개요를 파악할 수 있도록 하였다. 보충사항은 →NOTE에 기술하였다.

감별진단을 위해서는 다른 →SECTION을 참조하여 질환 간의 유사점이나 다른 점을 확인할 수 있다. 각 질환의 개념을 이해하기 위해서는 BASIC 6을 참조하는 것이 도움이 된다.

다방면에 걸친 구강점막질환을 모두 이해하려면 시간이 걸리지만, SECTION은 다음과 같은 실천 사용법이 가능할 것으로 생각된다.

SECTION의 실천 사용법

1. SECTION을 읽어나간다

SECTION의 순서는, 대처를 서둘러야 하는 것부터 나열되어 있다. 특히 암은 생명에 관계된다. 구강점막질환이 아닐까 생각했을 때 '즉각 치료를 시작하는 것이 좋은 질환'의 SECTION부터 확인해 가는 것이 하나의 사용법이다.

2. BASIC으로부터 필요한 SECTION을 찾는다

어떤 질환을 접했을 때 형태나 색 등의 징후를 파악하였으면 BASIC을 토대로 어떤 질환과 비슷한지 추측한다. 그 후 SECTION의 사진과 징후의 해설을 살펴보고 그 질환이라는 것을 확인한다.

SECTION 1 혀암

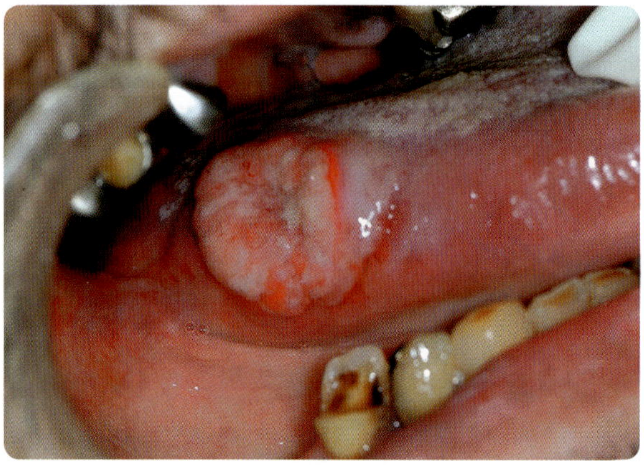

그림 1-1

혀암

- 오른쪽 혀 테두리의 외방증식성 암종
- 종양은 주위 조직보다 단단하다.
- 종양 표면이 울퉁불퉁하며 평활하지 않다.
- 병소와 정상의 경계가 불명확하다.

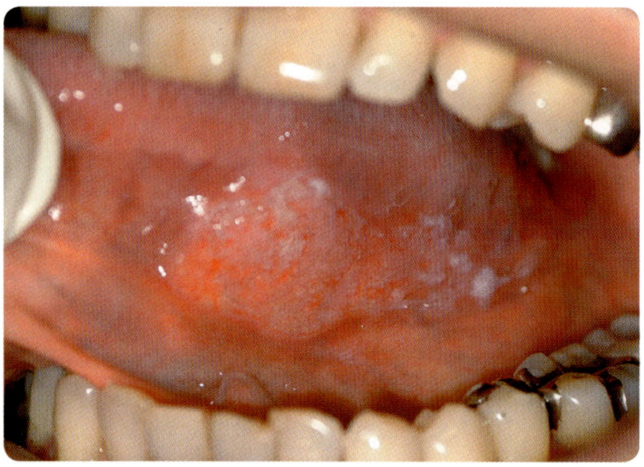

그림 1-2

혀암

- 왼쪽 혀 아래의 표재성 암종
- 종양은 언덕처럼 융기되어 있다.
- 표면은 정상 점막보다 까칠까칠한 느낌이다.
- 일부에 백반증과 같은 부분이 있다.

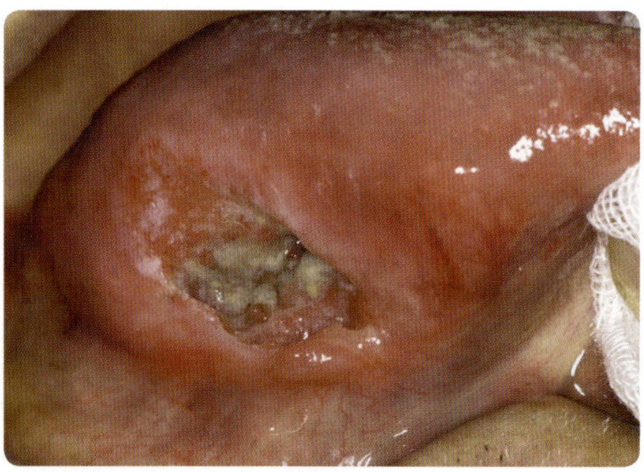

그림 1-3

혀암

- 오른쪽 혀 테두리의 내장성 암종
- 궤양의 중심부가 괴사되어 회백색을 띤다.
- 종양의 궤양 주위는 경결감이 있다.

혀암이란: 혀의 상피조직에서 발생한 악성종양이다

혀는 분계구→BASIC 2 보다 앞쪽(혀 앞 2/3)의 혀몸통과, 뒤쪽(혀 뒤 1/3)의 혀뿌리로 나뉜다. 혀뿌리부에서 발생한 암은 구협인두암으로 다루어지며, 일반적으로 '혀암(carcinoma of tongue)'이라고 하면 혀 앞쪽 가동부에 발생한 암→NOTE 1~3 을 가리킨다.

최종진단은 병리조직학적으로 이루어진다→NOTE 4.

혀암의 임상소견: 진행된 혀암의 특징은 궤양을 동반한 종양이며 단단하다

암은 상피세포가 증식하여 세포 수가 많은 상태이므로 주위 근육이나 결합조직보다 단단하다. 이 상태를 '경결'이라고 한다.

'궤양'이란 상피가 없는 상태다→BASIC 3. 암은 상피세포의 증식이지만 정상적인 상피는 아니다. 이 때문에 암으로 움푹 팬 상태도 궤양이라고 부른다. 암세포가 주위로 증식해갈 때 점차 종양의 중심부는 혈류가 불충분하게 되고, 이 때문에 조직이 괴사되어 궤양이 형성된다. 궤양의 표면은 괴사 물질이나 섬유소 침착으로 백색이나 회백색으로 보인다.

혀암의 임상소견은 다양하다. 증식의 양상은 외향성으로 발육하는 것, 내향성으로 발육하는 것, 표면을 타고 뻗어가듯이 얕고 넓게 발육하는 것 등이 있다. 시진 소견은 백색, 홍반, 적·백색 혼합, 결절, 궤양 등을 나타내는데[1], '외방형', '내장형', '표재형' 등으로 분류하는 것이 일반적이다[2]. 암의 확산은 촉진과 영상소견→NOTE 5 으로 추정하는데, 침윤의 깊이(invasion depth)를 판단하는 것이 중요하다. 구강암의 TNM 분류도 침윤의 깊이까지 더하여 평가한다→NOTE 6.

혀암이 진행되면 구강저나 혀뿌리까지 퍼져서 유착되며 혀의 운동장애를 일으킨다. 원발종양은 영역림프절→NOTE 7, 먼거리→NOTE 8 로 전이한다.

혀암 초기에는 '미란', '소궤양', '소결절', '까칠까칠한 과립상', '백반', '홍반' 등을 나타낸다. 이 때문에 백반증→SECTION 5·20, 홍반증→SECTION 4, 구강편평태선→SECTION 21 과의 감별이 중요하다.

혀암은 어디에 많은가: 혀 중에서도 주로 혀 테두리에서 발생한다. 혀등 면, 혀끝에는 드물다

혀암은 구강내에 발생하는 악성종양 중에서는 60%로 가장 많다. 자주 발생하는 연령은 50, 60대이며, 남성이 여성보다 약 2배 많다. 혀의 가동부는 혀등, 혀 테두리, 혀 아랫면으로 구성되어 있다→BASIC 2. 혀암은 혀 테두리와 혀 아랫면에서 잘 발생하며, 혀등 면이나 혀끝에서 발생하는 일은 적다.

혀암의 치료: 종양의 진행도에 따라 치료법을 선택한다

수술(표 1-1)과 방사선치료를 기본으로 하고, 여기에 항암화학요법을 조합한다→NOTE 9. 종양의 지름이 작으며, 영역 림프절 전이가 없는 경우에는 외과적 수술을 시행하고, 종양이 커지면 방사선치료나 수술 중 하나의 단독요법을 선택하는 경우가 많다. 영역 림프절 전이가 있는 경우에는 경부청소술을 실시함과 동시에 원발종양도 외과적 절제를 하는 것이 일반적이다.

표 1-1. 혀암의 수술법

수술 방식	방법
혀의 부분절제술	혀의 가동부의 반측에 못 미치는 절제
혀의 가동부 반측절제술	혀의 가동부만 반측 절제
혀의 가동부 아전적출술	혀의 가동부의 반측을 넘는 절제
혀의 가동부 전적출술	혀의 가동부의 전부 절제
혀의 반측절제술	혀뿌리부까지 포함한 반측 절제
혀의 아전적출술	혀뿌리부까지 포함한 반 이상 절제
혀의 전적출술	혀뿌리부까지 포함한 전체 절제

SECTION 2 구강저암·협점막암

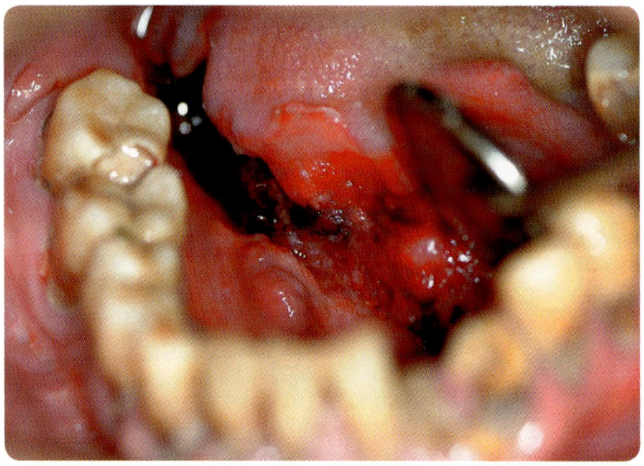

그림 2-1

구강저암

- 오른쪽 구강저부의 큰 궤양
- 궤양은 출혈이 흔하고 뒤쪽에는 혈액응고 덩어리가 있다.
- 궤양은 혀 테두리까지 연장되며 혀의 경결감이 있다.
- 구강저의 치은 쪽에도 경결감이 있다.

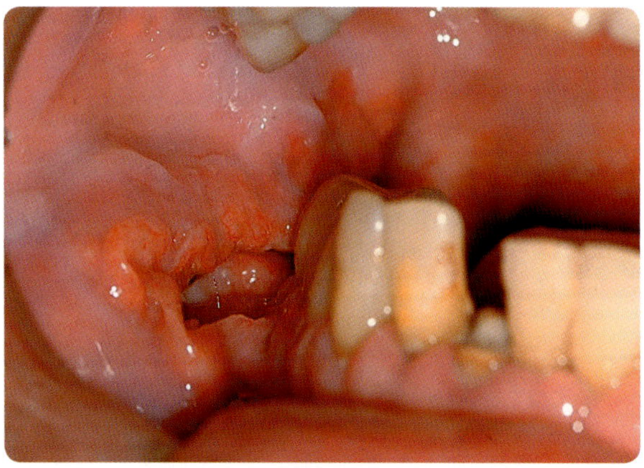

그림 2-2

협점막암

- 종양 중심부에 깊은 궤양이 있으며, 하악 오른쪽 치은으로부터 협점막에 걸쳐 있다.
- 궤양 주위의 종양은 경결감이 있다.

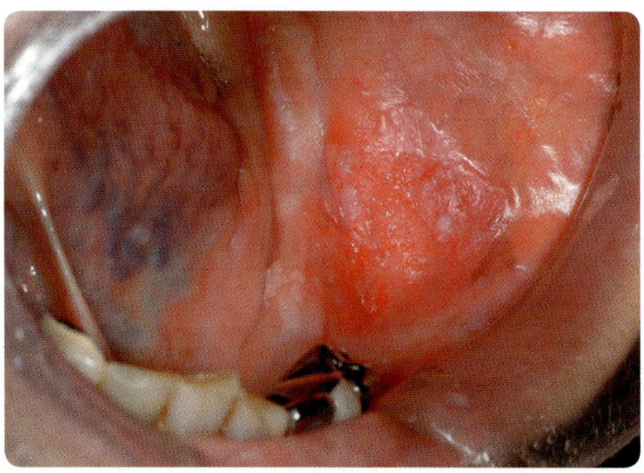

그림 2-3

협점막암

- 하악 왼쪽 구치부 치은으로부터 협점막의 표재성 암종
- 표면이 거칠고 붉은색이 있다.
- 경계가 약간 불명확하다.
- 조기암 →NOTE 10

구강저암이란: 구강저부의 상피조직에서 발생한 종양으로, 혀와 치은 등 주위로 진행하기 쉽다

'구강저암(carcinoma of mouth floor)'이란 구강저부에 발생한 암으로, 그 발현 빈도는 일본에서는 구강암의 약 7%이며, 다른 구강암보다 남녀비가 큰 3.4:1이다. 조직학적으로는 편평세포암종이 많지만, 설하선에서 발생한 타액선 종양도 있어 구강의 다른 부위보다도 다양하다.

구강저암의 임상소견: 구강저부에 궤양과 경결을 동반하는 종양이 생긴다

임상소견은 혀암→SECTION 1과 같다. 구강저부는 해부학적으로 혀, 치은, 악골에 근접하기 쉬우므로 비교적 조기에 근접조직에 침윤하며, 구강저를 형성하는 설골상근에 침윤하는 것이 특징이다.

악하선 도관이나 악하선 개구부에 종양이 침윤한 경우는 악하선의 종창을 동반하기도 한다.

혀암과 같이 조기에 경부 림프절로 전이하기 쉬우며, 전이 부위는 같은 쪽의 악하 림프절, 심경부 림프절이 많고 반대쪽에서도 볼 수 있다→NOTE 6·7.

구강저암의 치료법: 외과적 절제를 하는 경우가 많다

조기암→NOTE 10에서는 방사선치료가 효과적인 경우도 있는데, 주위 조직으로 진행하기 쉬우므로 구강저 조직과 함께 혀, 치은, 하악골을 합병 절제하는 수술이 이루어지는 경우가 많다. 영역 림프절에 전이가 있는 경우에는 경부청소술과 원발종양을 한 덩어리로 절제한다.

절제 후의 결손부에는 피판, 근피판 등의 유경이식술이나 유리피판이식술 등을 이용한 재건술이 이루어진다.

협점막암이란: 협점막의 상피조직에서 발생한 종양으로, 협근이나 치은으로 진행하기 쉽다

협점막은 상·하악 치은협이행부와 입술 안쪽을 포함하는데, '협점막암(carcinoma of buccal mucosa)'은 협점막 뒤쪽에서 발생하는 것이 많다. 인도에서는 협점막암의 발생빈도가 매우 높은데, 일본에서는 비교적 적다. 협점막은 표면이 사마귀처럼 보이는 사마귀모양 암종의 발생빈도가 높은 부위이기도 하다.

협점막암의 임상소견: 협점막에 궤양과 경결을 동반하는 종양이 생긴다

임상소견은 혀암에서 볼 수 있는 것과 같다. 협점막은 해부학적으로 치은과 근접하기 때문에 악골 침윤, 협근 침윤, 협부 피부로의 침윤 등이 특징이다.

협점막암의 치료법: 외과적 수술과 방사선치료의 단독 또는 병용이 이루어진다

외과적 수술은 종양이 협근에 침윤하지 않은 경우에는 근육을 포함한 부분 절제를 실시하고, 종양이 피하조직에 침윤하는 경우는 피부를 포함하여 절제한다. 종양이 악골에 침윤되어 있는 경우에는 악골절제술을 병용한다. 사마귀모양 암종은 협점막의 부분 절제로 치료한다.

SECTION 3 치은암

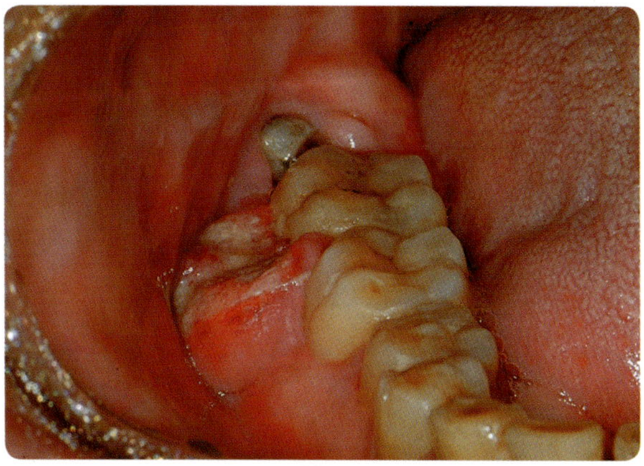
그림 3–1

하악치은암

- 하악 우측 제1대구치에서부터 제2대구치에 걸쳐 있는 종양
- 종양 표면은 궤양 형태로 황백색을 띤다.
- 종양 표면의 요철과 궤양이 암을 의심하게 한다.

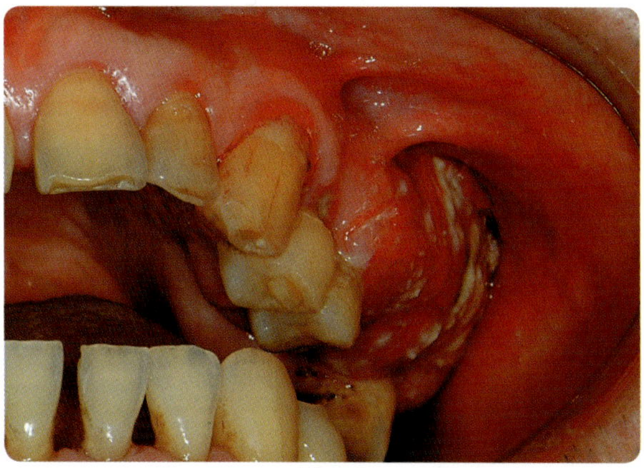
그림 3–2

상악치은암

- 협측 치은의 종양은 상악 좌측 제1대구치 부위를 중심으로, 상악 좌측 제1소구치에서부터 제2대구치의 원심에 걸쳐 있다.
- 종양 표면에 황백색의 섬유소가 부착되어 있다.
- 견치부 치은의 발적은 치은염이다.

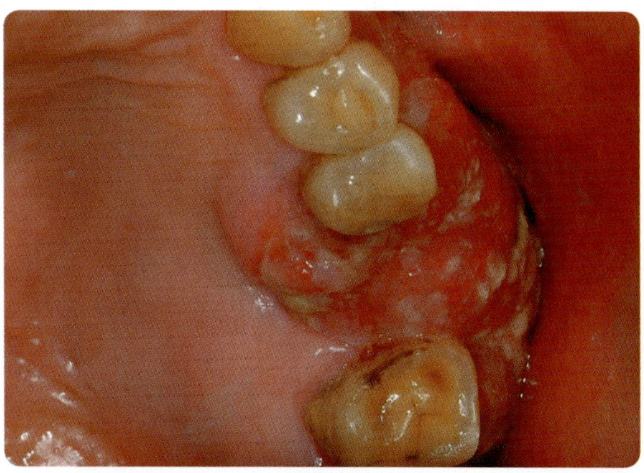
그림 3–3

그림 3–2와 같은 증례의 교합면 소견

- 구개 측에서는 상악 좌측 제1소구치에서부터 제2대구치 근심에 걸쳐 있다.
- 종양 표면은 거칠다.

치은암이란: 치은의 상피조직에서 발생한 악성종양이다

'치은암(carcinoma of gingiva)'은 구강암 중 혀암 →SECTION 1 다음으로 많다. 상악보다 하악이 더 많고, 상·하악 모두 구치부 치은에서 자주 발생한다.

치은은 얇은 조직이므로 암은 뼈나 골막을 따라 침윤하기 쉽다. 뼈로의 침윤 즉 뼈의 흡수는 증식이 더디며 침윤성이 약한 경우에는 '팽창형(expansion type)'으로, 증식이 빠르고 악성도가 높은 경우에는 '침윤형(invasive type)'으로 나타난다[3].

상악치은암은 협점막이나 구개 등 인접조직을 침범하기 쉽고, 위쪽으로 진행된 경우는 상악골을 파괴해 상악동에 침윤한다. 영역 림프절 전이는 하악치은암이 더욱 일어나기 쉽다.

치은암의 임상소견: 표면이 까칠까칠한 느낌의 종양이다

치은암의 특징은 궤양을 동반한 육아조직 모양의 종양이다.

초기에는 통증 등의 자각증상이 없어 치은의 종창이나 궤양 형성으로 알게 되는 경우가 많다. 조기 치은암의 종창이나 궤양은 치주질환으로 오인하기 쉽다. 치은염이나 치주염이라고 하여 스케일링, 연고 도포, 의치 조정 등의 치과 치료가 만연하게 이루어지는 경우도 적지 않다. 악화되어 턱뼈에 침윤한 경우에는 육아조직의 형태 변화와 함께 치아의 동요가 나타나는 경우가 있으며, 중증 치주질환과 유사한 임상소견을 나타내기도 한다. 이와 같은 증례에서는 발치가 이루어지는데, 발치와의 정상적인 치유가 이루어지지 않고 나서야 비로소 치은암이라는 것을 알게 된다. 따라서 놓치지 않기를 바란다.

치은암의 방사선 소견: 방사선사진으로 치은암이 뼈로 침윤된 것을 판단한다

방사선사진은 뼈와 치아의 관찰에 적합한 방법이고, CT는 종양 등 연조직의 변화를 관찰하는 데도 유용하다.

치은암이 뼈에 침윤되는 것은, 하악에서는 파노라마 사진, 구내 사진, CT 등을 이용하여 뼈의 흡수 양상과 범위를 관찰함으로써 알 수 있다(표 3-1).

상악에서는 Waters법으로 상악동을 관찰할 수 있고, CT로 비강, 상악동 및 그 밖의 다른 부비동에의 침윤이나 골파괴 상태를 관찰한다→NOTE 5.

표 3-1. 방사선사진에 의한 하악치은암의 골내 침투 양상

양상	상태
평활형	압박성 골흡수(접시형 흡수)
벌레먹은형	미만성(경계가 분명하지 않음) 골흡수, 벌레먹은 모양(moth-eaten appearance)

치은암의 치료: 치은암은 외과적 수술이 선택되는 경우가 많다(표 3-2)

치은암에 대해 방사선치료가 단독으로 이루어지는 경우는 적다. 특히 하악치은암으로 턱뼈에 침윤된 것이 분명한 경우에는 방사선치료 단독으로는 조절이 어렵다. 치은암에서는 방사선치료와 항암화학요법이 보조요법으로 자리매김한다.

표 3-2. 하악치은암의 수술법(구강외과 자문)

수술 방식	방법
하악 변연절제술	하악 하연을 보존하고 하악 골체를 떼어내지 않는 부분절제술
하악 구역절제술	하악골의 일부를 떼어내고 마디형으로 절제하는 연속이단술
하악 반측절제술	한쪽 관절돌기를 포함한 하악골의 반측 절제
하악 아전적출술	하악골의 반 이상의 절제

SECTION 4 홍반증

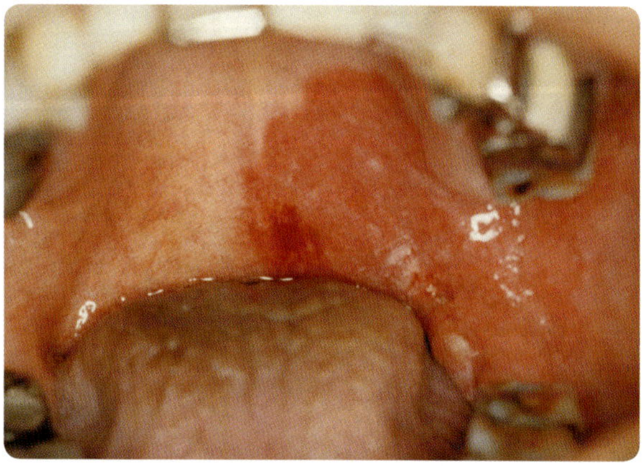

그림 4-1

홍반증

- 구개의 홍반증
- 왼쪽 경구개에서부터 연구개에 걸친 홍반이다.
- 홍반은 약간 울퉁불퉁하며 경계가 비교적 명확하다.
- 병리조직학적으로는 상피내암이다.

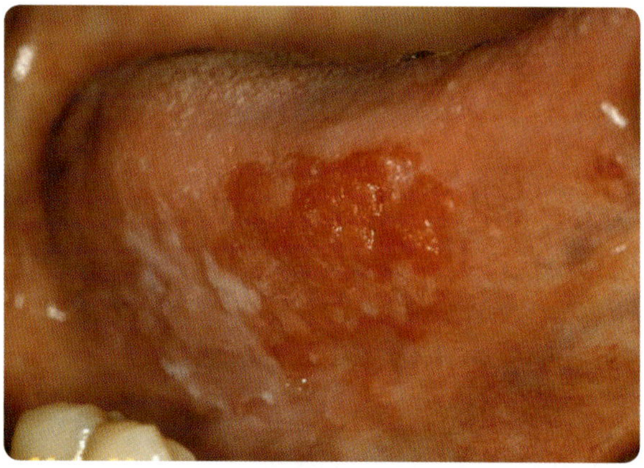

그림 4-2

홍반증

- 혀 테두리에서부터 혀 아랫면에 걸친 홍반
- 표면은 울퉁불퉁하고 거칠다.
- 경계가 비교적 명확하다.
- 병리조직학적으로는 상피내암이다.

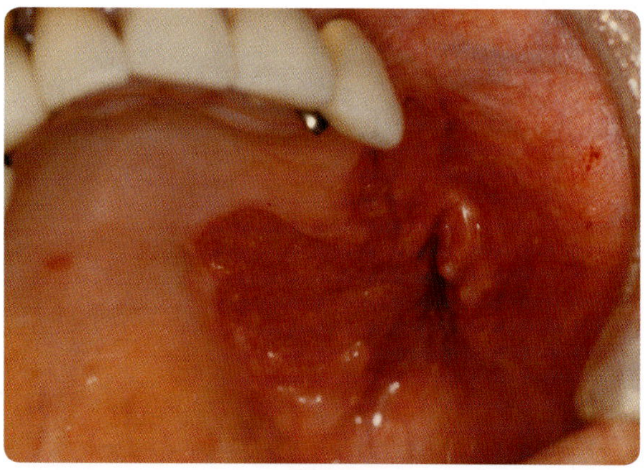

그림 4-3

상악치은암

- 홍반증에서 암으로 전환되었을 것으로 추측되는 치은암이다.

홍반증이란: 선홍색 반점 형태의 질환이다

'홍반증(erythroplakia)'은 다른 어떤 질환으로도 특징지을 수 없는 선홍색 반점 형태의 병소를 가리키는 임상적인 용어다. 홍반증은 백반증과 함께 '구강의 잠재적 악성질환(oral potentially malignant disorders)'으로 자리매김하며, 백반증보다 희귀한 질환이다.

홍반증의 특징: 악성 전환율이 높다

홍반증이라고 임상진단을 내릴 때 병리조직학적으로 상피 형성이상이 있는지에 관계없이, 홍반증은 고도 상피 형성이상 또는 상피내암 →SECTION 5을 나타내는 것이 많고 악성 전환율이 높다. 홍반증 중에서는 조기암 →NOTE 10을 나타내는 경우도 있다.

홍반증의 임상소견: 정상 점막과의 경계가 비교적 명확하고, 표면은 편평 또는 과립상이다

홍반증은 적색 반점 형태의 병소로, 정상 점막과의 경계가 비교적 명확하며, 표면은 평활 또는 과립상을 나타낸다. 과각화하지 않고 상피층이 얇으므로, 확장된 모세혈관이 비쳐 선홍색을 띠는 것을 육안으로 볼 수 있다.

발생률에 남녀의 차는 없으며, 60, 70대에 많이 발생한다. 자주 발생하는 부위는 혀 테두리, 구강저, 연구개 등이다.

구강의 잠재적 악성질환이란: 암이 되기 쉬운 병소나 상태를 가리킨다

구강암의 전구병소는 전암병소와 전암상태로 구별하여 따로 취급되어 왔다. 전암병소에는 백반증과 홍반증이 있다.

최근 악성화의 위험성이 있는 전암병소과 전암상태를 통합하여 '구강의 잠재적 악성질환(oral potentially malignant disorders)'이라는 용어를 사용한다[1]. 구강의 잠재적 악성질환 중 홍반증과 홍백반증은 악성 전환율이 높은 것으로 인식된다(표 4-1).

표 4-1. 구강의 잠재적 악성질환

구강의 잠재적 악성질환
홍반증
홍백반증
백반증
구강점막하섬유증
선천성 이상각화증
씹는 담배 등 비흡연 담배로 인한 각화증
반대 흡연(reverse smoking)과 관련된 구개병소
만성 구강 칸디다증
구강편평태선
원판상 홍반성 루프스
매독성 설염
광선구순염

SECTION 5 백반증(비균일형)

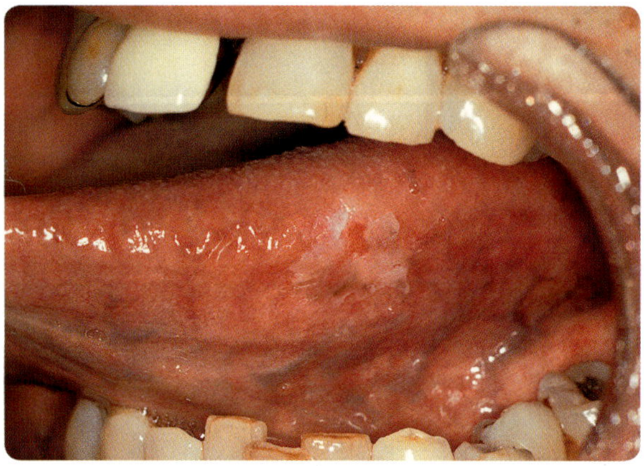

그림 5-1

백반증(비균일형)

- 왼쪽 혀 테두리에 적·백색이 혼합된 병소
- 백색 부분의 융기는 약하지만, 색이 균일하지 않고 적색이 혼재되어 있다.
- 백색 가운데 있는 적색은 정상 점막보다 붉다.
- 색이 균일하지 않은 것에 주의한다.
- 병리조직학적으로 상피내암이다.

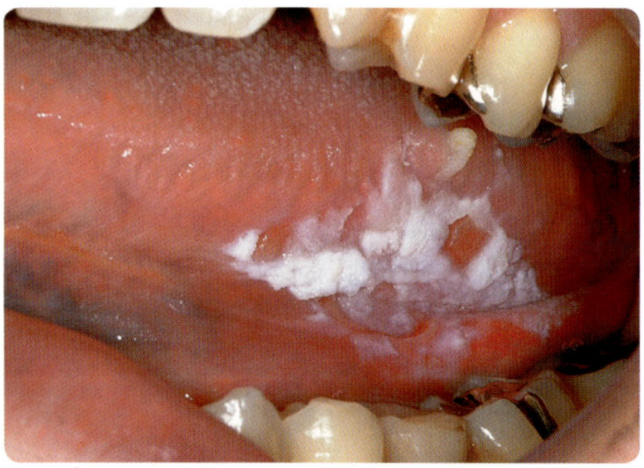

그림 5-2

백반증(비균일형)

- 왼쪽 혀 테두리~혀 아랫면~구강저부에 발생한 백색 병소. 백색 부분은 융기한 반점이며, 표면은 울퉁불퉁하다.
- 부위에 따라 백색의 정도가 다르다.
- 혀 테두리에서 혀 아랫면은 백색 반점이 두껍고 구강저부는 얇다.
- 백색 병소 안에 상피가 얇고 적색 부분이 있다.
- 백색 병소의 위쪽에 작은 결절이 있다.
- 형태와 색이 균일하지 않는 것에 주의해야 한다.

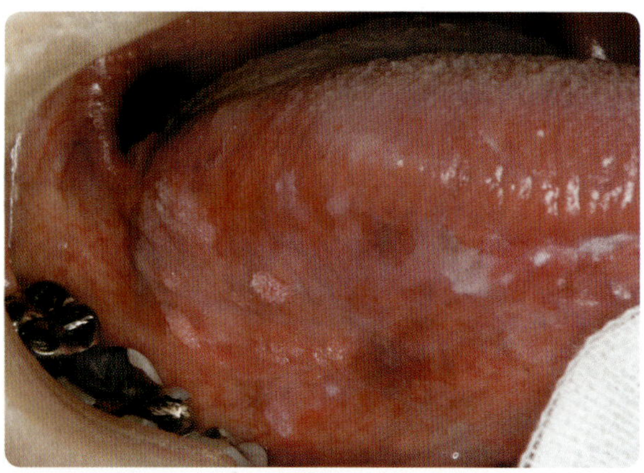

그림 5-3

백반증(비균일형)

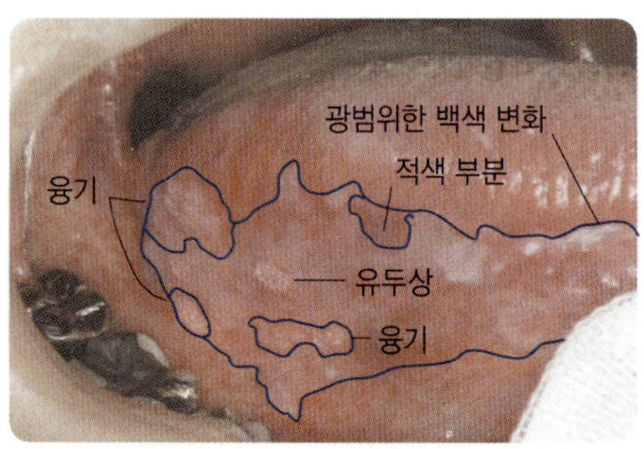

백반증이란: 임상진단명으로, 조직학적으로는 다양한 상피의 변화를 보인다

'백반증(leukoplakia)'이란 다른 어떤 질환으로 특정할 수 없는 구강점막의 백색 병소에 대해 사용하는 임상적인 용어다[4]. 병리조직학적으로는 상피 형성이상의 정도가 문제가 된다. 비균일형 백반증은 고도 상피 형성이상인 것이 많으므로 암을 염두에 두고 대처할 필요가 있다.

비균일형 백반증이란: 백반증 중에서도 암이 되기 쉬운 상태다

백반증은 '균일형 백반증' →SECTION 20과 '비균일형 백반증'으로 나뉠 수 있는데, 비균일형은 악성화하기 쉽다. 비균일형 백반증은 평탄하고 균일한 백색이 아닌, 색이나 형상이 불균일한 것으로 적·백색 혼합의 얼룩(반점)형·사마귀형·결절형 등이 있다. 적·백색이 혼재된 얼룩형 백반증을 '홍백반증'이라고 한다[1]. 즉 →SECTION 4 표 4-1의 홍백반증은 비균일형 백반증이다. 홍반증 및 백반증은 생검을 실시하여 악성화나 상피 형성이상의 정도를 확인할 필요가 있다.

상피 형성이상이란: 병리조직학적인 용어다

'상피 형성이상(epithelial dysplasia)'이나 '상피내암(carcinoma in situ)'은 병리조직학적인 용어다. 상피 형성이상은 '구조 비정형(structural atypia)' 및 '세포 비정형(cellular atypia)'(정상적인 상피의 성숙과 층상 서열의 소실)을 특징으로 하는 중층 편평상피의 변화다.

병리조직학적인 상피 형성이상의 진단기준으로서 16개 항목이 있으며, 항목 수가 많을수록 형성이상의 정도는 고도가 된다(표 5-1).

상피 형성이상을 경도 형성이상(mild dysplasia), 중등도 형성이상(moderate dysplasia), 고도 형성이상(severe dysplasia) 등 3단계로 나누는 시스템과, 저등급(low-grade)과 고등급(high-grade)의 2가지로 나누는 시스템이 있다. 상피 형성이상을 등급으로 분류하여 치료에 도움이 되게 하려는 시도다.

상피내암은 상피의 전층에 걸친 현저한 형성이상이 있는데, 기저막이 파괴되지 않은 것을 가리키는 용어이지만 상피내암과 고도 상피 형성이상(severe dysplasia)은 동의어로 취급된다[1].

표 5-1. 구강 상피 형성이상(oral epithelial dysplasia)의 진단기준(문헌[1]에서 작성)

구조변화	세포변화
불규칙한 상피층의 구조	핵 크기가 다양함
기저세포의 극성 소실	핵의 다형성(형태가 다양)
구근모양 상피돌기	세포 크기가 다양함
세포분열의 증가	세포의 다형성(형태가 다양)
상피층의 이상 세포분열	핵·세포질 비율의 증가
개개 세포의 조기 각화	이상 세포분열의 출현
상피돌기내의 각질 진주	핵소체의 증가와 대형화
세포 간 결합성 감소	핵의 과염색성

CHECK 1

비균일형과 불균일형의 차이

백반증의 임상소견은 '균일형(homogeneous type)'과 '비균일형(non-homogeneous type)'으로 나뉜다[1,2]. Non-homogeneous는 균일하지 않다는 의미이므로 '비균일형'이라고 표현하는 것이 옳다고 생각하며 사용해왔다. 그런데 구강병리학 교과서에서는 '불균일형'이라고 기재되어 있다[5]. 확실히 모양이나 색이 불균일(heterogeneous)한 타입이다. 또 '비균질형'이라는 기술도 있다[5]. 통일성이 없어서인지 '논호모지니어스 타입(non-homogeneous type)'이라고 말하는 사람들도 많다.

SECTION 6 혈관부종

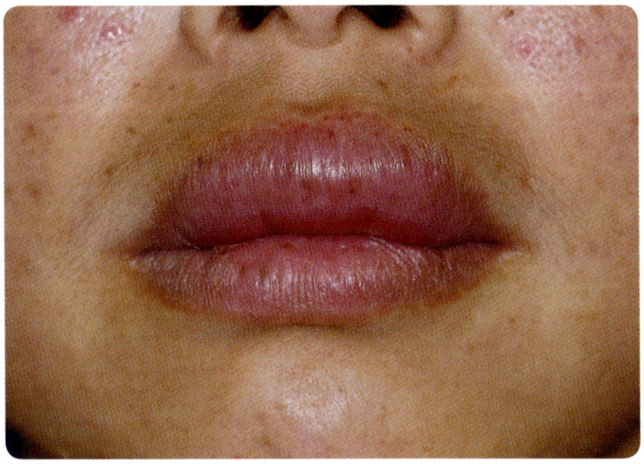

그림 6-1

혈관부종

- 윗입술이 미만성이며 무통성인 종창
- 윗입술이 위아래로 두꺼워져 있다.
- 종창은 몇 시간 후에 자연적으로 증상이 사라졌다.

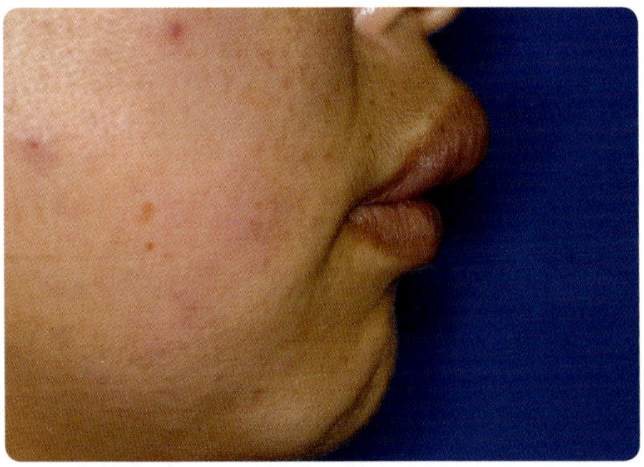

그림 6-2

그림 6-1과 같은 증례의 옆모습

- 윗입술이 두껍고 앞으로 돌출된 것처럼 부어 있다.

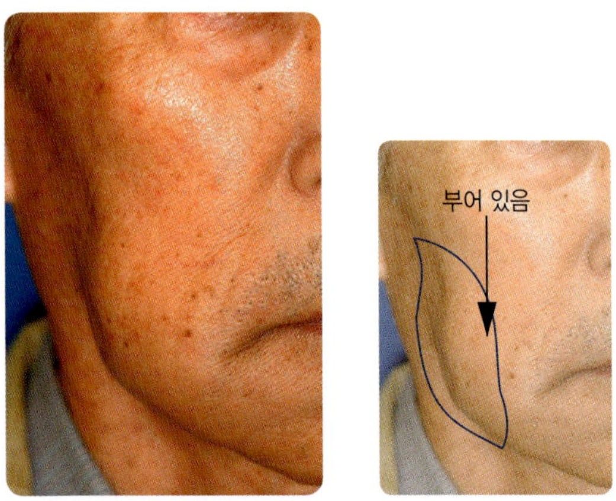

그림 6-3

혈관부종

- 오른쪽 볼의 미만성 무통성 종창
- 종창은 다음 날 자연스럽게 사라졌다.

혈관부종이란: 눈꺼풀이나 입술 등 안면이 갑자기 부어오르는 것으로서 두드러기 같은 것이다

혈관부종(angioedema)은 '퀸케 부종(Quincke's edema)'이나 '혈관신경성 부종'이라고도 하며, 갑자기 입술이나 그 주위, 눈 주위 등에 국소 부종이 생기는 돌발성 국소 부종이다. '부종'이란 주로 혈관 내의 수분이 혈관 밖으로 이동한 결과, 간질 부분에 비정상적으로 수분이 증가한 상태를 말한다. 삼투압 저하, 정맥압 상승, 혈관 투과성 증가 등이 원인이다. 혈관부종은 혈관 투과성 증가에 의한 부종이다.

혈관부종은 유전성과 후천성이 있다→NOTE 11.

혈관부종의 임상소견: 입술이나 눈 주위의 갑작스러운 부종이 특징적이다

종창은 어느 부위에나 생길 수 있다. 협부, 혀 등의 구강이나 인두에 나타나는 경우도 있다.

두드러기는 피부의 얕은 부분에서 생기는 것이지만, 혈관부종은 피부보다 더 깊은 결합조직이나 피하지방에서 생긴다. 이 때문에 종창이 입술 전체나 눈꺼풀 전체에 광범위하게 퍼지게 된다. 이 종창은 몇 시간, 길어도 며칠 안에 자연적으로 사라진다.

부종이 혀나 후두 등에 생긴 경우에는 기도폐쇄와 같은 심각한 결과를 초래할 수도 있는데, 이때에는 긴급 처치가 필요하다.

혈액검사는 C1 저해제(C1 inhibitor) 정량과 활성, C3, C4, C1q, CH50을 실시한다.

혈관부종의 자각증상: 호흡곤란이 있으면 한시라도 빨리 의료기관의 진찰을 받는다

부종이 혀나 후두에 생겼을 때는 호흡곤란을 느낀다. 후두부종은 때로는 치명적이다. 이 질환에서 가장 주의해야 할 것은 기도 협착과 폐쇄다. 호흡곤란, 쉰 목소리, 구음장애 등의 초기 증상에 주의한다.

혈관부종에 대한 대처: 긴급 처치가 필요한 경우도 있다

호흡곤란이나 기도폐쇄의 가능성이 없으면 경과 관찰만 해도 되는 질환이다.

기도폐쇄에는 긴급한 대처가 필요하다. 기도폐쇄에 대해서는 기관절개, 기관내 삽관 등의 처치를 시행한다. 급성 발작 시의 약물요법에 사용하는 약제로는 C1 저해제[inhibitor, C1 불활성제(inactivator)], 트라넥삼산(tranexamic acid), 스테로이드성 항염증제, 항히스타민제 등이 있다.

유전성 혈관부종 환자→NOTE 11 중 자주 후두부종이 생기는 경우에는 장기 예방으로 트라넥삼산, 다나졸 등을 투여하는 방법이 있다[6]. 또한 유전성 혈관부종 환자의 치과 치료 시에는 C1 저해제를 준비하는 것이 권장된다. 발작 시 자택에서의 치료제로 자가주사인 선택적 브라디키닌 수용체 길항제가 검토된다[7].

안지오텐신 변환효소(ACE) 저해제가 원인인 혈관부종→NOTE 11은 칼슘길항제 등 다른 강압제로 변경한다.

SECTION 7 대상포진

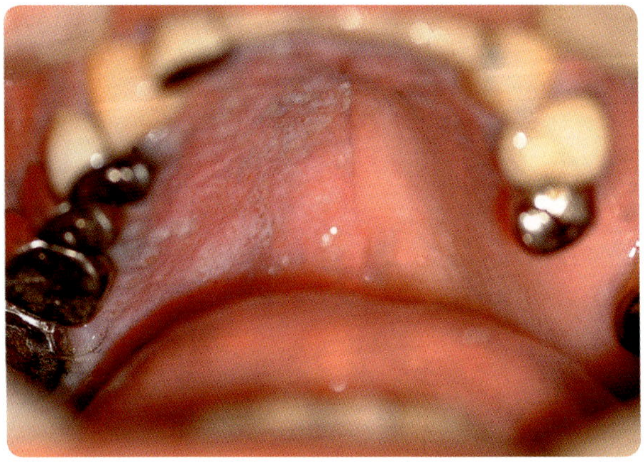

그림 7-1

오른쪽 삼차신경 제2분지 대상포진

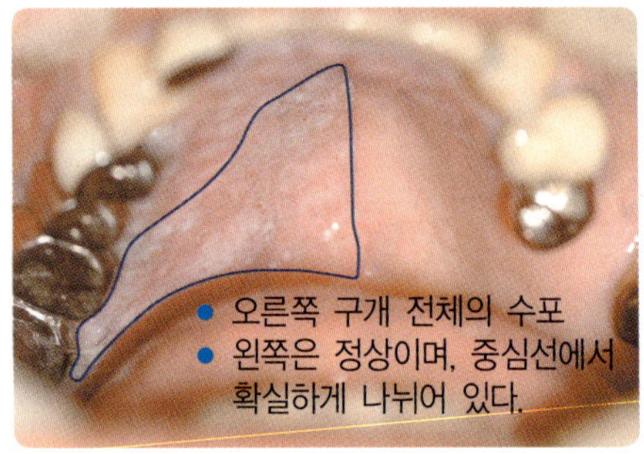

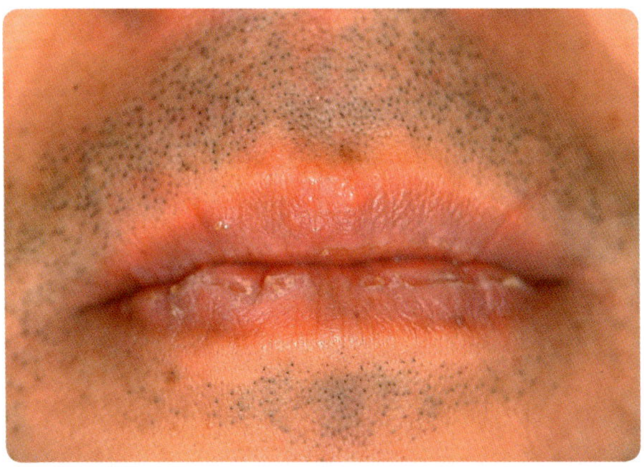

그림 7-2

그림 7-1과 같은 증례의 입술

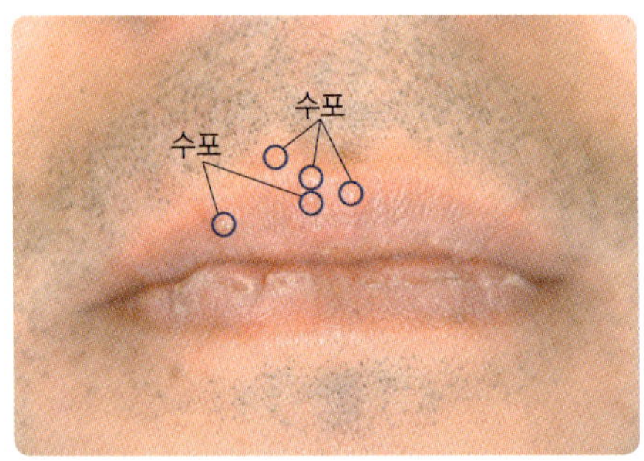

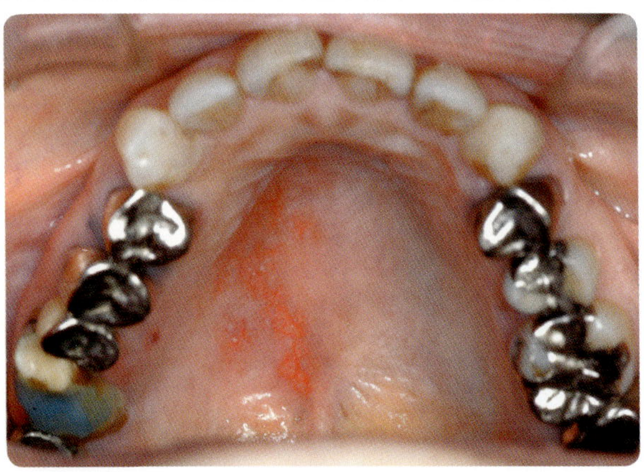

그림 7-3

오른쪽 삼차신경 제2분지 대상포진

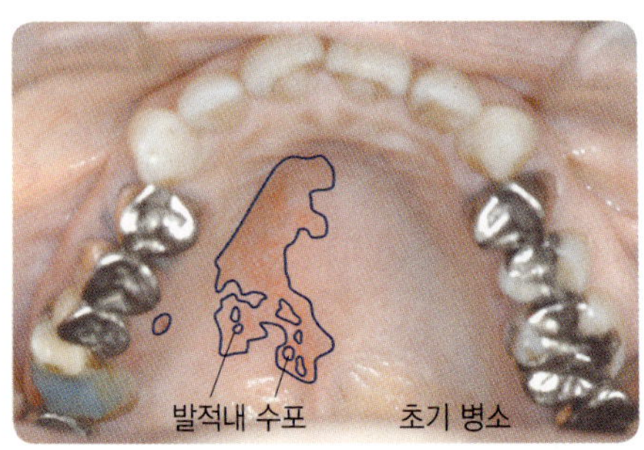

대상포진이란: 바이러스 감염증으로 수포 형성이 특징적인 질환이다

'대상포진(herpes zoster)'은 수두, 대상포진 바이러스(varicella-zoster virus)로 인해 일어나며, 이전에 걸린 수두가 원래의 원인이다. 수두는 한 번 걸리면 다시 발생하지 않지만, 그 때의 바이러스가 몸속의 신경절(삼차신경절 →NOTE 12 →SECTION 10이나 척수후근신경절)에 잠복한다. 영양불량, 과로, 감기, 암 치료 등 몸에 저항력이 없어졌을 때, 몸속에 숨어 얌전히 있던 바이러스가 행동을 개시하여 대상포진이 발생한다.

수두가 원발감염이고 대상포진은 재활성화 감염으로, 수두와 대상포진의 관계는 마치 헤르페스 치은구내염 →SECTION 9과 구순 헤르페스 →SECTION 10의 관계와 같다. 다만 구순 헤르페스가 자주 재발하는 반면, 대상포진은 자주 재발하지 않는다.

대상포진은 임상소견으로 진단할 수 있지만, 확정 진단 방법으로 병소로부터 바이러스 분리, 형광항체법이나 효소항체법으로 항원을 증명하는 방법 등이 있다.

대상포진은 전염성이 있다. 한 번도 수두에 걸리지 않은 사람은 대상포진 환자의 피부로부터 접촉감염이 되어 수두에 걸릴 위험이 있다. 접촉감염뿐만 아니라 비말감염 가능성도 있다.

대상포진의 임상소견: 신경 분포와 일치하는 점막이나 피부에 소수포가 나타난다

대상포진은 구강 영역에서는 삼차신경의 주행 →NOTE 12에 일치하여 나타난다. 어린아이가 병에 걸리는 일은 드물며, 50세 이상에서 많이 나타난다.

구강점막, 협부 피부 등에 구진이 생기고, 이것이 수포가 된다. 구강내 소수포는 터지기 쉬우며, 터지면 미란이나 궤양을 형성하기 때문에 아프타성 구내염 →SECTION 40이 모여 있는 것 같은 상태가 되는 경우가 많다. 많은 경우에 피부나 점막 병소 출현의 전구 증상으로 신경통성 통증이나 따끔따끔한 통증이 있다.

대상포진은 보통 편측성으로 생긴다. 삼차신경의 제2분지가 침범되면 구개부, 상악치조부, 상순 점막 등에, 제3분지가 침범되면 혀, 협점막, 하순 점막, 하악치조부에 병소가 생긴다. 구강점막에만 병소가 국한되는 경우는 드물며, 안면이나 머리에도 동시에 발생한다.

대상포진의 대처법: 증상을 가볍게 끝내기 위해서는 항바이러스제 사용이 필요하다

피부·점막의 수포는 쉽게 파열되어 짓무르고, 7~10일 후에는 가피를 형성한 후 1개월이 지나면 치유된다.

자연치유는 수두, 대상포진 바이러스에 대한 항체가 생기기 때문이다. 그러나 바이러스는 활성화하여 증식하기 시작한 때부터 신경을 파괴하여, 자연치유를 기다리면 신경통이나 안면신경마비 →SECTION 8의 후유증이 남을 가능성이 커진다. 또한 치료 시작이 빠를수록 피부·점막 증상도 가볍게 끝난다. 따라서 최대한 빨리 항바이러스에 의한 치료를 시작할 필요가 있다.

1) 대상포진에 대해

항바이러스제 →APPENDIX 투여, 안정, 영양공급 등을 시행한다.

2) 신경통에 대해

신경통의 후유증이 남은 경우에는 내복약(카르바마제핀), 신경차단 등으로 치료를 시행한다.

3) 안면신경마비에 대해

안면신경마비는 스테로이드성 항염증제의 적응증이다.

SECTION 8 헌트 증후군

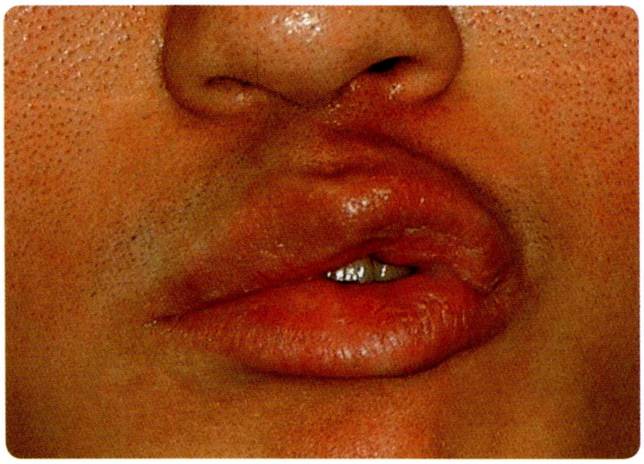

그림 8-1

안면신경마비(헌트 증후군)

- 좌우 표정근의 움직임이 다르다.
- 입술의 왼쪽은 휘파람을 부는 모양이 된다.
- 오른쪽은 안면신경마비로 구륜근이 움직이지 않는다.

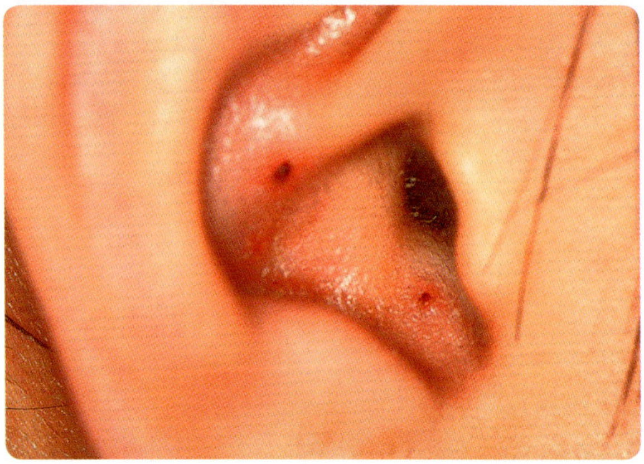

그림 8-2

그림 8-1과 같은 증례의 귀 소견

- 귓바퀴의 수포성 병소
- 수포성 병소가 진행되어 가피가 된다.

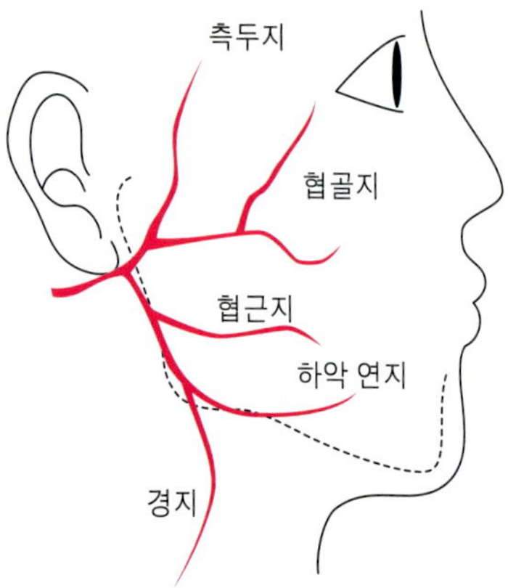

그림 8-3

안면신경의 주행

- 안면신경은 미각이나 타액분비에도 관련이 있다.
- 측두골을 나온 후에는 운동신경만 있으며, 5갈래로 안면근육에 분포되어 표정을 만든다.

대상포진의 경과: 수포성 병소가 치유된 뒤 신경증상이 잔존하는 경우가 있다

삼차신경이 침범된 경우는 삼차신경에 통증이 생기는데 안면신경이 침범되는 경우도 있으며, 이 대상포진 →SECTION 7으로 인해 일어난 안면신경마비를 '헌트 증후군(Hunt syndrome)'이나 '램지-헌트 증후군(Ramsay Hunt syndrome)'이라고 부른다 →NOTE 13·14.

헌트 증후군이란: 수두·대상포진 바이러스가 원인이 되어 안면신경마비가 발생한 상태를 말한다

수두·대상포진 바이러스는 신경에 잘 정착하는 성질이 있다. 특정 신경의 지배 영역에 일치하여 수포를 형성하는 것이 대상포진이며, 구강 영역에서는 삼차신경(제5뇌신경)에 출현하는 일이 많다.

헌트 증후군은 안면신경의 슬신경절 →NOTE 13에 잠복 감염된 수두·대상포진 바이러스의 재활성화로 인해 안면신경(제7뇌신경)의 운동신경섬유에 염증이 파급된 것이다. 이로 인해 안면신경마비가 나타난다. 또한 교통 분지를 통해 내이신경(제8뇌신경)이 바이러스에 의해 손상을 받으면 난청이나 현기증이 생긴다.

헌트 증후군의 임상소견: 안면신경마비, 제8뇌신경장애, 외이도에 수포가 생긴다

헌트 증후군의 증상과 징후는 '말초 안면신경마비', '이명', '난청', '현기증', '외이도·귓바퀴 주변부의 수포', '이부의 신경통성 통증' 등이다 →NOTE 13·14. 손상된 신경이 내이신경의 와우신경이면 난청, 전정신경이면 어지럼증을 일으킨다.

안면신경은 손상부위에 따라 이명이 더해지는 등 나타나는 증상·징후가 다르다 →NOTE 13·14.

안면신경마비의 임상소견: 안면표정근의 운동을 보고 좌우의 움직임이 다른지 아닌지에 따라 마비를 판단한다

안면표정근을 다음과 같은 운동으로 검사한다.

1) 양쪽 눈을 감는다.
2) 휘파람을 분다.
3) 볼을 부풀린다.
4) '이'라고 발음한다.

소견으로는 이마 부분의 주름형성부전, 마비성 안검외반(paralytic ectropion), 벨현상(눈을 감았을 때 안구의 상전), 비순구 소실, 휘파람 불능이 나타난다.

안면신경마비의 대처법: 스테로이드성 항염증제의 점적주사나 내복을 실시한다

안면신경이 바이러스에 의해 직접 손상을 받는 것과 함께, 신경이 염증으로 인해 골내에서 압박되는 것이 마비의 원인이 된다. 따라서 염증을 제거하기 위해 강력한 항염증 작용이 있는 스테로이드성 항염증제가 유용하다. 본래 바이러스 감염에 스테로이드성 항염증제를 사용하지 않지만(금기), 헌트 증후군의 증상을 가볍게 끝낼 목적으로 항바이러스제를 투여하면서 스테로이드성 항염증제를 병용하는 경우가 있다 →APPENDIX.

이외에 성상신경절 차단을 실시하는 경우가 있다. 이것은 안면신경으로 가는 혈관을 확장시키는 작용으로, 마비의 회복을 기대하는 것이다.

SECTION 9 헤르페스 치은구내염

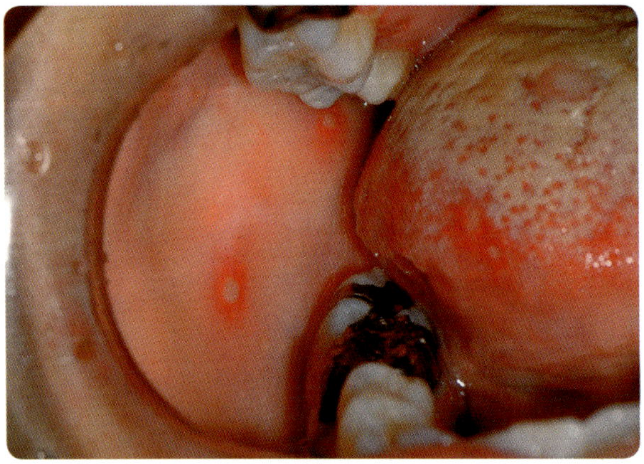

그림 9-1

헤르페스 치은구내염

- 오른쪽 협점막의 아프타 모양 구내염. 이것은 수포가 터져 미란이 된 것이다.
- 혀등과 혀 테두리에도 같은 병소가 나타난다.
- 음식물을 섭취하기 어려워 설태가 많이 부착되어 있다.

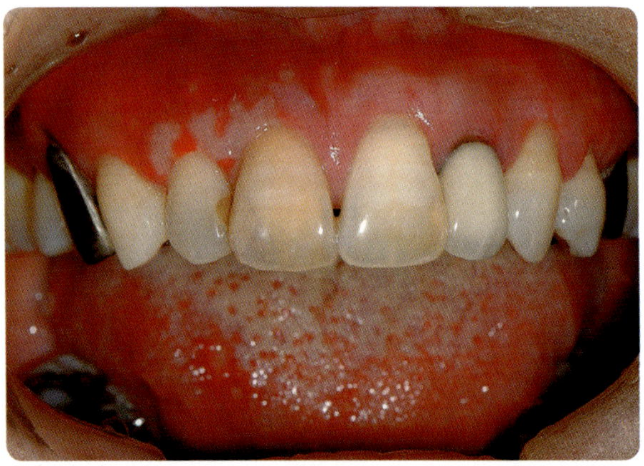

그림 9-2

그림 9-1과 같은 증례에서의 전치부 치은 소견

- 상악 우측 중절치로부터 측절치의 변연치은에 나타난 궤양. 그 위쪽에 3개의 작은 궤양이 있다.
- 전치부의 궤양은 소수포가 터져서 서로 융합된 상태다.
- 혀의 오른쪽에도 두 군데의 아프타 모양의 병소가 보인다.

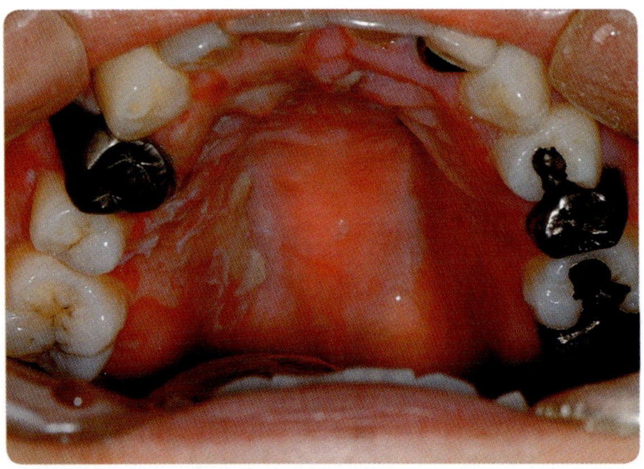

그림 9-3

그림 9-1과 같은 증례에서의 구개 소견

- 오른쪽 구개의 표면에 섬유소로 덮인 궤양
- 넓은 궤양은 소수포가 터져서 서로 융합된 상태다.

헤르페스 치은구내염이란: 바이러스로 인해 생긴 감염증이다

헤르페스 치은구내염(herpetic gingivostomatitis)은 '단순 헤르페스 치은구내염' 또는 '헤르페스 구내염'이라고도 하며, '단순 헤르페스 바이러스(herpes simplex virus)'로 인해 발생한다. 이 감염증은 영유아에게서 많이 나타나고, 비말 또는 접촉감염으로 발생한다. 감염되어도 증상이 나타나지 않는 불현성 감염이 많지만(90% 이상), 발생하면 치은·구내염으로서 강한 증상이 발생한다.

헤르페스 치은구내염의 임상소견: 수포를 형성하는 질환으로, 수포가 터지면 미란이나 궤양을 형성한다

자각증상의 특징은 발열과 입의 통증이며, 발열이 비교적 높게 나타난다. 구강내 통증으로 인해 음식물을 섭취하기 힘들어지는 경우도 있다. 수포가 터져서 미란이 된 것은 마치 아프타 모양 구내염 →SECTION 40 의 소견을 나타낸다. 이것이 일반적으로 볼 수 있는 헤르페스 치은구내염의 구강 소견이다.

헤르페스 치은구내염의 검사와 진단: 검사에는 바이러스 검사와 혈액검사가 있다

진단은 임상소견을 통해 이루어지는 경우가 많다. 검사에는 몇 가지 방법이 있는데, 바이러스 검사는 환부를 면봉으로 긁어내고, 이것을 조직배양 등으로 증식시켜 바이러스를 고정하거나 DNA를 증폭시켜 동정(identification)한다.

수포 내용물이나 궤양의 도말표본을 광학현미경으로 관찰하여 바이러스 특유의 거대세포의 존재나 특이 항체를 이용한 염색으로 판단하는 방법도 있다.

혈액검사는 혈청을 이용하여 단순 헤르페스 바이러스에 대한 항체의 역가를 측정한다. 항체역가는 감염 초기에는 오르지 않지만 점차 상승한다. 검사는 초진 시(초기)와 몇 주 후(회복기)의 2회를 실시하고, 회복기에 항체역가의 4배 이상 상승을 확인할 필요가 있다. 2회의 검체를 '페어혈청(pair serum)'이라고 한다.

혈액검사는 세균감염에서는 백혈구 수의 증가 특히 호중구 수의 증가가 나타나는 것에 비해, 바이러스 감염에서는 백혈구가 증가하지 않는 경우가 많다. 혈액에서는 호중구 수가 증가하지 않고, 림프구가 증가한다.

헤르페스 치은구내염의 대처법: 대증요법이 기본이지만, 바이러스 활동을 억제하는 약이 있어 효과를 기대할 수 있다

조기 투약하면 증상이 가볍게 끝나므로 전문시설에서 대처하는 것이 좋다고 생각하는 질환이다. 또한 증상이 심할 때는 전신상태 개선을 위해 입원이 필요한 경우도 있다.

1) 자가 대처

통증이 강해서 음식물을 섭취하기 어려워지므로 수분이나 영양공급이 중요하다. 특히 유아의 경우에는 무리하게 수유하거나 이유식을 먹이면 통증으로 인해 입을 열지 않게 되어 탈수가 나타나기도 한다. 자극적인 것을 먹으면 아프고, 차가운 것은 통증을 완화하는 효과가 있다.

2) 전문시설에서의 대처

어린아이에게는 수분섭취와 영양보충을 실시한다.

성인에게는 항바이러스제 →APPENDIX 의 투여, 안정, 수액이나 영양을 보급한다. 항헤르페스 바이러스제는 DNA 폴리메라제(polymerase) 저해작용 등으로 인해 바이러스 DNA의 합성을 저해한다. 즉 바이러스를 죽이는 것이 아니고, 바이러스 증식을 억제하여 임상증상의 지속 기간을 단축시킨다. 따라서 임상소견으로부터 정확하게 진단하여 조기에 사용을 개시하는 것이 중요하다. 연고, 내복약, 점적주사용 약이 있으므로 임상증상에 따라 구분하여 사용한다.

SECTION 10 구순 헤르페스

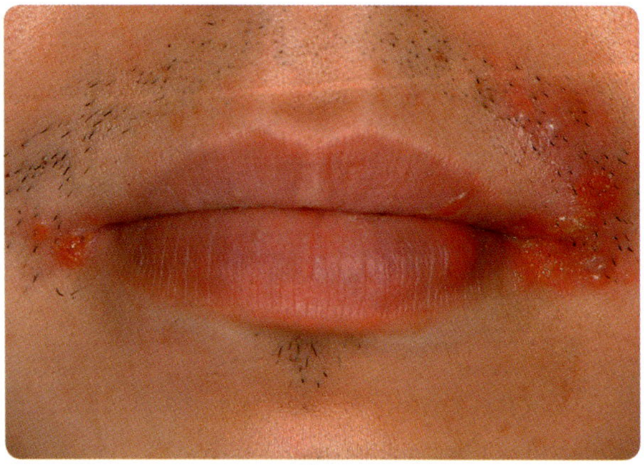

그림 10-1

구순 헤르페스

- 왼쪽 구각의 약간 위쪽에 나타난 수포
- 좌우 구각부는 수포가 터져 미란이 형성되고 삼출액이 굳어 가피가 생기기 시작한 상태다.

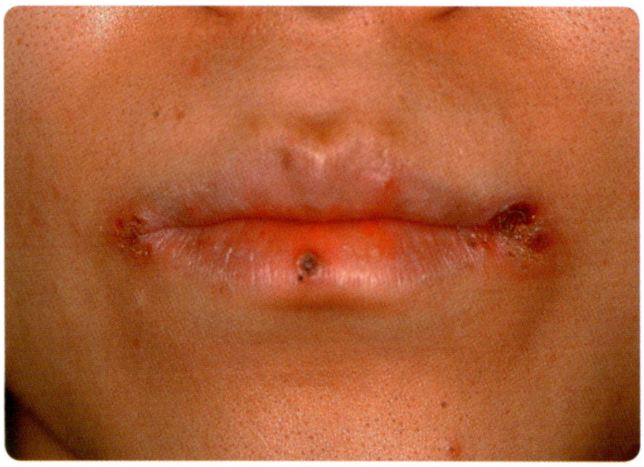

그림 10-2

가피의 상태

- 입술과 좌우 구각부는 수포가 터져 미란이 형성되고, 그 후 가피가 생긴 상태다.

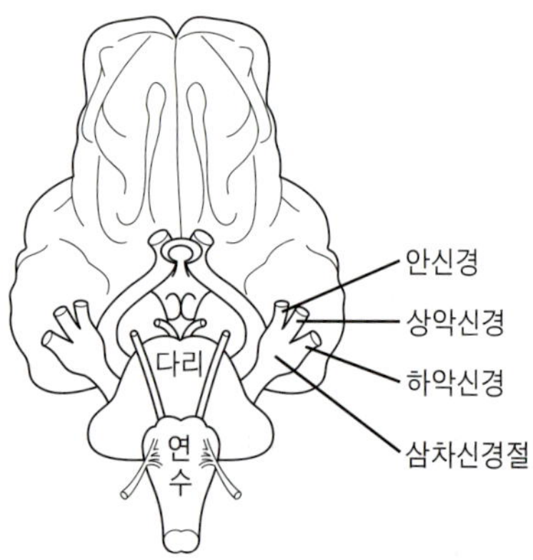

그림 10-3

단순 헤르페스 바이러스의 잠복

척수신경은 척수의 양쪽에 신경다발이 있으며, 좌우 각각 전근과 후근이라는 신경다발이 있다. 지각신경의 세포체는 척수후근신경절에 있으며, 이 신경절은 뇌신경의 삼차신경에서는 삼차신경절에 해당한다. 헤르페스 바이러스는 삼차신경절(type 1)이나 요천골신경절(type 2)에 잠복한다.

구순 헤르페스란: 헤르페스 치은구내염과 같은 바이러스로 일어나는 병소다

구순 헤르페스(herpes simplex labialis)는 '구순포진'이라고도 한다. 헤르페스 치은구내염 →SECTION 9 과 같이 단순 헤르페스 바이러스(herpes simplex virus)로 인해 일어난다. 자연적으로 치유되는 병소지만 바이러스는 몸속에 잠복해 있으므로 몇 번이고 재발할 가능성이 있다. 혈청 중의 헤르페스 바이러스에 대해 항체역가가 올라갔다고 해서 이것으로 재발을 예방할 수 있는 것은 아니다.

단순 헤르페스 바이러스의 1차 감염은 대부분 불현성이지만, 발생한 경우에는 헤르페스 치은구내염을 일으킨다. 발현성 감염이든 불현성 감염이든 바이러스는 보통 삼차신경절(지각신경의 신경절)에 잠복한다. 이 삼차신경절의 바이러스가 특정 원인에 의해 활성화되어 재발된다. 구순 헤르페스의 활성화에는 피로, 감기, 태양광선 자극 등이 유발요인이 되는 경우가 많다. 구순 헤르페스와 동시에 점막 헤르페스가 나타나는 일도 있는데, 그 증상의 정도는 헤르페스 치은구내염보다 경도다.

구순 헤르페스의 임상소견: 입술이나 그 주위에 소수포의 집합이 생긴다

처음에 입술의 경계 부근에 소양감이나 작열감을 자각하고, 그 후 소수포의 집합이 나타난다. 수포는 터지기 쉽고 삼출액이 있으며, 미란이 형성된 뒤 가피가 생긴다. 그 후 가피는 탈락되어 몇 주 사이에 완전히 치유된다.

구순 헤르페스와 대상포진의 감별진단: 처음 증상이 비슷한 경우도 있다

구순 헤르페스는 임상소견이 특징적이므로 감별진단은 그다지 문제가 되지 않는다. 그러나 피부의 소양감이나 작열감 및 입술 부근의 소수포는 대상포진 →SECTION 7의 처음 증상으로 나타날 가능성이 있으며, 구순 헤르페스라고 생각했지만 대상포진이었던 경우도 있다.

대상포진은 병세가 매우 심해지거나 후유증이 남는 경우가 있어, 치료 시에 항바이러스제의 조기 복약을 개시할 필요가 있다. 복약 개시가 빠를수록 증상이 가볍게 끝난다. 구순 헤르페스가 확정적이지 않은 경우에는 대상포진도 염두에 두고 대처해야 한다.

구순 헤르페스의 감염성: 직·간접적 접촉을 피하는 것이 좋다

수포 상태이거나 터져서 짓물러 삼출액이 나온 상태에서는 바이러스가 병소에 남아 있을 가능성이 있다. 따라서 직·간접적 접촉을 피하는 것이 좋다.

단순 헤르페스 바이러스는 입형(type 1)과 음부형(type 2)이 있는데, 둘 다 접촉감염이며 증상도 같다. 구순 헤르페스는 사람의 성기로 감염될 수 있어 성적 감염증의 개념도 필요하다.

구순 헤르페스의 대처법: 경과를 지켜보기만 해도 자연치유가 되기도 하지만 바이러스에 효과가 있는 약제가 있다

구순 헤르페스에 대해서는 항바이러스제인 아시클로버(조비락스® 연고)나 비다라빈(아라세나-A 연고), 필요에 따라 내복 항바이러스제 →APPENDIX 를 이용한다. 항바이러스제는 바이러스 DNA 폴리메라제나 헬리카제·프리마아제의 저해작용으로 바이러스 DNA의 합성을 저해한다. 즉 바이러스 자체를 죽이는 것이 아니라, 바이러스 증식을 억제하여 임상증상의 지속 기간을 단축시키는 것이다. 따라서 자각증상으로 정확하게 판단하여 조기에 사용을 개시하는 것이 중요하다.

SECTION 11 위막성 칸디다증

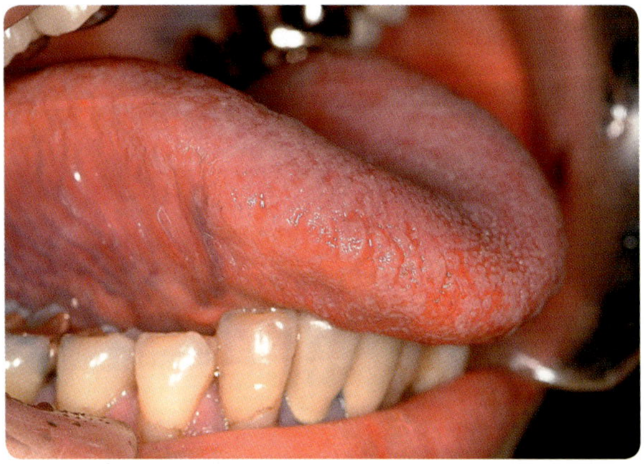

그림 11-1

위막성 칸디다증

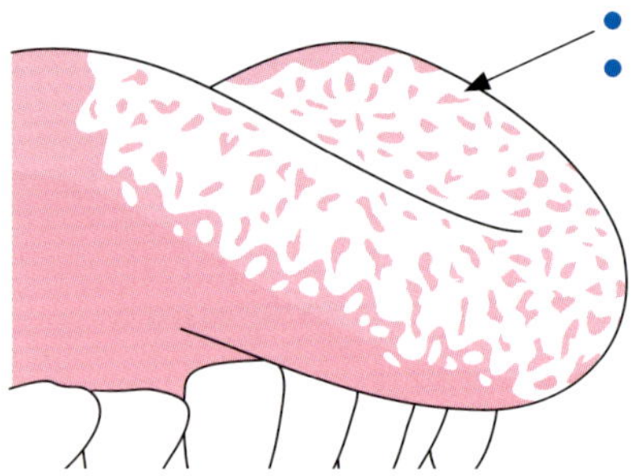

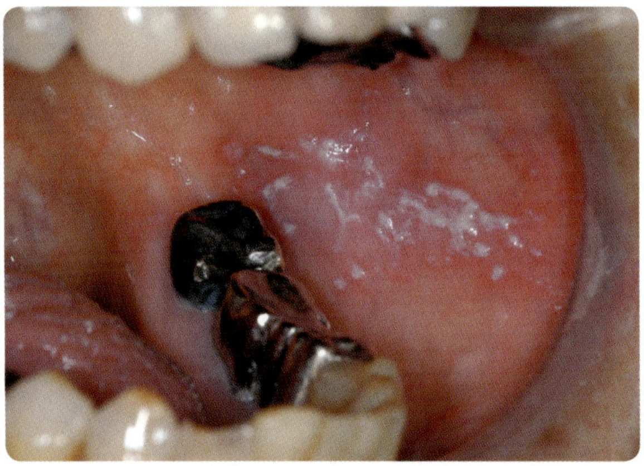

그림 11-2

위막성 칸디다증

- 왼쪽 협점막의 백색 위막
- 위막은 핀셋 등으로 쉽게 제거된다.
- 위막 아래에는 점막의 발적이 나타난다.

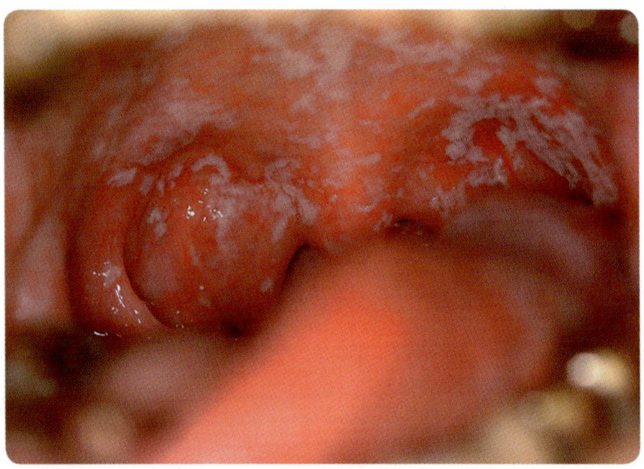

그림 11-3

위막성 칸디다증

- 경구개에서부터 연구개 전체에 발생한 위막
- 위막이 떨어진 뒤에는 홍반이 나타난다.

구강 칸디다증이란: 칸디다로 인해 일어나는 진균증이다

구강 칸디다증(candidiasis)은 *Candida albicans*를 주요 병원체로 하는 기회감염증으로, 고령자와 영유아에게서 많이 발생한다. 발생부위는 구강의 협점막, 혀, 구개, 입술, 인두 등 어떠한 부위에도 생길 가능성이 있다. 칸디다(*Candida*)는 구강 상주균이며, 40~60%에서 칸디다균이 검출된다. 숙주 인자로 인해 구강 칸디다증이 발생한다→SECTION 13.

구강 칸디다증의 임상소견: 임상소견은 여러 가지가 있지만 대개는 백색이나 적색 병소다

표 11-1. 구강 칸디다증의 분류

급성형	위막성 칸디다증
	홍반성 칸디다증
만성형	증식성 칸디다증
	홍반성 칸디다증
	위막성 칸디다증

표 11-2. 칸디다 관련 질환

구각염	SECTION 14
의치 구내염	SECTION 15
정중마름모꼴혀염	SECTION 47

표 11-3. 칸디다 감염에 의한 구강점막질환

칸디다 감염에 의한 백반증	SECTION 16
칸디다 감염에 의한 구강편평태선	
칸디다 감염에 의한 홍반증	

위막성 칸디다증이란: 점막 표면에 하얀 반점 형태의 이끼가 부착된 것처럼 보이는 칸디다증이다

위막성 칸디다증(pseudomembranous candidiasis) 표면의 유백색 위막은 거즈나 핀셋 끝으로 닦아서 없앨 수 있다. 벗겨진 후에는 정상 또는 적색 점막면을 볼 수 있다.

이 유형의 칸디다증은 자각증상이 가볍다. 통증보다는 까칠까칠한 느낌 등 구강의 위화감 정도인 것이 많다[8].

구강 칸디다증의 치료: 구강 칸디다증은 항진균제로 치료한다

항진균제→APPENDIX가 효과적이며, 심한 통증 없이 끝내기 위해 빨리 전문병원의 진찰을 받는 것이 좋다.

항진균제에는 미코나졸 겔제(Florid gel 경구용)나 암포테리신 B[훈기존(Fungizone)® 시럽]가 일반적이다. 이들 약제는 내복약이지만 혈중으로 이행하는 것은 적다. 따라서 위막성이나 홍반성→SECTION 12 등 표재성 칸디다증에 효과적인 약제이다.

한편 증식성 칸디다증→SECTION 13은 균사가 기저층을 넘어 점막상피 아래로 진행하는 심부점막진균증으로, 구강점막에서 조직 심부로 약제가 도달할 필요가 있다. 증식성 칸디다증에 Florid gel 경구용이나 훈기존® 시럽으로 효과가 없는 경우에는, 소화관에서 흡수가 잘 되고 구강 영역에서 혈행성으로 약제가 국소에 도달하는 이트라코나졸(이트리졸® 내용액)이 효과적이다.

항진균제의 정맥내 투여는 큰 수술 후를 제외하고는 실시하는 일이 거의 없다.

구강 칸디다증 치료에서 주의해야 할 것은 스테로이드성 항염증제가 함유된 연고의 사용을 피하는 것이다. 스테로이드성 항염증제는 바이러스, 진균, 세균 등의 감염증에는 금기다.

SECTION 12 홍반성 칸디다증

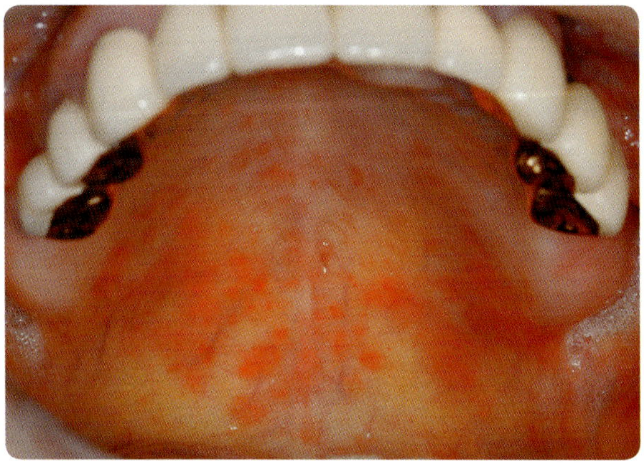
그림 12-1

홍반성 칸디다증

- 경구개에서부터 연구개까지 발적
- 정중부와 앞쪽은 점상의 홍반이다.
- 양쪽 구치부는 약간 넓은 홍반이다.
- 홍반성 칸디다증에서는 구개의 발적과 혀유두 위축이 동시에 존재하는 경우가 많다.

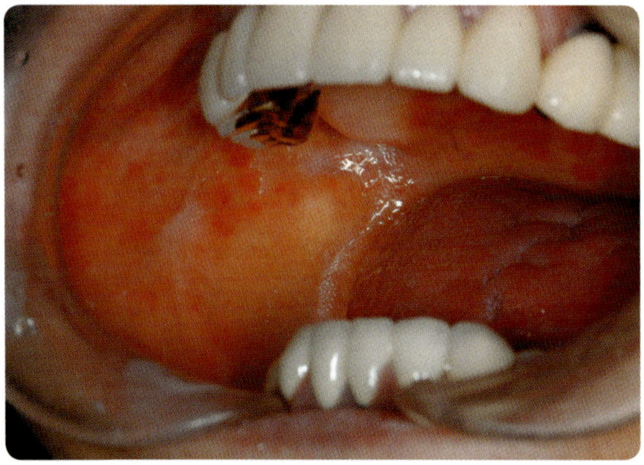
그림 12-2

그림 12-1과 같은 증례의 협점막

- 오른쪽 협점막의 점상 발적
- 구개에도 발적이 나타난다.

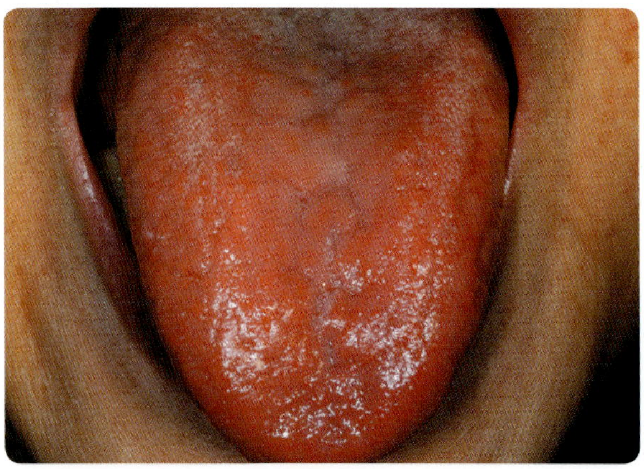
그림 12-3

그림 12-1과 같은 증례의 혀

- 혀등 면 전체의 발적
- 정중부는 혀유두가 위축되었다.
- 혀유두 위축은 홍반성 칸디다증의 특징적 소견이다.

홍반성 칸디다증이란: 발적에 통증을 동반하는 것이 특징이다

'홍반성 칸디다증(erythematous candidiasis)'은 '위축성 칸디다증'이라고도 한다. 점막 위축으로 인해 점막 아래의 혈관이 비쳐 보여 점막의 홍반으로 나타난다. 그러나 예를 들어 협점막이나 구개의 미만성 발적은 점막이 위축되어 붉게 보이는 것인지, 아니면 혈관이 확장되어 붉게 보이는 것인지 임상적으로 확실하지 않다. 한편 혀등면에 나타나는 혀유두 위축은 매우 특징적이며 뚜렷하다.

이러한 것으로부터 협점막, 입술, 구개, 인두에 발생하는 발적성 칸디다증을 홍반성 칸디다증이라고 하며, 혀의 발적성 칸디다증을 위축성 칸디다증이라고 하는 경향이 있다.

홍반성 칸디다증은 대부분 자각증상이 있으며, 자발적인 작열감과 함께 접촉통이나 자극통이 나타난다. 또한 통증의 자각증상이 심해 위막성 칸디다증에서 까칠까칠한 위화감을 호소하는 것과 대조적이다[8].

의치에 일치하여 생기는 의치 구내염의 원인이 칸디다인 경우가 있는데, 이것을 '칸디다성 의치 구내염'이라고 한다 →SECTION 15.

홍반성 칸디다증에서는 혀유두 위축이 특징적인 소견이지만, 혀유두 위축은 플러머-빈슨 증후군(Plummer-Vinson syndrome)과 헌터 설염(Hunter's glossitis) →SECTION 36 에서도 나타난다.

홍반성 칸디다증에서는 유두 위축과 구개 발적이 동시에 나타나는 경우가 많으므로, 이 소견은 감별에 도움이 된다[9].

구강 칸디다증과 구강편평태선의 감별: 홍반성 칸디다증과 편평태선이 병존하는 경우가 있다

적색이 강한 '편평태선(lichen planus)' →SECTION 21 은 홍반성 칸디다증과 구별하기 어려운 것도 있다. 특히 입술이나 협점막의 구강편평태선은 홍반성 칸디다증과의 감별이 종종 문제가 된다. 구강편평태선은 스테로이드성 항염증제 연고로 치료하는 데 반해, 칸디다증에는 스테로이드성 항염증제가 금기이므로 치료 측면에서 볼 때 양자의 감별은 중요하다. 항진균제에 의한 치료의 효과를 보면서 진단을 해나가는 것도 한 가지 방법이다.

궤양이 주 증상인 구강편평태선은 천연두 →SECTION 33 와의 감별이 어렵다. 그러나 이 경우는 양쪽 모두 스테로이드성 항염증제의 적응증이므로 치료 측면에서 보면 그렇게 엄밀히 진단할 필요는 없다고 할 수 있다.

한편, 구강편평태선에 칸디다가 감염된 경우가 있다 →SECTION 11 표 11-3 →SECTION 16.

칸디다의 관여를 명확하게 하기 위해서는 진균검사가 중요하다 →SECTION 16.

구강건조증과 관련된 칸디다증: 구강건조증에서는 홍반성 칸디다증이 많다

타액분비량 저하와 관련하여 칸디다의 검출빈도와 검출률이 의미 있게 상승한다. 특히 안정 시 타액량(무자극 타액)의 저하로 칸디다의 검출률과 진균 수 모두가 증가한다. 게다가 같은 타액분비 저하 환자 중에서도 쇼그렌 증후군 →SECTION 34 인 경우에는 칸디다 검출률과 진균 수 모두 매우 분명하게 높은 수치를 나타내어, 쇼그렌 증후군에서는 구강 칸디다증 발생위험이 큰 것으로 시사된다. 구강 칸디다증의 발생요인은 타액분비량 저하 외에 타액의 질적 변화에 의한 방어능력의 저하나 점막의 저항성 약화가 관련하는 것으로 추측된다[10]. 구강건조증에서 구강 칸디다증은 대부분 홍반성(위축성) 칸디다증이다.

SECTION 13 증식성 칸디다증

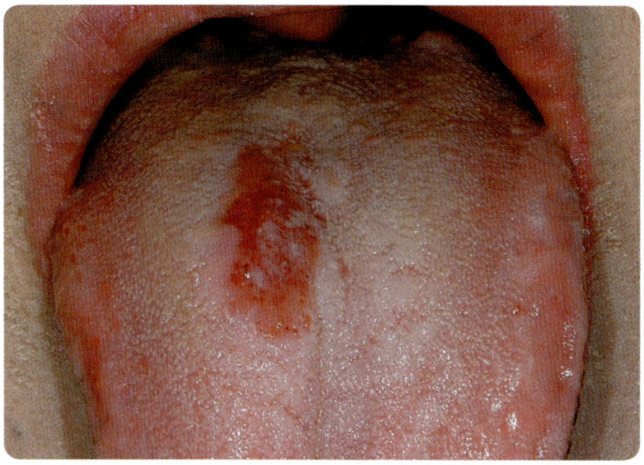

그림 13-1

증식성 칸디다증

- 오른쪽 혀등의 육아종 형태의 융기
- 융기는 빨갛고 그 안에 백색 부분이 있다.
- 적색 주위에는 희게 증식된 부분이 있다.

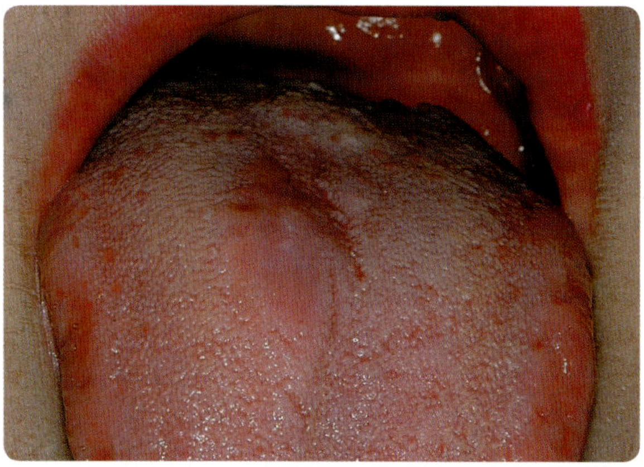

그림 13-2

그림 13-1과 같은 증례

- 항진균제 사용 1개월 경과
- 적색 부분은 정상 점막색에 가까워지고, 혀의 희게 증식된 부분이 감소했다.

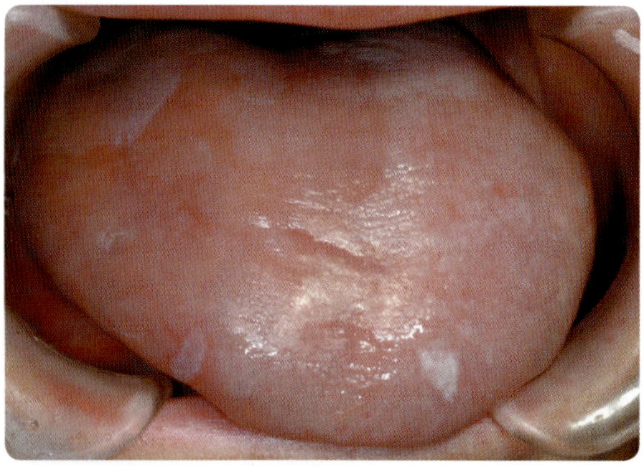

그림 13-3

증식성 칸디다증

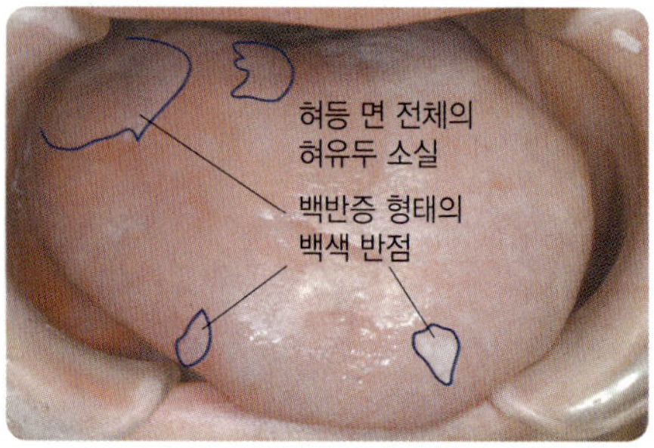

증식성 칸디다증이란: 칸디다증이 만성으로 경과하여 점막이 증식하는 경우가 있다

증식성 칸디다증(hyperplastic candidiasis)은 육아종처럼 보이는 경우(그림 13-1)와 백반증처럼 보이는 경우(그림 13-3)가 있다. 전자를 '육아종성 칸디다증(granulomatous candidiasis)'이라고 부르기도 한다. 혀등 면의 증식성 칸디다증은 정중마름모꼴혀염 →SECTION 47 과의 관련이 추측되지만, 아직도 불분명한 점들이 많다.

'백반증형 칸디다증'은 염증이 장기간에 상피각화가 진행된 상태로 육안으로는 하얗게 보인다. 만성 구강 칸디다증은 구강의 잠재적 악성질환 →SECTION 4 의 하나이며, 특히 백반증형 증식성 칸디다증은 경과 관찰이 중요하다. 흔히 볼 수 있는 것은 아니지만 주의가 필요한 유형이다. 증식성 칸디다증은 잘 낫지 않으며 통증이 지속되는 경우도 있다.

증식성 칸디다증의 치료: 흡수가 잘되는 내복약이 필요한 경우가 있다

위막성 칸디다증이나 홍반성 칸디다증에 대해 실시하는 것과 같이 항진균제인 미코나졸 겔제(Florid gel 경구용)나 암포테리신 B(훈기존® 시럽)로 대처한다. 그러나 난치성인 경우도 많으므로, 이러한 경우에는 이트라코나졸(이트리졸® 내용액)이 유용하다 →APPENDIX .

구강 칸디다증의 발생: 칸디다가 상피 안으로 들어갔을 때 발생한다

칸디다증은 기회감염(opportunistic infection)이다. 칸디다는 구강 상주균이며, 구강점막 표면에 존재하는 것만으로는 발생하지 않는다. 건강한 점막에서는 칸디다를 조직 내에 침투시키지 않게 하는 상피의 저항성이 있기 때문이다.

구강 칸디다증이 발생하기 위해서는 몇 가지 요인이 필요하다. 첫째로, 칸디다균 수의 증가다. 예를 들어 타액분비 저하로 인해 자정작용이 저하되면 칸디다균 수가 증가한다. 또한 장기간에 걸친 항생제 사용으로 일어난 균교대 현상(microbial substitution)도 칸디다균 수 증가의 큰 요인이다.

두 번째 요인은 구강점막 상피의 저항성 감소다. 타액분비 저하로 구강이 건조한 상태나 의치로 인해 점막이 상처를 입은 것 같은 상태에서는 점막상피의 저항력이 감소하여 칸디다균이 상피내에 침투하기 쉬워진다[10]. 상피내로 칸디다균이 침투하여 조직 내에 염증을 일으킨 상태가 칸디다증이다. 그 밖에 구강점막의 저항성 약화 요인으로서 노화로 인한 쇠약이나 영양불량, HIV 감염증, 청년층의 면역 계통 미성숙 등을 생각할 수 있다.

*Candida albicans*는 균사형으로 병원성을 발휘한다 →SECTION 16 . 균사형은 상피의 가시(유극)층으로 침투하지만 기저층을 침범하는 일은 적다. 기저막을 넘은 것은 심부 점막 진균증의 범주가 된다.

표 13-1. 구강 칸디다증의 원인

전신 요인	국소 요인
HIV 감염(면역결핍)	구강건조증
간호가 필요한 상태	의치 장착
경구섭취 불능	흡입 스테로이드제
광범위 항생제	항암화학요법이나 방사선치료에 인한 구강점막염

SECTION 14 칸디다성 구각염·구순염

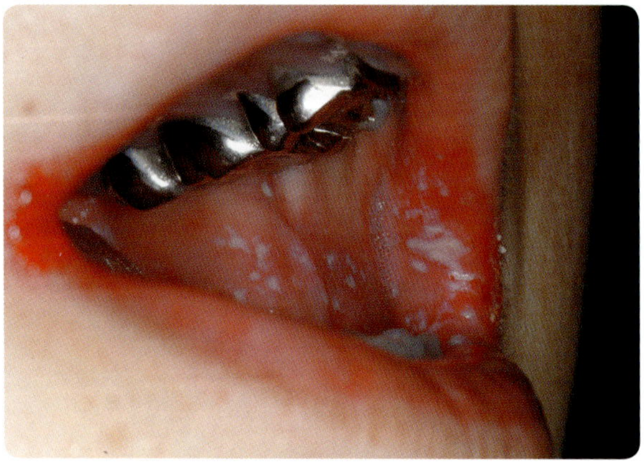

그림 14-1

위막성 칸디다성으로 발생한 구각염

- 양쪽 구각부에 나타난 미란
- 위막성 칸디다증이 구각에 이른 것이다.
- 위막이 벗겨진 부분에 발적이 나타난다.
- 개똥지빠귀(thrush) 가슴의 반점과 비슷하다고 하여 급성 위막성 칸디다증을 아구창(thrush)이라고 한다.

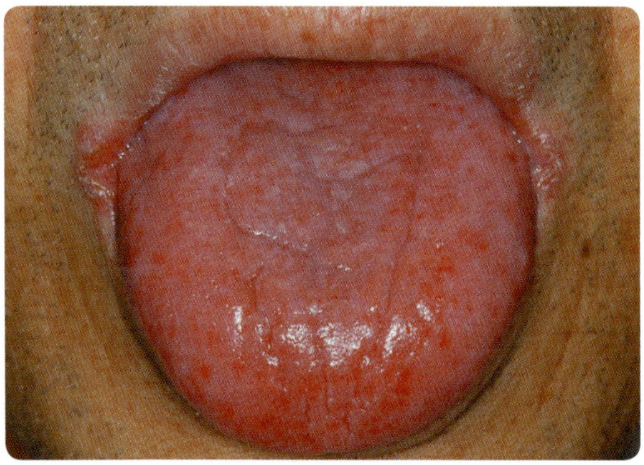

그림 14-2

칸디다증

- 양쪽 구각부에 나타난 미란
- 홍반성 칸디다증이 구각에 이른 것이다.
- 혀유두가 거의 소실된 평활한 혀의 상태다.
- 전체적으로 붉고 점상의 강한 홍반이 나타난다.
- 중앙의 옅은 백색은 경증의 비후다.

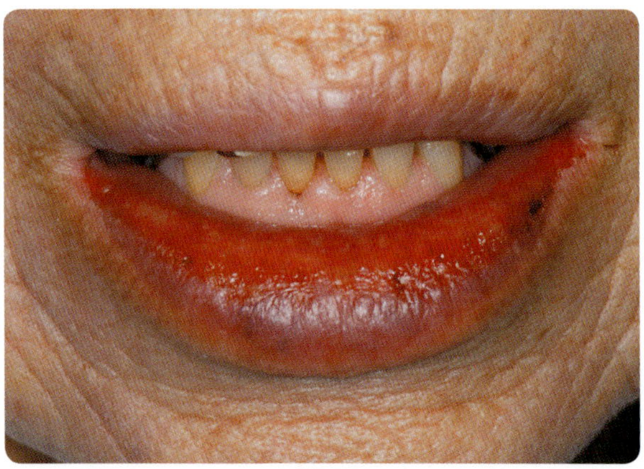

그림 14-3

칸디다성 구순염

- 아랫입술 전체의 발적
- 아랫입술이 종창된 예다.
- 홍반성 칸디다증이 입술에 이르렀다.

칸디다성 구각염이란: 칸디다가 원인이 되어 구각 미란이 생긴 것이다

'구각염', '구각 미란(angular cheilitis)'은 칸디다 관련 질환→SECTION 11 표 11-2에서 다룬다. 칸디다 관련 질환은 세균이나 물리적 자극 등 칸디다 이외의 인자도 병소의 형성에 관여할 가능성이 있으므로 이렇게 표현된다. 양쪽에 구각 미란이 나타난 경우에는 대부분 칸디다에 의한 것이다. 칸디다가 원인인 경우를 '칸디다성 구각염(candidal angular cheilitis)'이라고 한다. 칸디다성 구각염은 위막성 칸디다증에도 홍반성 칸디다증에도 발병할 수 있다.

입술에는 타액선도 피지선도 존재하지 않기 때문에 입술이 촉촉해지기 위해서는 타액이 필요하다. 따라서 구강 세균총의 변화는 입술에도 반영된다. 이런 점에서 구강내 칸디다의 증가는 구순염 특히 구각염으로 나타난다. 이와 반대로 구각염이 나타났을 때는 구강내 칸디다증의 존재를 의심할 수 있다.

구각 미란은 육안으로 진찰할 수 있는 부위이며 주목해야 할 소견이다. 구강 칸디다증은 후천면역결핍증(AIDS) 환자에게서 발생하기 쉬운 것으로 잘 알려져 있다. 유럽과 미국에서는 젊은 층에서 구각 미란이 나타나면 후천면역결핍증을 의심하라고 되어 있다.

칸디다성 구순염이란: 칸디다가 원인이 되어 구순 전체에 염증이 생기는 것이다

칸디다 관련 질환은 구각에 생기는 칸디다성 구각염이 일반적이며, 구각 이외의 입술에 '칸디다성 구순염(candidal cheilitis)'이 생긴다는 인식은 낮았지만, 구각염을 동반하지 않는 칸디다성 구순염의 존재도 점차 분명해졌다.

임상소견으로 발적·위축·미란·박리 등이 나타나는 것이 일반적이지만, 그중에는 종창을 일으키는 것도 있다.

입술이 붓는 질환: 육아종성 구순염, 선성 구순염 등이 있다

구순염은 자외선에 의한 광선 구순염, 소타액선의 염증성 질환인 선성 구순염, 원인불명의 박리성 구순염, 알레르기 반응의 접촉성 구순염과 아토피성 구순염, 육아종성 구순염, 칸디다성 구순염 등이 있다.

입술이 붓는 질환에는 혈관부종→SECTION 6, 선성 구순염, 육아종성 구순염 등이 있다. 칸디다성 구순염은 붓지 않는 경우가 많지만, 그중에는 칸디다로 인해 붓는 경우도 있다(그림 14-3). 진단에는 구강점막의 관찰과 진균검사→SECTION 16가 중요하다.

칸디다성 구각염·구순염의 치료: 구강내 칸디다증과 같은 치료법을 시행한다

치료에는 위막성 칸디다증이나 홍반성 칸디다증에 대해 실시하는 것과 마찬가지로 미코나졸 겔제(Florid gel 경구용)나 암포테리신 B(훈기존® 시럽) 등의 항진균제로 대처한다→APPENDIX. 구각염이므로 연고를 구각에 바른다는 발상에서 미코나졸 겔제를 도포하는 경우도 있지만, 구강의 칸디다가 줄어들지 않으면 구각염도 개선되지 않으므로 미코나졸 겔제나 암포테리신 B를 구강에 확실히 적용시키는 방법으로 대처하는 것이 바람직하다.

구각염은 칸디다 외에 세균감염이나 비타민 B_2·B_6 결핍, 철 결핍성 빈혈 등이 원인이 되는 경우가 있다. 비타민 결핍에는 비타민 제제 투여, 철 결핍성 빈혈에는 철분 투여가 이루어진다→SECTION 36.

SECTION 15 칸디다성 의치 구내염

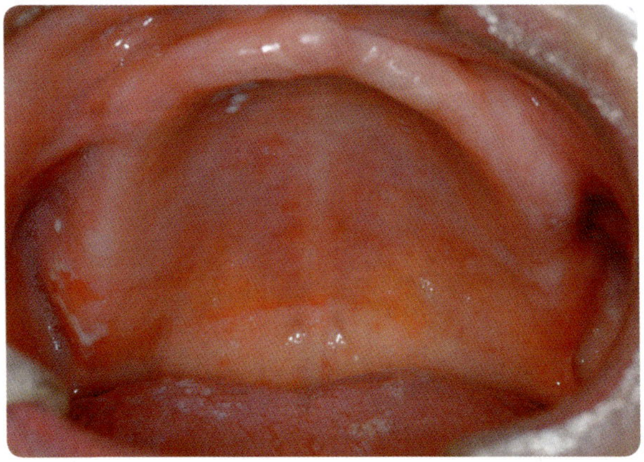

그림 15-1

칸디다성 의치 구내염

- 상악 총의치에 일치한 구개의 발적
- 일부에 백색 위막이 나타난다.
- 오른쪽 구치부 치조정에 미란이 나타난다.

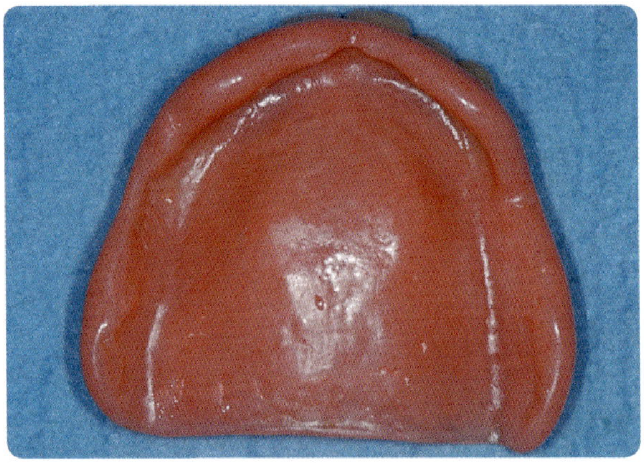

그림 15-2

그림 15-1과 같은 증례의 의치

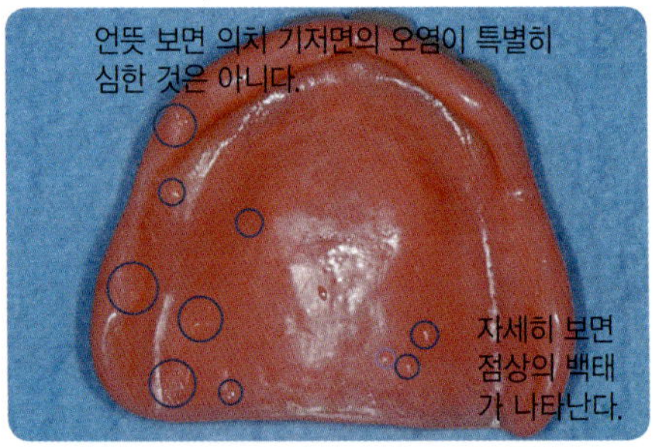

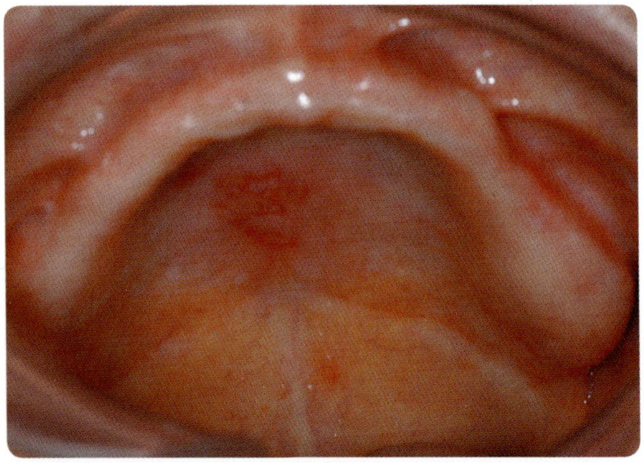

그림 15-3

칸디다성 의치 구내염

- 상악 총의치에 일치한 구개의 발적
- 구개 중앙부에 발적이 심한 부분이 있다.
- 적색 부분에 미란과 궤양이 나타난다.

칸디다성 의치 구내염이란: 의치 구내염 중 칸디다가 원인이 되는 것이다

의치 구내염(denture stomatitis)은 의치에 접촉하는 점막 부분에 생기는 구내염으로, 칸디다 이외의 요인도 관련이 있으므로 칸디다 관련 병소→SECTION 11, 표 11-2라고 평가한다. 의치 구내염의 원인이 분명히 칸디다인 경우에는 '칸디다성 의치 구내염(candida denture stomatitis)' 또는 칸디다 관련 의치 구내염(candida-related denture stomatitis)이라고 한다.

의치 장착자에게서 의치에 접촉하는 부분 이외의 점막에 질환이 생긴 경우에는 의치 구내염이라 하지 않고 구강 칸디다증이라고 한다. 질환에 따라 위막성 칸디다증→SECTION 11, 홍반성 칸디다증→SECTION 12으로 구별하여 부른다.

칸디다성 의치 구내염과 홍반성 칸디다증은 각각 균종이나 숙주인자의 관계 방식이 다르다[10].

칸디다성 의치 구내염의 특징: 의치에 일치하여 구내염이 나타난다

홍반성 칸디다증 발생에는 구강건조증이 강하게 관련되어 있다. 칸디다성 의치 구내염은 타액분비 감소나 구강건조증의 관여는 적고, 의치 기저면의 칸디다의 존재가 문제가 된다.

칸디다는 의치의 레진에 부착하기 쉽다. 또한 의치 표면에 바이오필름을 형성하기 쉽다. 특히 *Candida albicans*와 *Candida glabrata*의 조합은 바이오필름 형성능이 가장 높다. 임상적 조사에서도 의치 구내염에서는 다른 구강 칸디다증의 유형에 비해 2균종 이상 검출률이 높고, *Candida albicans*와 *Candida glabrata*가 가장 많다.

칸디다가 부착하기 쉬운 의치: 의치 표면의 요철에 칸디다가 부착하기 쉽다

의치의 표면이 거칠면 칸디다가 더욱 부착하기 쉬워진다. 딱딱한 솔로 세게 문지르면 의치 표면에 상처가 생겨 매끄러운 부분에 비해 칸디다 균사가 부착·증식하기 쉽다. 의치 기저면을 회전 절삭기구로 조정한 부분도 거칠어서 칸디다가 부착하기 쉽다.

칸디다성 의치 구내염의 예방: 의치 세정으로 칸디다 부착을 예방한다

의치에 한 번 칸디다가 부착하면 진균 제거가 어렵다. 의치에 칸디다가 부착하는 것을 예방하기 위해서는 시판 중인 의치 세정제가 효과적이지만, 사용 방법에 주의가 필요하다. 예를 들면, 폴리덴트®(글락소스미스클라인)는 산소계표백제인 과붕산나트륨이 물과 접촉하면 분해되어 과산화수소가 발생하고, 표백활성화제의 효과로 유기과산이 되어 효과를 발휘한다. 반응이 진행되고 시간이 지나면 유효성분이 없어지므로 제품을 물에 녹여 바로 사용하지 않으면 효과가 없다.

항진균성 소재의 의치에 대한 적용 시도도 있는데, 그 중에는 은이온을 코팅하는 피캇슈®(Pikasshu) 등 제품화된 것도 있다.

SECTION 16 칸디다 감염에 의한 구강점막질환

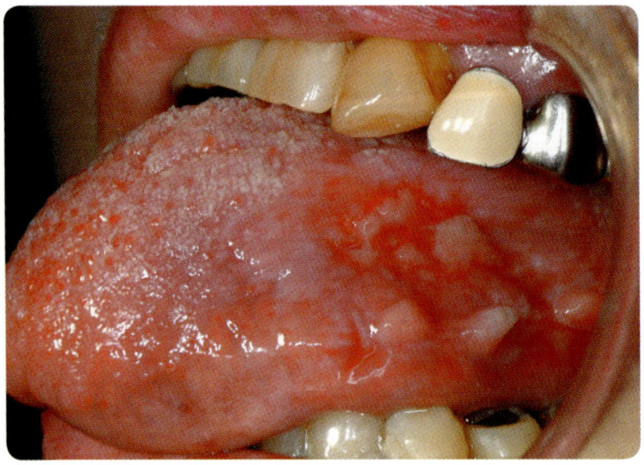

그림 16-1

칸디다 감염으로 중증화된 구강편평태선

- 혀의 발적
- 혀에 부종성 종창이 있다.
- 혀 테두리의 융기는 치아의 압흔이다.

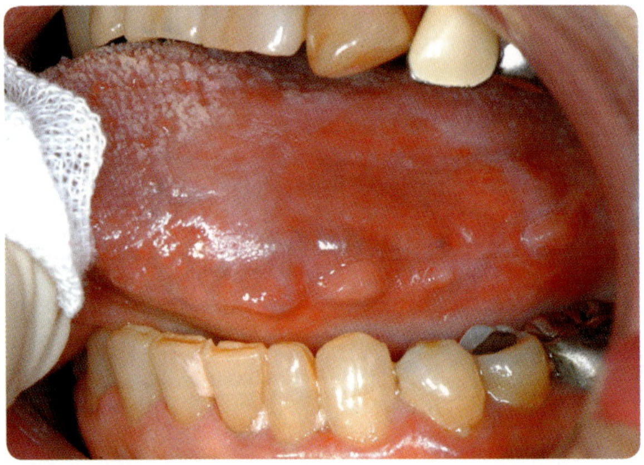

그림 16-2

그림 16-1과 같은 증례의 경과

- 항진균제로 발적과 종창이 감소되었다.
- 항진균제로 통증이 소실되었다.
- 항진균제 치료만으로 만족을 얻은 예다.

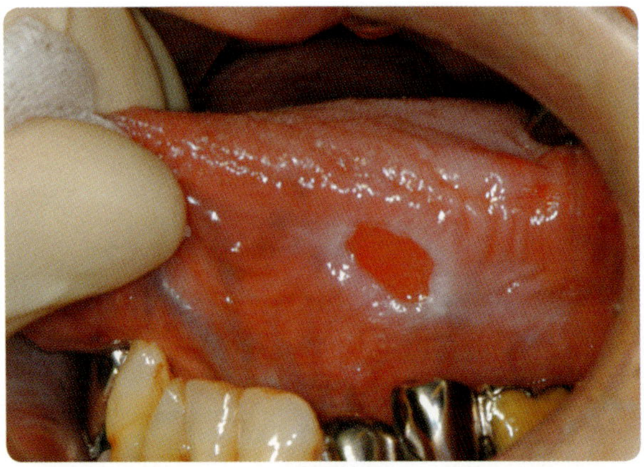

그림 16-3

칸디다 감염으로 난치화된 구내염

- 혀 테두리의 궤양성 구내염
- 1개월 이상 경과해도 자연치유가 되지 않는 구내염이다.
- 항진균제로 완화되었다.

구강편평태선에서 칸디다 감염: 대처는 우선 항진균제다

구강편평태선(oral lichen planus)→SECTION 21에 칸디다가 감염되는 경우는 적지 않다→SECTION 11 표 11-3. 구강편평태선의 표면은 거칠어 칸디다가 부착하기 쉽고, 상피의 해부학적 장벽도 약하기 때문에 칸디다 감염을 일으키기 쉽다.

구강 칸디다증이 병존하는 구강편평태선인 경우에는 항진균제를 사용하고, 그다음으로 스테로이드성 항염증제를 사용하는 순서로 치료를 실시한다→APPENDIX.

구강편평태선에 칸디다가 감염되어 있는지에 대한 진단은 도말표본의 현미경 검사가 유용하다.

난치성 구내염: 칸디다가 감염되어 있는 경우가 있다

칸디다는 궤양성 구내염 치유를 지연시키는 인자 중 하나다. 외상 등으로 인해 생긴 궤양성 구내염은 자연치유가 되지만, 때로는 치유되지 않고 만성화할 수 있다. 전형적인 구강 칸디다증의 임상소견을 나타내지 않는 경우에는 칸디다의 관여가 간과되는 일이 적지 않다. 진단에는 도말표본의 현미경 검사가 유용하다.

구강 칸디다증의 확정 진단: 도말표본의 현미경 검사가 유용하다

구강 칸디다증의 진단에 혈액검사를 하는 경우는 거의 없다. 칸디다의 혈청학적 검사는 흉부나 복부의 심부 진균증에 실시하는 것이며, 구강 등 육안으로 관찰할 수 있는 표재성 진균증에 응용하는 것은 별 의미가 없다.

칸디다 검사는 임상증상만으로 진단할 수 없을 때 유용하다. 위축성 칸디다증과 비특이적인 카타르성 구내염(catarrhal stomatitis)의 감별, 구강편평태선이나 궤양성 구내염에 대한 칸디다 관여 진단 등에 대해서는 종종 검사가 필요하다.

칸디다 배양검사는 병소를 면봉으로 문질러 배지에 접종해 균종과 균 수를 판정한다. CHROMagar™ 칸디다 한천 평판배지(그림 16-4)는 콜로니의 색으로 칸디다 종(species)을 구별할 수 있다[11]. 그러나 칸디다는 구강 상주균이므로 배양에서 칸디다를 검출한 것만으로는 칸디다증이라고 진단할 수 없다[12]. 이 때문에 형태적인 관찰이 유용한 검사법이라고 생각한다. *Candida albicans*는 균사형이 병원성을 발휘하므로 현미경 검사에서 균사를 확인하는 것은 칸디다증 진단을 실시하는 데 중요하다[12,13].

도말표본은 Gram 염색, Giemsa 염색, Papanicolaou 염색, 형광염색 등으로 염색하면 칸디다의 균체를 확인하기 쉽다. 스틸벤디설폰산(stilbenedisulfonic acid)계 형광염료인 Fungiflora Y(trust medical)는 형광염색법 중 하나이며, β 구조를 가지는 다당류에의 결합능이 있으므로 칸디다 세포벽의 β-glucan이나 키틴에 결합한다. 이 형광염색에서는 세포벽이 특히 강한 발광을 보이므로 효모, 균사의 형태를 쉽게 관찰할 수 있다[8,14](그림 16-5).

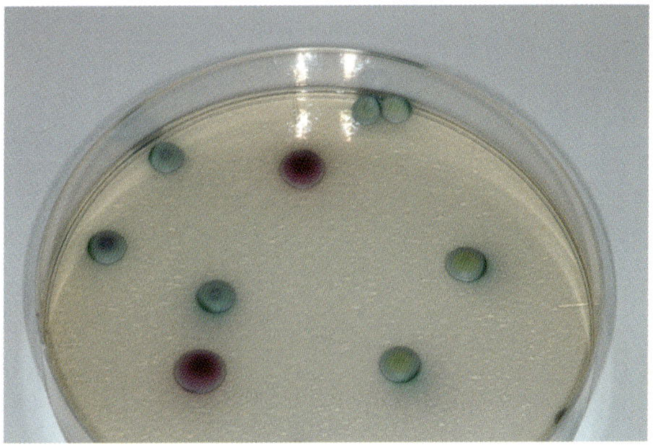

그림 16-4. CHROMagar™ 칸디다 한천평판배지
콜로니의 색조와 형태로 칸디다의 종을 감별할 수 있는 배지. 녹색 콜로니는 *Candida albicans*, 보라색은 *Candida glabrata*.

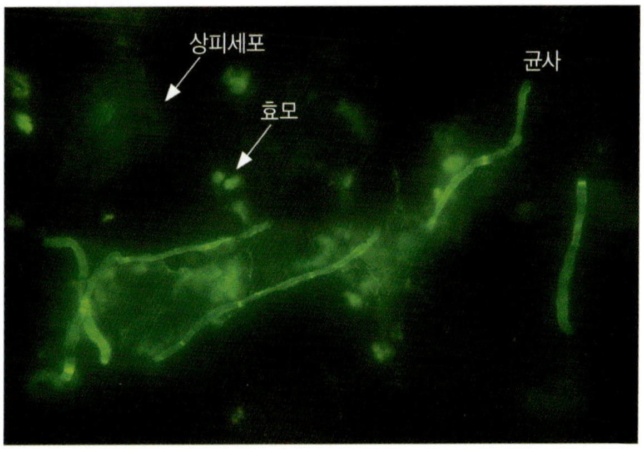

그림 16-5. Fungiflora Y 염색

SECTION 17 괴사성 궤양성 치은구내염

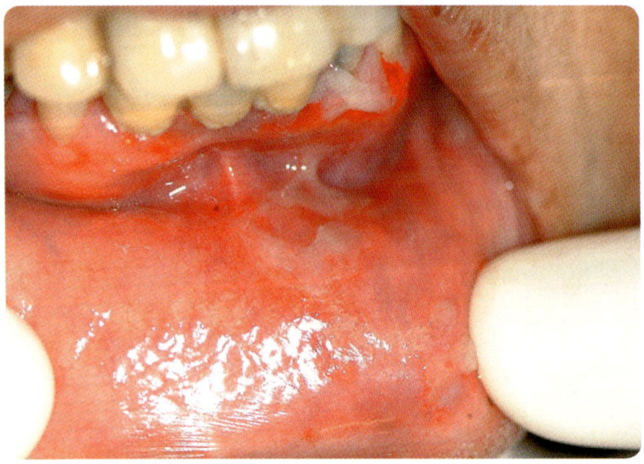
그림 17-1

괴사성 궤양성 치은구내염

- 치은에서 아랫입술 안쪽에 걸친 궤양
- 궤양 표면은 섬유소로 덮여 백색으로 보인다.
- 병소는 치은에서 생겨 구강내 전체로 확산된다.

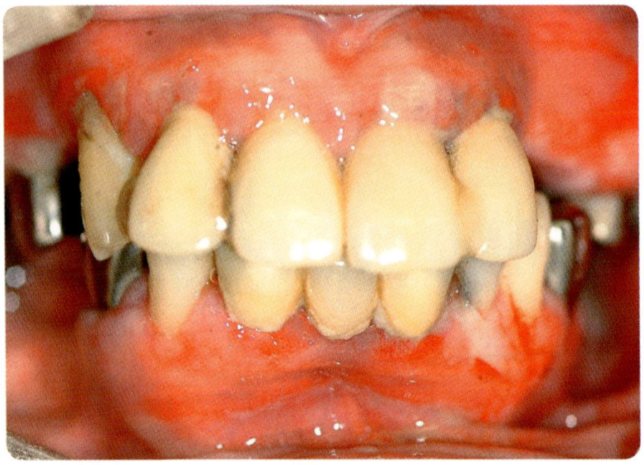
그림 17-2

그림 17-1과 같은 증례의 치은 소견

- 변연치은에서 치조점막에 걸친 궤양
- 하악 우측 측절치와 좌측 중절치의 치은에 미란이 보인다.
- 하악 좌측 견치의 치은에는 궤양이 있으며 섬유소가 부착되어 있다.
- 하악 전치 치경부에는 치태가 부착되어 있다.

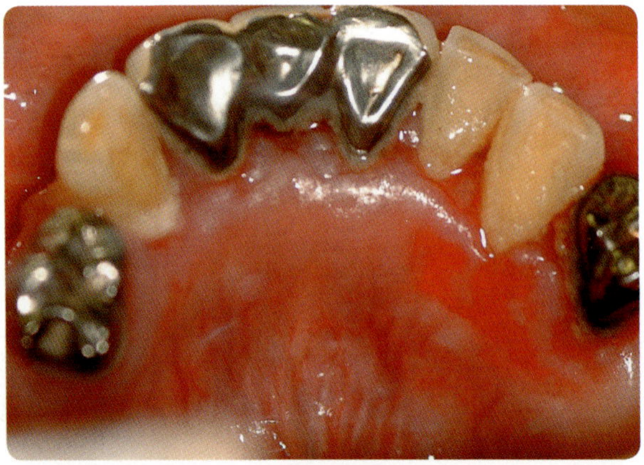
그림 17-3

그림 17-1과 같은 증례의 하악 설측면

- 치경부 치은 전체의 발적과 궤양
- 하악 우측의 설측 치은에 발적이 보인다.
- 궤양성 치은은 출혈을 보인다.
- 치아에는 치태가 부착되어 있다.

괴사성 궤양성 치은구내염이란: 급속한 괴사와 궤양이 치은과 구강점막에 생기는 염증성 질환이다

변연치은에서 발생하는 경우가 많은데, 처음에는 치아 주위의 치은에 국한된 궤양으로 나타나며, 이것을 '급성 괴사성 궤양성 치은염(acute necrotizing ulcerative gingivitis; ANUG)'이라고 한다. 이 병소가 치은 이외의 구개나 구강저 등의 점막에 더욱 퍼져 있는 상태가 '괴사성 궤양성 치은구내염(necrotizing ulcerative gingivostomatitis)'이다. 치은구내염이란 치은과 치은 이외의 구강점막에 모두 염증이 있다는 의미다.

괴사성 궤양성 치은구내염의 임상소견: 궤양은 출혈이 쉽고 강한 통증과 구취를 동반하는 것이 특징이다

접촉통이 심해 칫솔질도 할 수 없기 때문에 불결해지기 쉬우며, 그 결과로써 구취가 증가한다.

병소가 진행되면 발열, 식욕감퇴 등의 전신증상이 나타난다. 보통 2~3주 후에는 치유된다. 그러나 패혈증, 백혈병, 후천면역결핍증(AIDS) 등으로 인해 전신 저항성이 약해지면 괴사성 궤양성 치은구내염이 더욱 심부로 확산되어 근육, 뼈, 피부 등에 괴사가 발생할 수 있다. 이러한 상태를 '괴저성 구내염(gangrenous stomatitis)'이라고 한다.

괴사성 궤양성 치은구내염과 유사한 임상소견을 나타내는 질환: 비슷한 임상소견을 나타내는 것으로 헤르페스 치은구내염이나 천포창·유천포창이 있다

헤르페스 치은구내염→SECTION 9은 수포성 질환이지만 수포는 터져서 궤양의 상태가 되기 쉬우며, 이 병소가 광범위해지는 경우에는 괴사성 궤양성 치은구내염과의 구별이 어려워진다. 또한 천포창·유천포창→SECTION 33도 수포성 질환인데, 수포는 터지기 쉽고 궤양이 형성되면 임상소견으로는 구별 짓기 어려운 경우가 많아 감별을 위해서는 생검이나 혈액검사가 필요하다.

괴사성 궤양성 치은구내염의 원인: 치은에 만성적으로 염증이 일어나는 사람이 몸 상태가 나빠졌을 때 세균에 대한 저항력이 약해져 발생하는 것으로 보인다

급성 괴사성 궤양성 치은염은 구강 상주균의 혼합감염으로, 발생인자로서는 전신 저항성 저하를 들 수 있다. 방추균(*Bacillus fusiformis*)이나 스피로헤타(*Spirochaetales*) 등이 관여한다고도 한다.

치은 표층에 생긴 만성 치은염 상태로부터 혐기성의 구강내 세균이 치은이나 구강점막의 조직에 침입해서 증식하기 때문에, 조직이 괴사하여 궤양을 일으키는 것으로 보인다(괴사성 염증→SECTION 42).

괴사성 궤양성 치은구내염에 대한 대처법: 구강 세정 상태를 개선하는 것과 전신 저항성 약화의 원인 질환을 치료하는 것이 필요하다

음식을 섭취하기 어려운 경우의 전신상태 개선을 위해서는 수액이나 경관영양이 필요하다.

국소적인 대처로는 괴사조직 제거를 포함한 구강 세정, 항생제 투여, 가글 등을 실시한다.

항생제는 페니실린계, 세펨계 약제가 유용하다. 특히 그람 음성균에 대한 항생제가 필요하다고 생각되는 경우에는 아미노글리코사이드계의 적응을 고려한다.

가글제는→APPENDIX 포비돈-요오드(povidone-iodine)(이소진® 가글), 염화벤잘코늄(네오스테린® 그린) 등의 소독약이 들어간 것을 사용하는데, 자극이 강해 이러한 것을 사용할 수 없을 때는 아줄렌설폰산나트륨 수화물 제제나 아줄렌설폰산나트륨·탄산수소나트륨 배합제 등 항염증 작용이 있는 가글제를 이용한다.

SECTION 18 구강점막의 화농성 염증

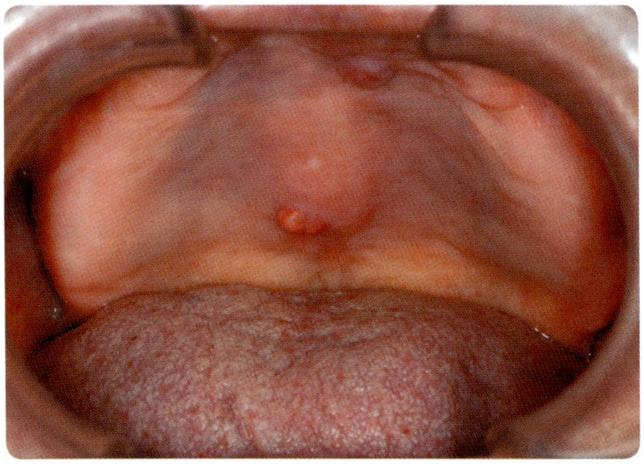

그림 18-1

구강점막의 화농성 염증

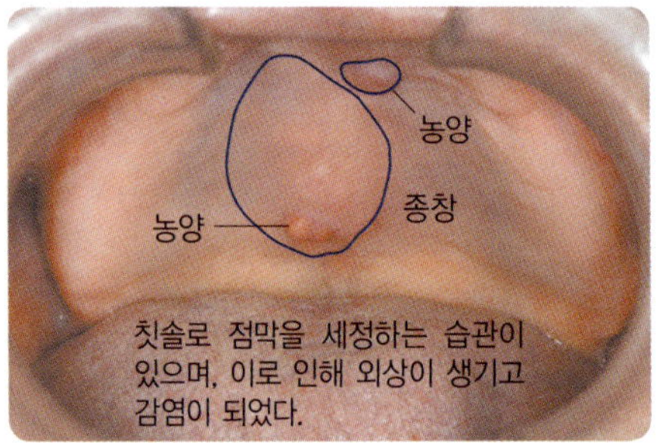

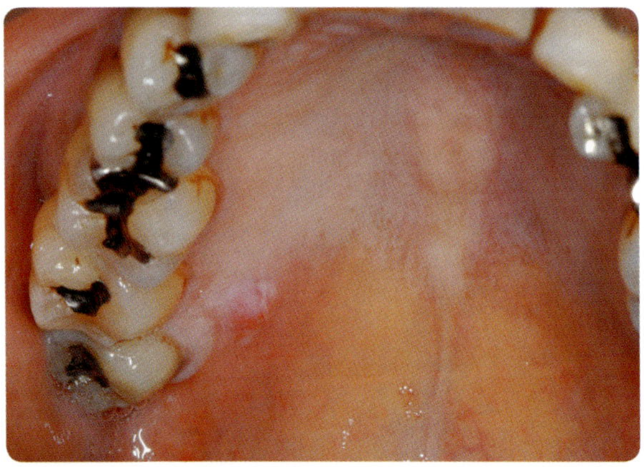

그림 18-2

구개농양(치성 화농성 염증)

- 오른쪽 구개의 무통성 종창
- 상악 우측 제3대구치의 변색이 나타난다.
- 상악 우측 제3대구치는 실활치다.
- 여러 군데의 치과 진료 병력이 있다.
- 종양이 의심되어 소개되었다.

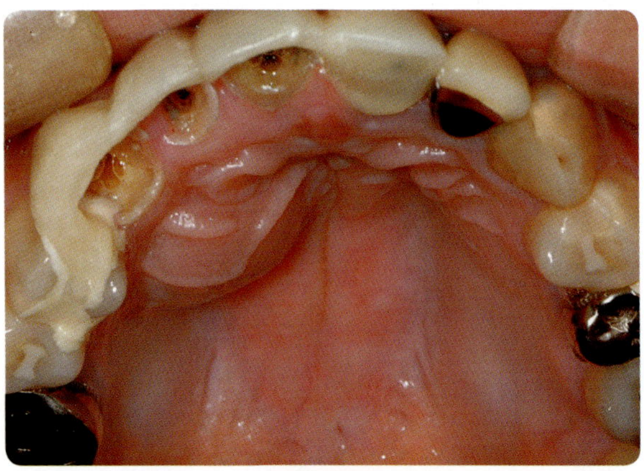

그림 18-3

구개농양(치성 화농성 염증)

- 오른쪽 구개의 융기성 병소
- 근단 치주염으로 인해 구개에 농양이 생겼다.
- 표면은 평활하며 정상 점막색을 띤다.
- 압통이 있고 파동이 느껴진다.
- 상악 우측 전치부는 근관치료 중이다.

구강점막의 화농성 염증: 외상으로 감염될 가능성이 있다

구강 영역의 감염은 '치성 감염(odontogenic infection)'이 많다. 치주나 근첨이 세균이 침입하는 출입구가 되어 감염병소를 형성한다.

정상적인 치은이나 구강점막은 그 자체가 장벽이 되어 상주균이 조직에 침투할 기회가 적다. 그러나 교상, 의치나 부적합한 보철물에 의한 점막손상, 구강건조증에 의한 점막상피 마모 등의 경우에는 해부학적 장벽이 손상을 받으면 치아와 치주 이외의 구강점막으로부터도 세균이나 칸디다가 침투할 기회가 많아진다.

구강관리의 주의점: 외상을 만들지 않도록 주의해야 한다

의치 보철 진료의 가이드라인에서는 치태관리를 위해 칫솔로 의치를 세정하는 기계적 청소법이나 취침 중에 의치를 의치 세정제에 담그는 화학적 청소법이 권장된다.

의치 세정과 동시에 구강 세정의 중요성이 지적되며, 의치 세정 시에는 구강도 가글하여 청결하게 유지할 것, 잔존 치아의 칫솔질과 함께 부드러운 칫솔로 치조제 점막이나 혀등 면을 청소하는 것이 권장된다[15]. 이 가이드라인을 따르는 치과의사는 비교적 많은 것으로 보이며, 칫솔로 점막을 문지르는 환자를 때때로 볼 수 있다.

그러나 고령자나 류머티스 관절염 환자는 손가락 힘을 조절하기 어려워져 자가관리가 힘들다. 자가관리로 인해 점막이 손상될 수 있다는 점을 염두에 두고 적절하게 구강관리를 할 필요가 있다.

그림 18-1은 무치악이며, 의치를 세정할 때 점막도 칫솔로 닦는 습관이 있다. 고령이며 힘 조절이 잘 되지 않아 칫솔로 점막에 '외상'을 만들어버렸다. 이 손상부로부터 구강 상주균이 조직 내로 침입하여 구개에 감염병소를 형성한 것이다. 구강 영역에는 치성 이외의 '화농성 염증'도 있었던 증례다.

화농성 염증에 대해서는 항생제를 이용한 약물요법 →APPENDIX을 실시한다.

구강 병소에서 우선 의심되는 것: 그것은 감염증이다

구강질환은 치아우식증과 치주병, 그리고 이것이 악화하여 발생하는 화농성 염증 등 대부분이 치성 감염증이다. 상악의 근단 치주염의 화농성 염증은 순측과 협측 치조골이 구개 측보다 얇으므로, 농양은 입술이나 협점막 쪽에 생기기 쉽다. 구개의 편측성 종창은 타액선 종양 →SECTION 30이 의심되고, 또 상악 구치부의 근단부는 구내 방사선사진에서는 잘 보이지 않는 경우가 있으므로 근단 치주염 기원의 구개부 농양을 놓치기 쉽다. 특히 치아의 타진통 등의 증상이 없는 경우에는 치과 치료가 이루어지지 않고 종양을 의심해 구강외과를 소개받는 증례가 있다(그림 18-2). 그림 18-3은 파동이 있어서 진단이 어렵지 않다. 그림 18-2와 같은 무통성 융기에서 종양성 병소가 의심되는 경우도 치성 감염증을 염두에 두고 대처해야 하는 예다.

SECTION 19 화농성 타액선염

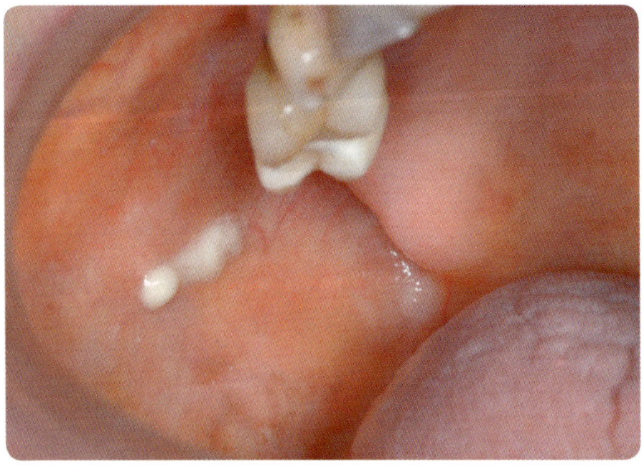

그림 19-1

화농성 이하선염

- 이하선 개구부에서의 배농
- 이하선을 압박하면 배농된다.
- 이하선을 압박하면 보통은 타액이 유출된다.
- 타액 유출 저하에 동반하는 상행성 감염이다.

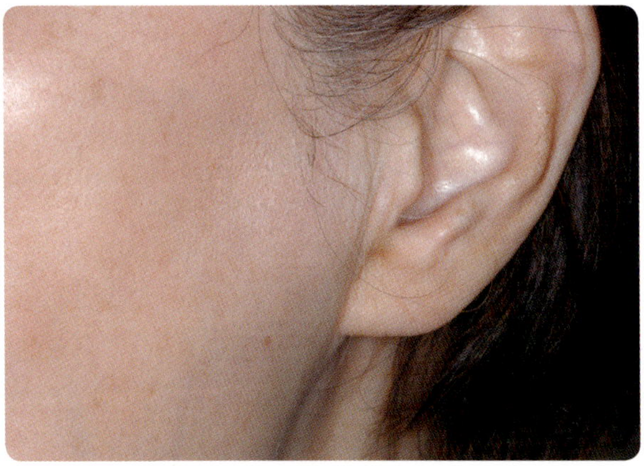

그림 19-2

화농성 이하선염

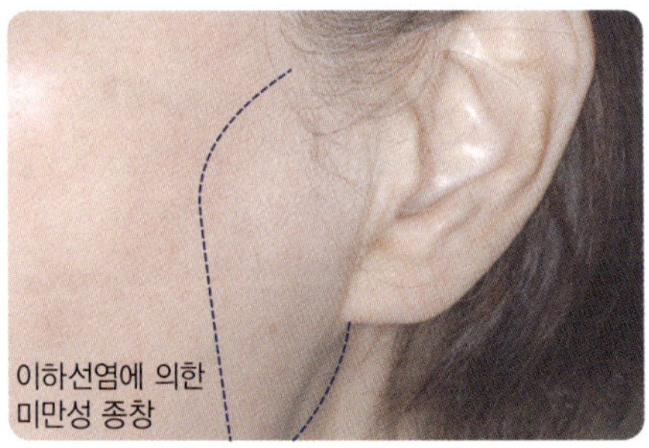

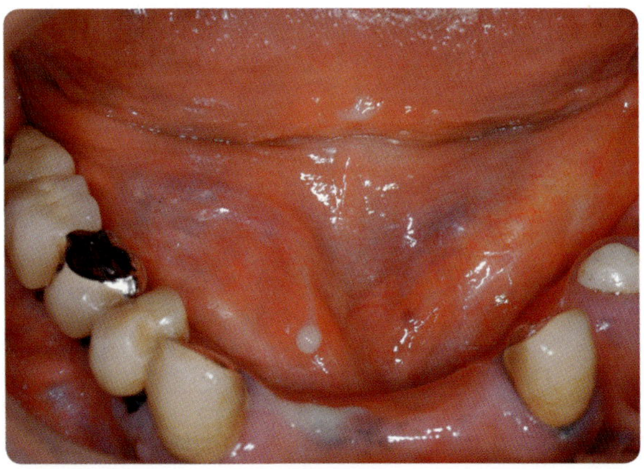

그림 19-3

화농성 악하선염

- 설하 소구의 타액선 개구부로부터의 배농
- 농의 자연 배출이 나타난다.
- 우측 구강저부의 경도 발적과 종창이 나타난다.
- 악하부의 종창도 나타난다.
- 타액 유출 저하에 동반하는 상행성 감염이다.

타액선염이란: 타액선의 염증이지만 원인은 다양하다

'타액선염(sialadenitis, sialoadenitis)'은 세균감염, 바이러스 감염, 자가면역질환으로 인해 생긴다. 세균감염은 구강 상주균이 원인이며, 이것을 '화농성 타액선염(suppurative sialadenitis)'이라고 한다. 바이러스 감염은 멈프스 바이러스(mumps virus)로 인한 유행성 이하선염(mumps)으로, 양측성으로 생기는 경우가 많다. 악하선에 감염되는 경우도 있다. 타액선염 이외에 고환염, 난소염, 췌장염이 동반하는 경우가 있다.

자가면역 병리로 인해 타액선에 염증을 일으키는 질환으로 쇼그렌 증후군→SECTION 34이 있다. 주로 타액선과 누선에 염증과 분비기능 장애를 초래한다.

화농성 타액선염의 원인: 타액분비의 감소다

화농성 타액선염은 세균의 상행성 감염에 의한 것이 많다. 상행성 감염이란 구강 상주균이 타액선의 개구부로부터 역행성으로 도관을 따라 올라가 타액선 내에 감염을 일으키는 것이다. 이것은 타액분비 저하로 생기는 것으로서, 타석으로 인한 도관의 폐쇄→SECTION 32나 쇼그렌 증후군→SECTION 34이 타액선 기능장애의 원인이 된다. 화농성 타액선염에는 항생제에 의한 약물요법을 실시한다→APPENDIX.

타액선 종창의 원인: 감염, 종양, 면역이상이다

타액선 종창의 원인은 세균이나 바이러스 감염에 의한 염증성 변화나 다형선종, 와르틴 종양 등의 종양→SECTION 30 외에 면역이상에 의한 종창이 있다.

만성 경화성 타액선염(chronic sclerosing sialadenitis) 또는 퀴트너 종양(Küttner tumor)은 한쪽 또는 양쪽 악하선에 나타나는 섬유성 조직의 증식에 의한 타액선의 경화를 말한다. 미쿨리츠병(Mikulicz disease)은 누선과 타액선에 무통성·대칭성으로 종창이 생기는 질환에 대해 사용하며, 쇼그렌 증후군이나 림프상피성 병소와의 같은 점과 다른 점이 논의되고 있다. 최근 IgG4 관련 질환(immunoglobulin G4 related disease)의 개념이 확립되어 만성 경화성 타액선염과 미쿨리츠병 모두 대부분 IgG4 관련 질환임이 밝혀졌다(그림 19-4).

IgG4 관련 질환이란, 혈청 IgG4의 증가, IgG4 양성 형질세포의 침윤과 섬유화에 따른 장기의 병변을 나타내는 만성질환이다[16].

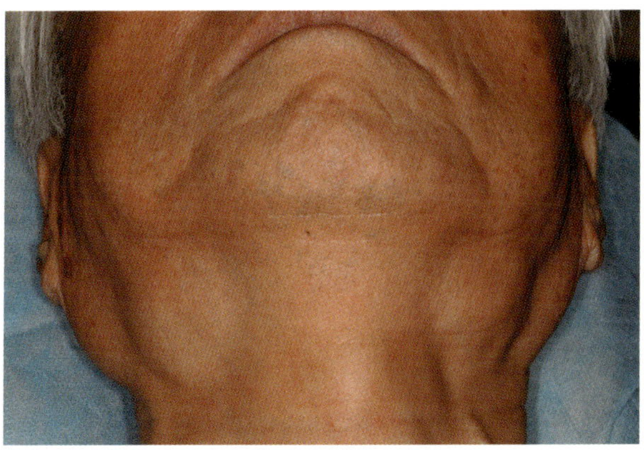

그림 19-4. IgG4 관련 질환의 악하선 종창(만성 경화성 타액선염)

SECTION 20 백반증(균일형)

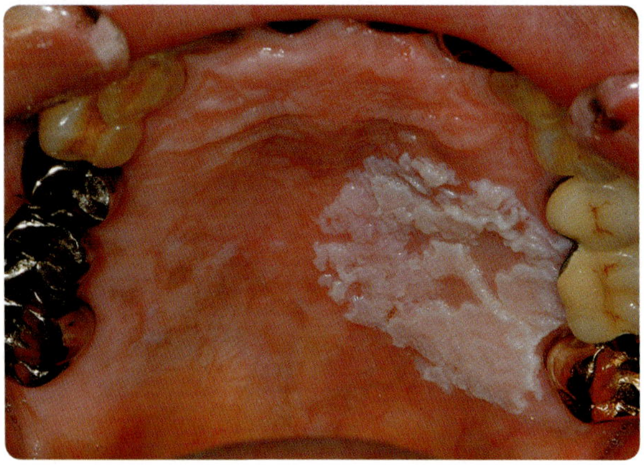

그림 20-1

백반증

- 좌측 경구개의 편평융기형 백색 병소
- 백색 병소의 두께는 균일하지 않지만, 분류로는 균일형 백반증이다.
- 병소 내에 정상 점막보다 적색 부분이 없다.

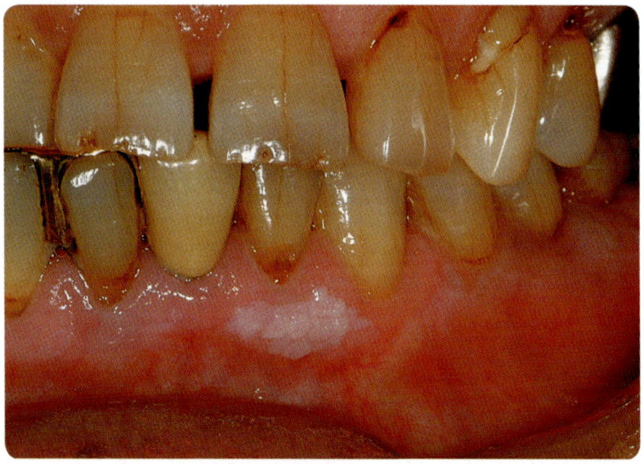

그림 20-2

백반증

- 하악 좌측 측절치에 해당하는 치은의 백색 병소
- 표면은 얕은 균열이 있는 것처럼 보인다.

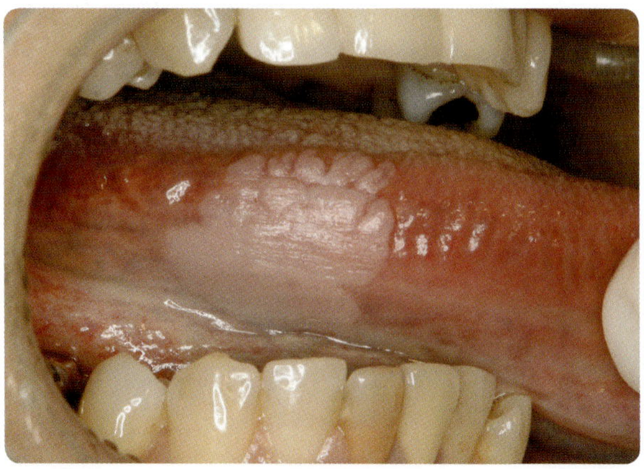

그림 20-3

백반증

- 우측 혀 테두리의 백색 병소
- 백색의 편평한 융기로 나타난다.
- 구강저에 가까운 부분은 연한 백색이다.

백반증이란: 다른 질환으로 분류할 수 없는 구강점막의 백색 병소다

'백반증(leukoplakia)'은 구강의 백색 병소에 대한 임상적 병명으로, 다른 질환이 제외된 경우에 사용한다[4]. 다른 질환으로 진단할 수 있는 경우나 국소적인 원인이 확실한 경우에는 백색 병소라도 백반증이라고 하지 않는다. 예를 들어, 협점막의 백선(→NOTE 15), 칫솔에 의한 마찰, 치관 수복물과의 접촉, 부적절한 의치, 치아로 협점막을 씹는 등의 만성적인 기계적 자극과 관련해서 생기는 마찰성 각화증 →NOTE 16 이나 흡연에 의해 생기는 니코틴 구내염 →NOTE 17 은 백반증이 아니다. 백반증은 대표적인 전암병소이지만, 현재는 구강의 잠재적 악성질환 →SECTION 4 이라는 개념에 포함되어 있다[1].

백반증의 임상소견: 점막이 백색으로 보이는 것인데, 그 두께가 다양하며 적색이 혼재된 경우도 있다

WHO에서는 크게 균일형 백반증과 비균일형 백반증으로 분류한다[1]. 비균일형 백반증은 균일형 백반증에 비해 악성화의 위험도가 높다. 균일형 백반증은 하나같이 평탄하고 얇으며, 표층의 각질에 얕은 균열이 나타나는 것이다. 비균일형 백반증 →SECTION 5 에는 적·백색 혼재의 반점형, 사마귀형, 결절형이 있다. 반점형은 '홍백반증'이라고 불리는 것으로, 악성화 위험도가 높은 상태로 간주한다.

백반증의 병리조직학적 소견: 다양한 정도의 상피 변화가 있다

백반증은 임상 용어이며, 병리조직학적으로는 과정각화증, 과부전각화증, 극세포증이 나타난다 →NOTE 18 . 이것은 각화층이 두껍거나 상피의 두께가 두꺼워졌다는 의미다. 백반증의 병리조직학적 소견으로 문제가 되는 것은 상피 형성이상 →SECTION 5 이다. 상피 형성이상의 진단기준으로는 세포 배열의 이상, 세포 형태의 이상, 세포 크기가 일정하지 않음, 세포핵의 색이 짙음 등이 있으며, 그 정도가 심해진 것이 암이다.

백반증에 대한 대처: 생검을 실시하여 악성도를 확인해 장기간 경과 관찰을 한다

백반증의 대처법은 치과의사의 견해에 따라 크게 달라진다. '백반증은 전암병소이며 어떤 확률로 악성화하므로 모두 절제한다'라는 견해와 '어떤 확률로밖에 악성화하지 않으므로 경과 관찰만 한다'라는 양극단의 견해가 있다. 예를 들어, 치은의 균일형 백반증의 악성 전환율은 낮고, 혀 테두리의 불균일형 백반증은 악성화하기 쉽다. 따라서 전자의 경우에는 경과 관찰을 하기로 하고, 악성화의 징후가 나타났을 때 절제한다. 후자의 경우에는 바로 절제한다는 견해도 있다. 일반적으로는 생검에서 고도의 상피 형성이상은 절제, 저도의 상피 형성이상은 경과 관찰로 대처한다.

어떠한 방식으로 대처하더라도 장기간의 경과 관찰이 필요한 질환임에는 틀림없다. 구강 백반증에 효과가 있는 약제로 에트레티네이트(Etretinate) 캡슐(티가손® 캡슐)이 있는데, 약물요법은 일반적이지 않다.

SECTION 21 구강편평태선

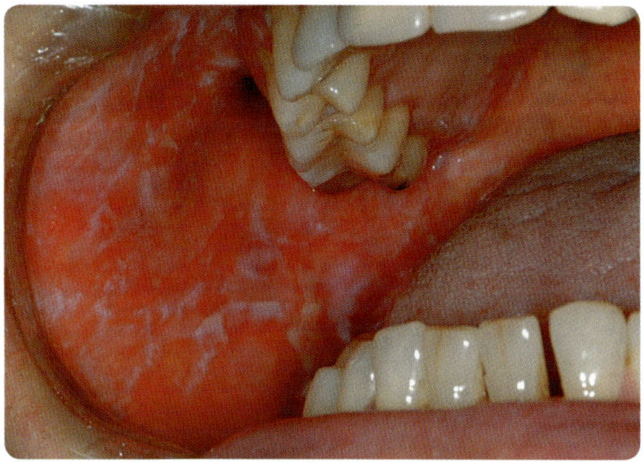

그림 21-1

구강편평태선

- 우측 협점막의 그물 형태의 병소
- 백색 부분은 각화층이 두껍고, 적색 부분은 상피가 얇다.
- 백색 부분은 닦아도 박리되지 않는다.
- 일부가 미란이나 궤양이 되어 있다.
- 황색으로 보이는 부분은 궤양 표면에 섬유소가 부착되어 있다.

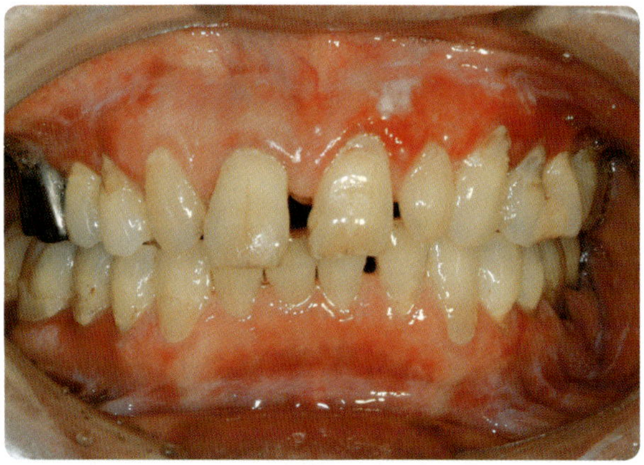

그림 21-2

구강편평태선

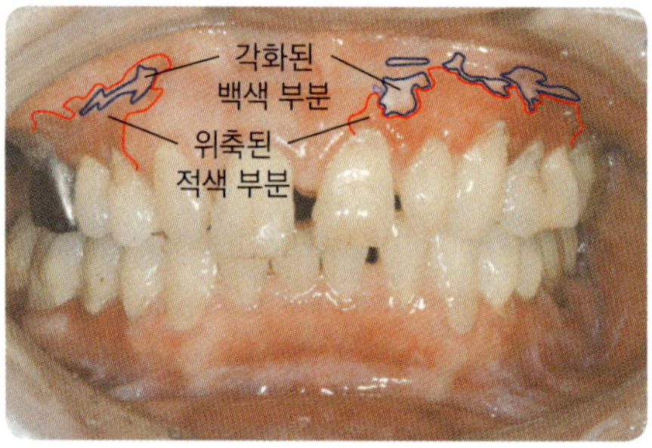

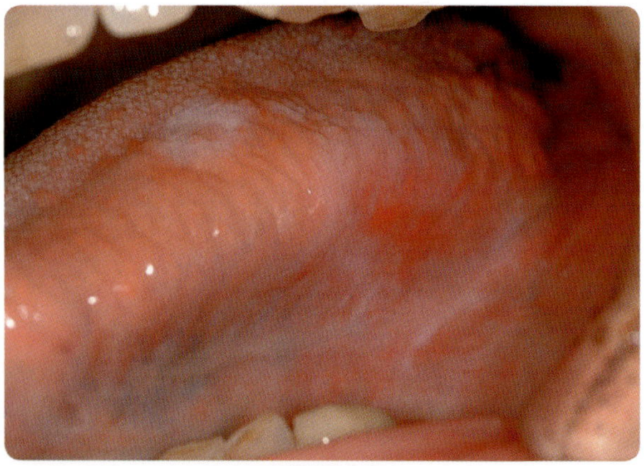

그림 21-3

구강편평태선

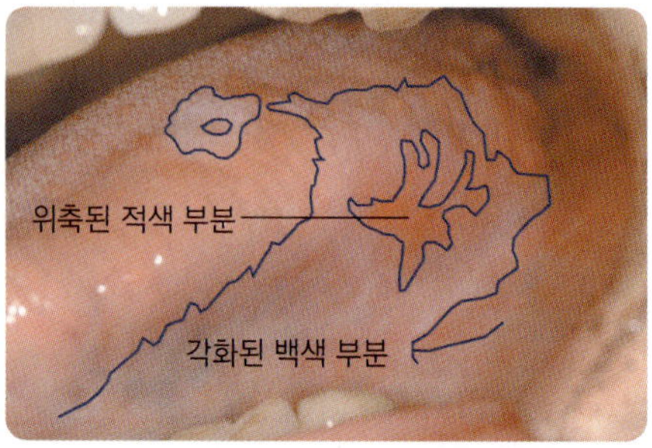

구강편평태선이란: 협점막에 자주 발생하며 백색 선, 레이스, 망상 형태를 띠는 각화성 질환이다

'구강편평태선(oral lichen planus)'의 2~3%가 악성화한다고 여겨져 구강의 잠재적 악성질환 →SECTION 4 으로 여겨진다[1].

구강편평태선의 임상소견: 적색과 백색의 망상형 병소가 일반적이다

전형적인 것은 육안소견만으로도 진단할 수 있다. 구강편평태선은 임상적으로 구진형, 망상형, 반상형, 위축형, 미란(궤양)형, 수포형 등 6가지로 분류된다[17]. 적색과 백색의 그물코 모양의 망상형 병소가 일반적이며, 하얀 그물코의 틈이 적색으로 되어 있다.

붉은 기가 강한 구강편평태선은 홍반성(위축성) 칸디다증 →SECTION 12 과 구별하기 어려운 경우가 있다. 특히 입술이나 협점막의 편평태선은 홍반성 칸디다증과의 감별이나 동시에 존재 →SECTION 16 하는 것이 자주 문제가 된다. 또한 혀의 편평태선은 육안으로 알기 어려운 경우가 있으므로 주의 깊은 관찰이 필요하다. 이 경우에는 혀통증과의 감별이 문제다.

구강편평태선의 자각증상: 통증으로 이 병소의 존재를 알아채는 경우가 많다

백색 부분은 각화층이 두껍고 적색 부분은 상피가 얇은 상태다. 상피가 얇은 부분은 미란이나 궤양이 되어 있는 경우가 있고, 병소가 적색이 강할 때는 통증이 심하다. 반대로 적색이 적을 때에는 통증이 적고 거칠거칠한 느낌으로 자각하는 경우가 많다. 자각증상은 시기에 따라 다르다.

구강편평태선의 조직소견: 상피의 각화와 상피하 림프구 침윤이 특징이다

정각화형이나 부전각화형의 '과각화증'과, '상피 바로 아래 점막고유층의 띠 모양 림프구 침윤'이 특징이며, 상피 자체는 극세포증 또는 상피의 위축, 기저세포의 변성, 상피돌기의 소실, 상피 형성이상 →SECTION 5 등이 나타난다. 과각화나 극세포증 부분이 육안으로 하얗게 보이며, 상피가 위축된 부분이나 결손되어 궤양이 된 부분이 붉게 보인다 →NOTE 18.

구강편평태선의 원인: 원인은 불분명하지만 면역반응이 관련되어 있다

구강편평태선은 상피하 림프구 침윤이 주요 병인성 변화이며, 세포면역이 관여하는 것이 분명하다. 그 면역반응의 원인을 알 수 없는 경우가 대부분이지만, 상피세포의 단백구조 변화 등에 대해 반응한다고 생각된다. 가능성이 있는 원인으로서는 금속 알레르기, 약물(항고혈압제, 항정신제, 이뇨제 등), 간염 바이러스 등이 알려져 있다. 약물에 의한 편평태선양 점막질환은 '태선양 약물반응(lichenoid drug reaction)'이라고 불린다.

구강편평태선에 대한 대처: 치료의 목표는 증상을 감소시키는 것이다

구강편평태선을 완치시키는 치료법은 현재로서는 존재하지 않는다. 스테로이드성 항염증제의 연고 도포로 증상을 완화시킨다. 붉은 기가 강할 때 이 연고요법을 실시하고 자각증상이 개선되면 사용을 중단한다. 다시 자각증상이 나타난 시점에서 연고 사용을 재개하며, 통증이 없을 때는 특별히 치료를 하지 않는다.

SECTION 22 욕창성 궤양

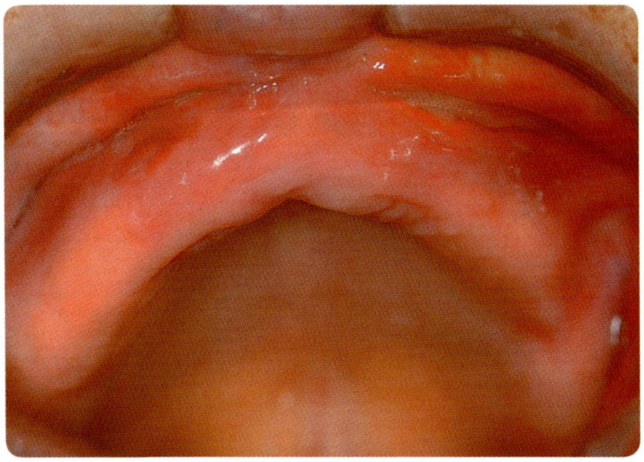
그림 22-1

욕창성 궤양

- 상악 치은협이행부의 궤양
- 궤양 표면은 회백색이 되어 있다.

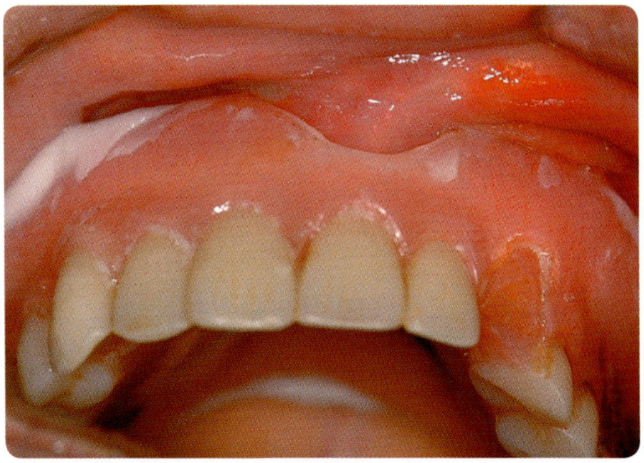
그림 22-2

그림 22-1과 같은 증례의 의치 장착 시 소견

- 궤양은 의치 상연과 일치하여 닿아 있다.

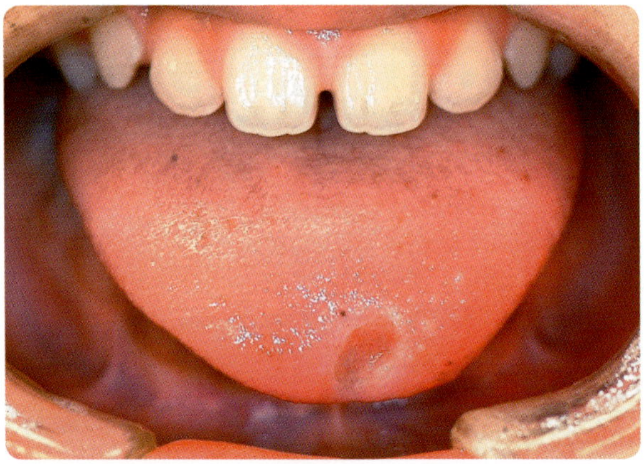
그림 22-3

혀끝의 욕창성 궤양

- 이 궤양은 혀 내밀기 습관으로 인해 생긴 것이다.

욕창성 궤양이란: 마찰이나 압박 등으로 혈액순환이 나빠져서 생기는 궤양이다

같은 부위에 만성적인 자극이 가해지면 그 부분에 순환장애가 일어나 궤양이 생긴다. 이를 '욕창성 궤양(decubitus ulcer)'이라고 하는데, 구강점막에서는 치열부정(치아의 배열이 좋지 않은 곳), 부적합 보철물(맞지 않는 의치와 뾰족한 금속관), 의치에 의한 자극이 원인이 된다.

만성자극에 의한 순환장애가 원인이라는 것이 분명하지 않은 급성 궤양을 '궤양성 구내염' →SECTION 42이라고 한다. 또 욕창성 궤양이 아닌 의치의 물리적 자극에 의한 궤양을 '의치 궤양'이나 '의치 구내염'이라고 한다.

욕창성 궤양의 임상소견: 궤양이나 미란과 마주하는 부위에 원인이 되는 사항이 나타난다

궤양이 생기기 쉬운 부위는 치아가 닿는 혀 테두리나 의치가 닿는 치은협이행부의 점막이다. 만성 순환장애를 일으키는 것과 같이 원인이 발견되지 않으면 욕창성 궤양이라고 할 수 없다. 자각증상으로 일반적인 것은 접촉통, 자극통이지만 통증이 없는 것도 있다.

욕창성 궤양의 대처법: 치과 치료로 원인을 제거한다

치아우식, 치열부정, 부적합 보철물 등의 원인 제거가 욕창성 궤양의 치료법이다. 궤양 자체에 대해서는 상처를 보호하기 위해 연고요법을 시행하는데, 스테로이드성 항염증제는 치유를 지연시킬 우려가 있으므로 신중히 사용해야 한다.

입안을 청결하게 하고 소염을 촉진하기 위해 아줄렌설폰산나트륨 가글제 →APPENDIX를 쓰는 것이 유용하다.

CHECK 2 욕창이란

욕창은 허리, 엉덩이, 발뒤꿈치 등 몸의 일부가 압박되어 피부에 혈액이 흐르지 않게 됨으로써 그 부분에 궤양이 생기는 것이다. 건강한 사람은 무의식중에 몸의 방향을 끊임없이 바꾸므로 어느 일부분만 장기간에 걸쳐 압박되는 일이 없지만, 뇌경색 등으로 정상적인 동작 능력이 상실된 상태에서는 부분적으로 강한 압박이 가해질 가능성이 있다. 또한 피부가 땀에 젖은 상태거나 영양불량으로 피하지방이 적고, 수복에 필요한 영양이 부족한 인자가 있으면 욕창이 생기기 쉽다. 이처럼 욕창의 개념은 장시간의 국소 압박이나 숙주 측의 저항성을 약화시키는 인자가 존재한 결과로 일어나는 순환장애로 인한 괴사다.

구강에서는 의치의 일부가 점막을 압박하여 순환장애를 일으키는 것, 결손된 치조제 점막에 정출한 대합치가 닿아 순환장애를 일으키는 것 등이 욕창성 궤양의 본래 개념과 일치하는 것이다. 또 타액분비이상 등 숙주 측의 요인도 욕창 발생에 관련된 인자로 생각할 수 있다. 한편, 우식으로 치아의 일부가 파절되고, 그 치아의 날카로운 가장자리가 혀에 닿아 열창을 일으켜 이 상처가 만성화되는 것은 본래의 욕창 개념과는 조금 다르다. 그러나 이러한 만성 기계적 자극에 의한 궤양도 욕창성 궤양으로 취급되는 경우가 많다.

'욕창'의 한자를 '褥瘡'이 아니라 '褥創'으로 쓰는 경우가 있다. 이것은 욕창이 '국소적인 관리를 하면 상처 치유를 촉진시켜 질환을 치유시킬 수 있는 창상이다'라는 생각에 근거한다. 구강점막의 욕창성 궤양은 원인을 제거함으로써 상처를 치유하는 것을 목표로 하지만, 진단명으로는 어디까지나 '욕창(褥瘡)'이다.

SECTION 23 의치 섬유종

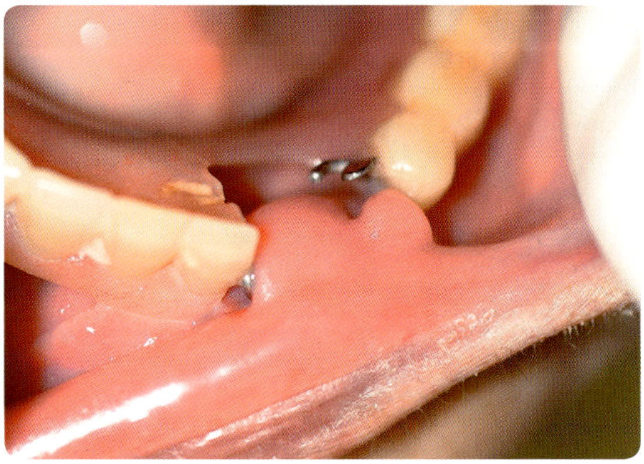

그림 23-1

의치 섬유종

- 아랫입술 안쪽의 결절성 종기
- 종기는 연한 탄성이 있으며 무통성이다.
- 표면은 평활하고 정상 점막색이다.
- 지대치였던 치아가 소실되고, 그 부분에 입술이 닿아 마찰한다.
- 의치에 파고드는 것처럼 종기가 존재한다.

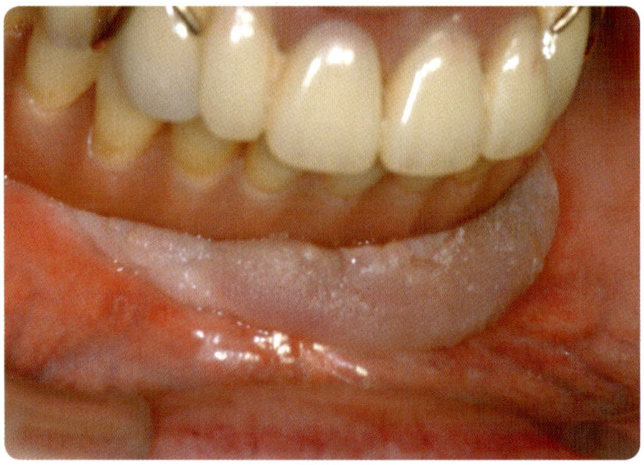

그림 23-2

의치 섬유종

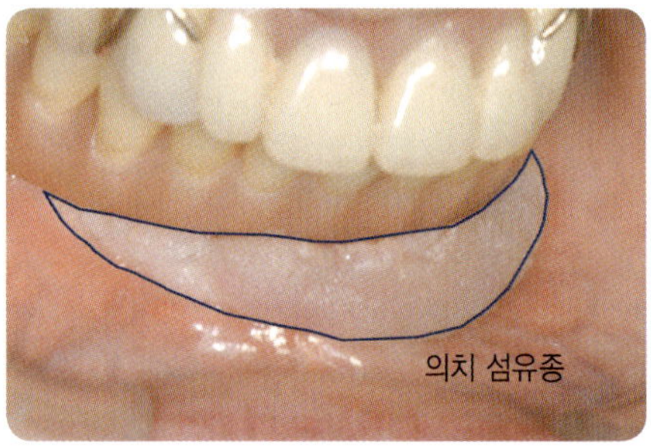

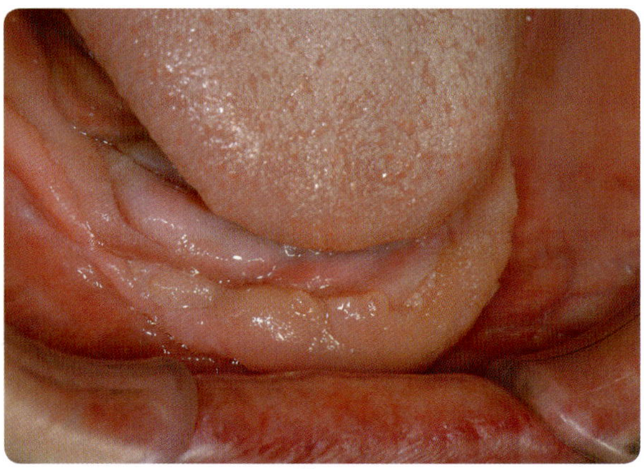

그림 23-3

그림 23-2과 같은 증례의 의치 섬유종

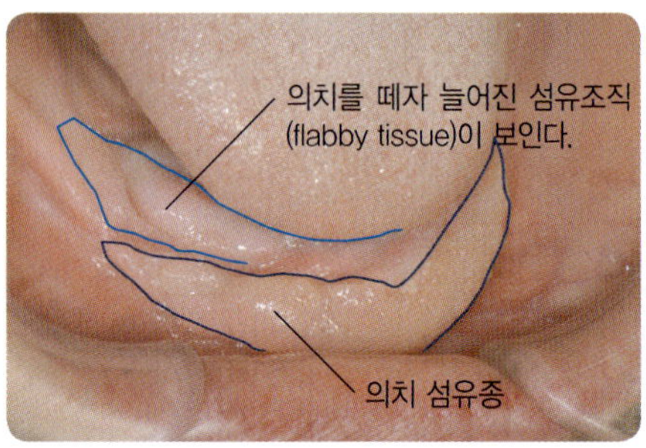

의치 섬유종이란: 의치가 만성적으로 점막을 마찰하여 섬유조직이 종기 형태로 증식하는 것이다

구강점막의 섬유종은 진성종양이 아니고, 구강점막에 대한 만성 기계적 자극에 의한 염증성 반응성 증식이다 →SECTION 25. 이와 같은 부적합 의치, 치아의 날카로운 가장자리, 교상 등 만성 기계적 자극이 발생원인임이 분명한 섬유종을 '자극성 섬유종(irritation fibroma)'이나 '염증성 섬유성 증식(inflammatory fibrous hyperplasia)'이라고 부르는 경우가 있다. 이중 의치 상연의 자극으로 인해 생기는 종기를 '의치 섬유종(denture fibroma)'이라고 한다. 결손 치아 수가 많은 의치를 오랜 기간 사용하면 점차 의치상과 치조제의 부적합이 생겨 음식물을 씹거나 대화를 할 때 의치의 동요나 교합압으로 인해 의치상의 침하가 일어나고, 이것이 만성 기계적 자극이 된다.

의치 섬유종은 부적합 의치, 상연이 너무 긴 의치, 상연이 날카로운 형태의 의치 등에 의한 점막에의 기계적 자극이 주요 원인이지만, 그중에는 의치 재료에 의한 화학적 자극이 원인인 경우도 있다고 한다.

의치 섬유종과 곤약상악제 →SECTION 24 가 동시에 존재하는 증례도 나타난다(그림 24-2, 24-3).

의치 섬유종의 임상소견: 부드러운 융기이며 보통 점막색은 정상이다

의치의 변연이 닿는 점막 부분에 나타나는데, 특히 자극을 받기 쉬운 상악 전치부의 치은순이행부나 입술 안쪽에 많다. 다양한 형태가 있지만 상피하 섬유조직이 증식하는 것이므로 보통 점막은 정상이다. 따라서 표면의 색깔이 주위 점막과 같은 색이지만(그림 23-1), 그중에는 상피가 증식한 경우에 백색을 띠거나(그림 23-2, 23-3) 반대로 조금 붉고 부드러워지는 경우도 있다.

또한 통증도 없고 증상이 없는 경우가 많으므로 본인도 모르는 사이에 커지는 일도 있다.

의치 섬유종에 대한 대처: 의치의 조정으로 소실되는 경우도 있다

의치 섬유종을 절제한다고 해서 의치가 맞게 되는 것은 아니다. 릴리프(relief) 처치와 리라이닝(relining)을 실시하여 의치를 조정함으로써 의치상의 유지·안정을 얻을 수 있다. 이와 같이 의치 조정 또는 새로운 의치를 만들어 섬유종에 대한 자극을 감소함으로써 의치 섬유종이 자연 소실하는 것도 기대할 수 있다.

자연치유를 기대할 수 없거나 의치 제작에서 보철적으로 문제가 있을 때는 의치 섬유종의 외과적 절제 →NOTE 20 를 시행한다. 동시에 원인이 된 의치 조정 또는 새로운 의치 제작을 실시한다.

의치 섬유종 절제술을 실시할 때는 조직을 필요 이상으로 절제하지 말고 의치의 기능이 감소된 부분만 절제하여, 의치의 유지·안정에 필요한 부분의 점막이 반흔화하지 않도록 주의해야 한다.

SECTION 24 곤약상악제

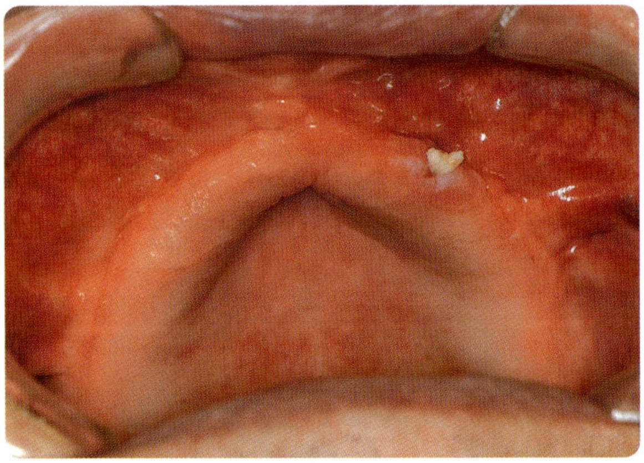

그림 24-1

곤약상악제

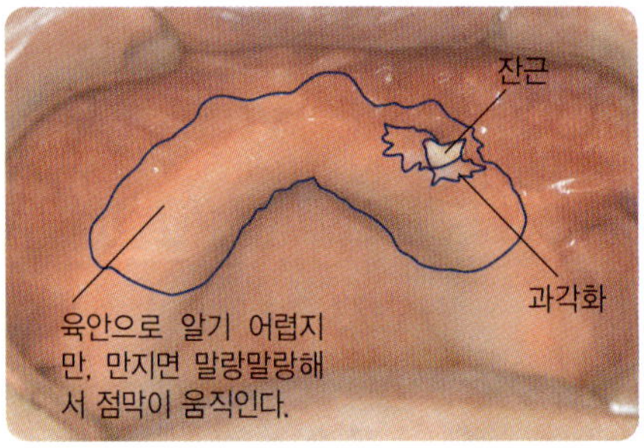

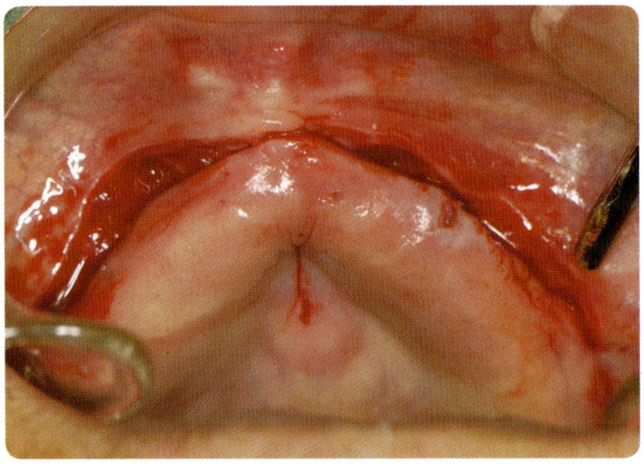

그림 24-2

그림 24-1과 같은 증례의 수술 소견

- 치은순이행부에 절개선을 설정한다.
- 점막골막판을 형성하여 점막 아래에 증식한 섬유조직을 제거한다.

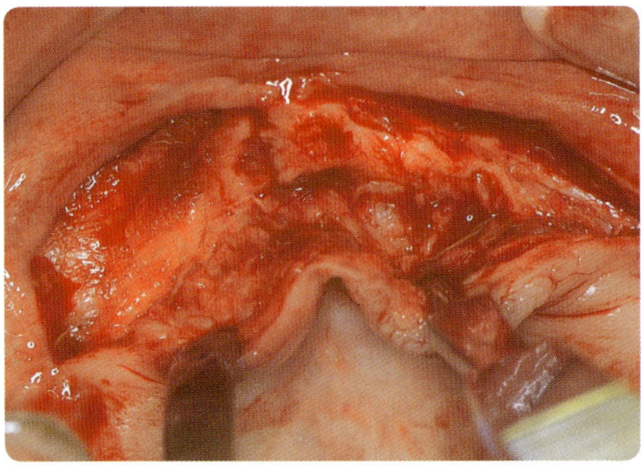

그림 24-3

그림 24-1과 같은 증례의 수술 소견

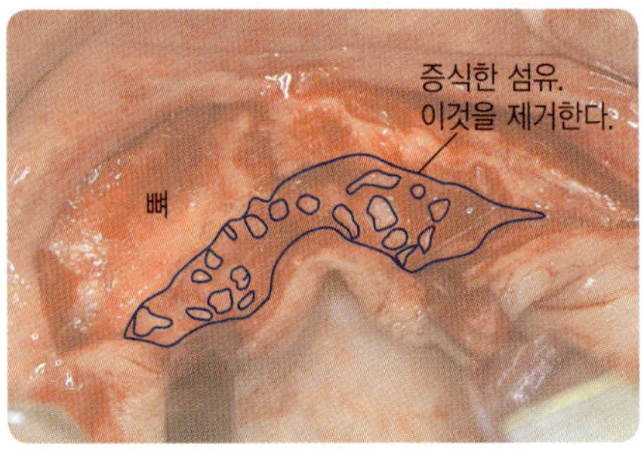

곤약상악제란: 의치의 부적합이 원인이 되어 치은이 곤약처럼 말랑말랑한 상태가 된 것이다

'곤약상악제(flabby gum)'란 치조제를 덮는 점막조직이 비정상적으로 가동성 있는 두꺼운 점막이 된 상태다. 이것은 의치에 의한 만성 기계적 자극으로 인해 골흡수와 상피하결합조직의 염증성 반응성 증식이 일어난 것이다.

곤약상악제는 의치 상연에 해당하는 부위에 생기는 의치 섬유종→SECTION 23과는 다르지만(표 24-1) 공존하는 경우도 있다(그림 23-2, 23-3).

표 24-1. 의치가 원인이 되어 나타나는 주요 질환

진단명	
의치 구내염	SECTION 15
욕창성 궤양	SECTION 22
의치 섬유종	SECTION 23
곤약상악제	SECTION 24
유두종	SECTION 28
마찰성 각화증	NOTE 16

곤약상악제의 임상증상: 치은이 물렁물렁한 상태이며 상악 전치부에 나타나는 경우가 많다

곤약상악제가 말랑말랑하게 보이는 것은 치조제의 뼈가 흡수되어 있으며, 그 부위의 점막이 골면 위에 두껍게 덮는 것처럼 되어 그 점막이 압축성이 감소하고 이동성이 풍부하기 때문이다.

곤약상악제를 크게 나누면 전치부 치조제에 국한된 유형과, 상악 의치상 지지조직의 점막 전체를 침범하는 유형이 있다. 전자가 일반적으로 볼 수 있는 것이다.

상악 전치부의 곤약상악제가 생기는 기전은 다음과 같다. 오랫동안 의치를 사용하면 구치부의 치조제가 흡수되는 경우가 있다. 그렇게 되면 의치는 구치부에서는 침하되지만, 한편으로는 전치부에서 조기 접촉이 생겨 강하게 닿게 된다. 이 상태에서는 항상 의치가 전치부를 중심으로 회전하듯이 움직이고, 전치부 부착치은을 문지르는 듯한 힘이 생긴다. 이 만성적인 자극으로 인해 전치부의 치조골이 흡수하는 동시에 상피하결합조직에는 염증성 반응성 증식이 생긴다.

곤약상악제의 처치: 의치를 조정하는 방법과 외과적으로 대처하는 방법이 있다

보철적인 대처법은 구 의치를 사용하여 점막조정제로 점막 조정을 함과 동시에 교합 조정을 한다. 새 의치를 제작할 때에는 전치의 접촉시간이 짧아지는 교합관계나 중심교합위에서 전치부가 접촉하지 않도록 하는 등의 주의가 필요하다.

외과적 치료로는 곤약상악제 부위를 상피와 함께 절제→NOTE 20해도 좋지만, 점막하의 섬유조직만 제거하는 방법도 유용하다. 이 방법은 치은순이행부에 절개선을 설정하여 점막골막판을 형성하고, 점막하에 증식한 섬유조직을 제거하는 것이다. 증식 섬유조직을 제거하고 치은뼈에 부착화를 실시하며, 동시에 최대한 구강전정을 확장한다.

부착치은을 만들기 위해서는 점막하의 섬유조직을 제거하고 점막을 최대한 얇게 하는 것이 중요하다. 그다음에 뼈와 점막을 고정하여 움직이지 않도록 하는 방법을 연구한다. 점막을 뼈에 봉합하는 것도 한 가지 방법이다.

구강전정의 확장은 전비(anterior nasal) 부근까지 뼈에 부착된 근육을 박리하고 그 조직을 가급적 위쪽에서 뼈나 골막에 봉합한다.

그 밖의 방법으로는 곤약상악제의 아래를 터널 형태로 절개해 아파타이트 등의 인공물을 넣어 치조제를 높이려는 시도도 있지만, 반드시 기대하는 결과를 얻을 수 있다고는 할 수 없다.

SECTION 25 섬유종

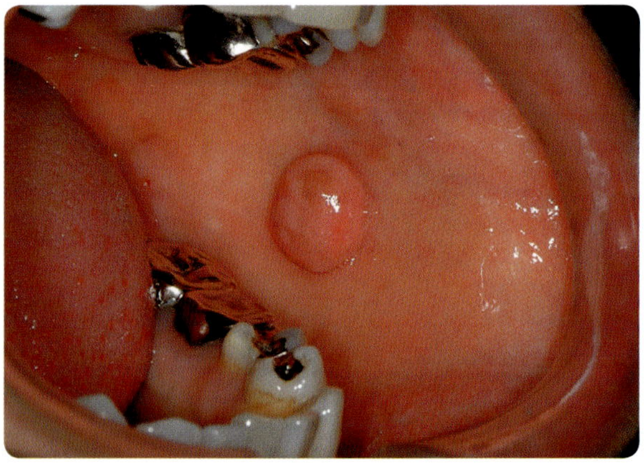

그림 25-1

섬유종

- 우측 협점막의 결절성 종양
- 섬유조직의 증식이므로 표면점막은 평활하고 점막색은 정상이며, 경도도 정상 조직과 동일하다.
- 부위는 교합평면과 일치한다.

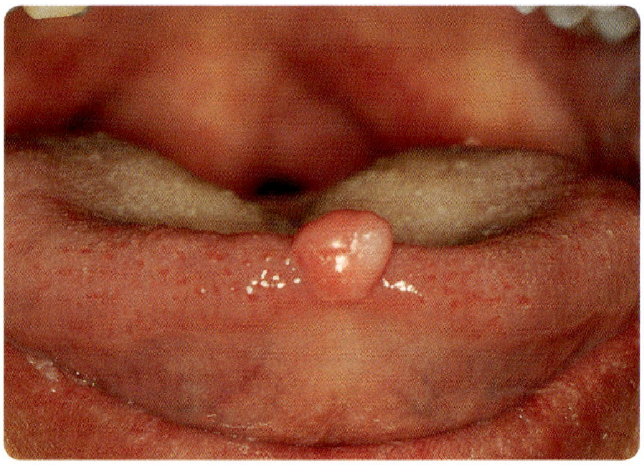

그림 25-2

섬유종

- 혀끝의 종양
- 표면은 평활하고 점막색은 정상이며, 경도도 정상 조직과 동일한 정도다.

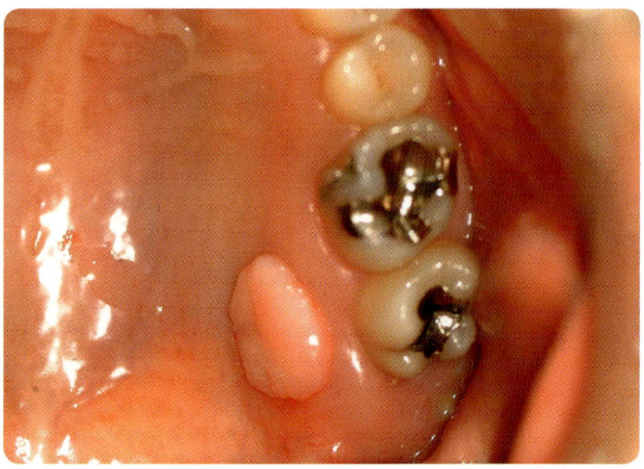

그림 25-3

섬유종

- 우측 구개의 섬유종
- 표면은 평활하고, 점막색은 정상이다.
- 경도는 정상 조직과 동일한 정도다.

섬유종이란: 섬유조직이 증식하여 종양이 된 것이다

'섬유종(fibroma)'은 섬유조직으로 이루어진 양성종양인데, 진짜 종양은 매우 작고 만성자극에 대한 반응성 증식물이 많다[18]. 이러한 점에서 섬유종을 '이른바 섬유종'이라고 '이른바'를 붙이거나, '섬유 과증식(fibrous over growth)', '용종(polyp)', '섬유소성 용종(fibroid polyp)' 등으로 부르는 경우가 있다. 그러나 이것은 진단명이 아니라 구강의 섬유종 대부분이 만성자극에 대한 반응성 증식물로 인식된다는 점에서, 임상에서는 단순히 '섬유종'이라고 부르는 경우가 많다. 그 밖에 '자극성 섬유종'이나 '염증성 섬유성 증식(inflammatory fibrous hyper-plasia)'이라고 하는 경우도 있다→SECTION 23.

점막의 상피 성분이 증식한 것이 '유두종'→SECTION 28이며, 상피하결합조직의 증식이 '섬유종'이다→SECTION 27 그림 27-3.

섬유종의 원인: 대부분 점막에 국소적으로 가해지는 자극이 원인이다

같은 부위를 계속 씹는 버릇, 잘못해서 같은 부위를 여러 번 씹어 부적합 보철물이나 우식 치아가 닿는 등 점막에 대한 만성 기계적 자극이 원인이 된다.

섬유종의 임상증상: 점막에 생기는 섬유종은 경계가 뚜렷한 종기로, 표면이 매끄러운 것이 특징이다

섬유종은 섬유조직의 증식이며 상피의 증식은 아니므로, 표면 점막은 평활하고 점막색은 정상이며, 경도는 정상 조직과 동일한 정도다→SECTION 27 그림 27-3. 완만하게 발육·증식하며 대부분은 통증이나 출혈 등의 증상이 없다.

섬유조직은 협점막, 입술 안쪽, 혀 등 구강의 모든 부위에 존재한다. 따라서 종양은 어디에 발현해도 이상하지 않지만, 상하 치아의 교합선에 반응하는 협점막이나 혀끝에 잘 발생한다. 이것은 점막이 자극에 대해 강한 각화상피가 아니며, 또한 부위적으로 만성자극을 받기 쉽기 때문이라고 생각할 수 있다.

의치 상연의 만성자극으로 인한 치은협이행부나 입술 안쪽에 생기는 것도 섬유종인데, 이것을 특히 의치 섬유종→SECTION 23이라고 부른다.

치은에 출현하는 섬유성 종기는 치주조직에 관련하여 생기는 것이 많으며, 이것을 '섬유성 치은종'→SECTION 26이라고 한다. 이 때문에 확실하게 치주조직에서 떨어져 있는 종기가 아닌 한 치은의 섬유종이라고는 진단하기 어렵다.

섬유종 표면이 더욱 만성적인 자극을 받으면 약간 하얗게 되고 딱딱해진다.

섬유종의 치료법: 원칙적으로는 외과적 절제를 시행한다

만성자극에 대한 반응성 증식물로, 경도인 경우는 원인을 제거하면 소실되기도 하지만 대부분의 경우 외과적으로 절제→NOTE 20한다. 악골 내에 생긴 것은 주위의 뼈까지 포함하여 절제한다.

CHECK 3 용종(polyp)이란

'용종(polyp)'은 특정한 질환을 가리키는 용어는 아니다. 용종이라는 말은 모호하며, 구강 영역에서는 섬유성 반응 과형성에 대해 사용하는 경우와 점막의 유경성 종기 형태를 가리켜 '용종상'이라고 표현하는 경우가 있어 사용 방법에 통일성이 없다.

용종이라는 용어는 육안으로 보이는 상태를 나타내는 말로, 국소성 점막 융기를 가리키며, 병리학적으로는 다양한 질환을 포함한다.

SECTION 26 치은종

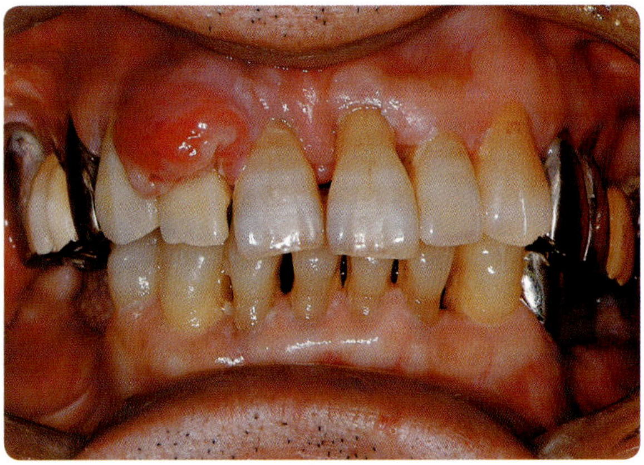

그림 26-1

치은종

- 상악 우측 측절치부의 종양
- 종양과 정상 치은의 경계가 명확하다.
- 표면은 평활하며, 일부는 점막색이 정상이고 일부는 발적이 있다.
- 치경부 쪽은 궤양이 되어 표면이 황백색을 띤다.

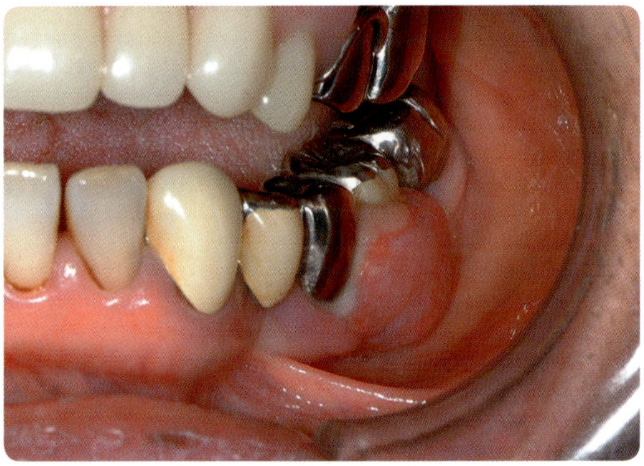

그림 26-2

치은종

- 하악 우측 제2소구치에서 제1대구치 치은의 종양
- 종양은 치관 아래의 반을 덮고 있다.
- 표면은 평활하며, 일부는 궤양으로 인해 황백색을 띤다.

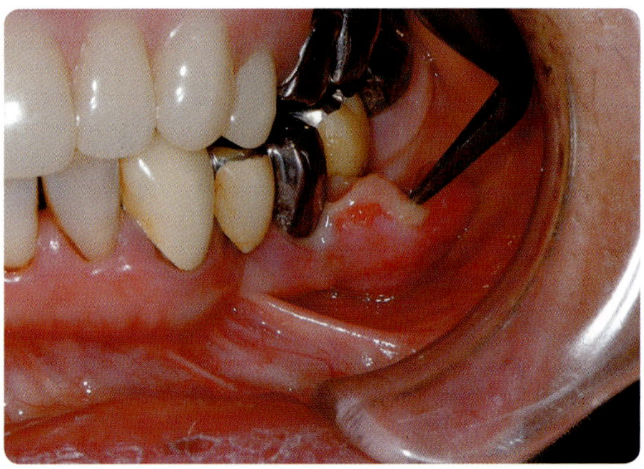

그림 26-3

그림 26-2와 같은 증례의 종양에서 각도를 다르게 한 것

- 핀셋으로 종양을 바깥쪽으로 벌리면 제2소구치부 치은을 토대로 하는 유경성 종양임을 알 수 있다.
- 정상 치은과의 경계가 명확하며, 암의 소견과는 다르다.

치은종이란: 치은에 생기는 종양을 가리키는 말이다

'치은종(epulis)'은 치주조직에서 발생하는 것으로, 염증으로 인해 반응성으로 증식한 국한성 종양이다. 같은 치은의 증식이라도 치은 전체에 융기가 나타나는 '치은증식증' →SECTION 27과는 다른 개념이다.

치은종의 원인은 부적합 보철물이나 의치의 클래스프(clasp) 등의 만성 기계적 자극, 치주질환의 만성 염증성 자극 등이 원인이 된다. 또한 여성 호르몬의 변화 등이 그 발생에 영향을 미친다.

치은종의 임상소견: 치은의 국한성 종양이며 그 형태나 표면의 느낌은 다양하다

치은종은 국한성의 반응성 종양인데, 치아가 없는 곳에는 생기지 않는다. 치주조직에서 생겨나며 건강한 치은과 뚜렷하게 구별할 수 있는 종양으로, 유경형인 것이 많다. 20~30대에서 많이 발생하고, 10대에서는 잘 발생하지 않는다. 여성이 남성보다 약 2배의 발생률을 보인다.

표면은 매끄러운 것이 많은데, 육아종형으로 울퉁불퉁한 것도 있다. 종양이 커지면 치아의 동요, 치간이개, 치조골 흡수가 나타나는 경우도 있다. 필요한 감별 진단은 치은암 →SECTION 3이지만 진단이 곤란한 경우는 별로 없다.

임신성 치은종은 국소적인 원인과 함께 호르몬 균형의 변화가 영향을 준다고 생각된다. 임신성 치은종은 혈관종 →SECTION 29과 유사한 것이 많다. 선천성 치은종은 신생아에게서 나타나는 것을 말한다. 임신성 치은종이나 선천성 치은종은 임상적인 용어이며, 조직학적으로는 표 26-1과 같이 분류될 수 있다[18].

표 26-1. 치은종의 조직학적인 분류

분류	특징
육아종성 치은종	섬유성 치은종으로 이행한다.
섬유성 치은종	콜라겐 섬유의 증식(섬유모세포는 적음)
혈관종성 치은종	
섬유종성 치은종	
골형성성 치은종	섬유골은 결합조직의 화생으로 인해 생긴다.
거대세포 치은종	다핵 거대세포의 증식을 특징으로 하는 육아종이다. 주변성 거대세포종과는 다른 범주에 속한다.

육아종성 치은종이나 혈관종성 치은종은 부드럽고 적색 띠를 이루며, 섬유성 치은종, 섬유종성 치은종은 비교적 딱딱하다.

치은종의 치료법: 외과적 절제를 시행한다

절제술 →NOTE 20은 국소마취하에 실시하며, 메스로 절개하여 박리기자로 제거한다. 치은종은 치은, 치주인대, 치조골 골막 유래의 섬유성 조직이 증식한 것이므로 치은종을 절제한 후에는 그 기원인 치은, 치주인대, 치조골 표면을 충분히 긁어내거나 그 조직도 동시에 제거한다. 절제 후에는 외과용 팩(surgical pack)으로 씌우고, 2기 치료 →NOTE 19를 기다린다. 절제 후 재발이 있으면 다시 절제하는데, 이때는 발치도 고려한다. 부적합 보철물, 치석 등 자극의 원인이 있으면 제거한다. 임신성 치은종은 분만 후에 축소, 소실될 수 있으므로 경과 관찰만 해도 되지만, 국소의 청결은 필수다.

SECTION 27 치은증식증

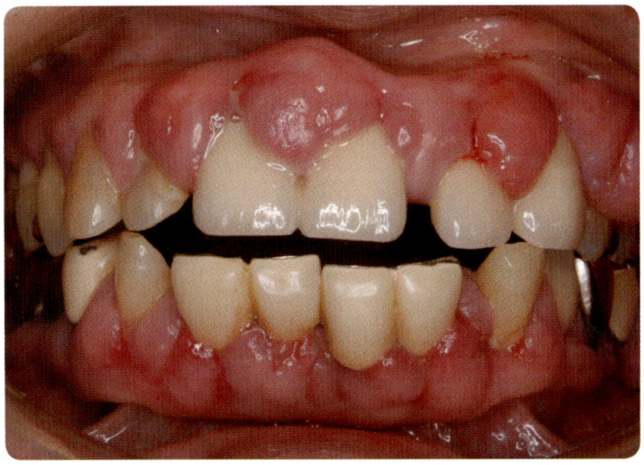

그림 27-1

약물성 치은증식증

- 왼쪽 변연치은에서 부착치은의 비대
- 치간유두의 치은비대가 뚜렷하다.
- 표면은 평활하다.
- 점막색이 정상이다.

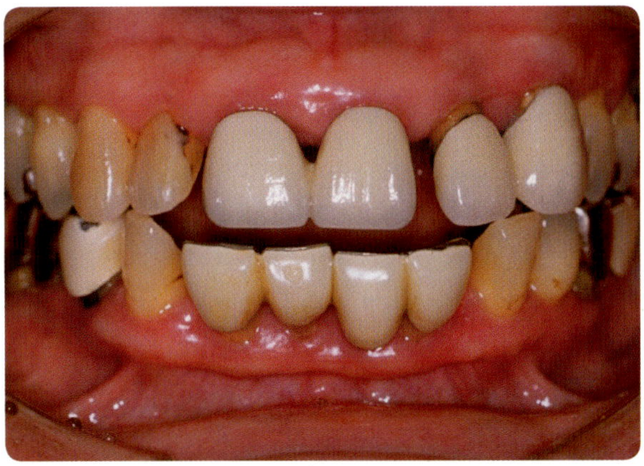

그림 27-2

그림 27-1과 같은 증례의 치주 기본치료 후

- 치은비대 개선
- 치주낭의 깊이도 감소했다.

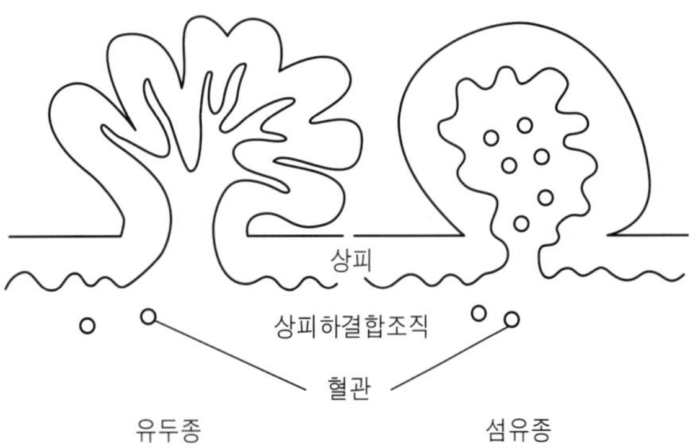

그림 27-3

유두종과 섬유종의 차이

- 유두종은 상피의 증식이므로 아래의 혈관이 잘 비치지 않아 하얗게 보인다.
- 결합조직 증식은 표면이 평활하고, 점막색이 정상이다.
- 치은증식증은 섬유조직의 증식이므로 표면 성상은 섬유종에 가깝다.

치은증식증이란: 치은의 섬유가 증식하여 치은이 비대해지는 것이다

'치은증식증(gingival hyperplasia)'이란 치은의 콜라겐 섬유가 과도하게 증식되어 치은이 비대한 것을 말한다. 유전성 치은비대에는 치은섬유종증이 있지만 이것은 드물다. 치은비대의 원인은 약물로 인한 것이 일반적이다. 항고혈압제인 칼슘길항제 니페디핀(nifedipine)[아달라트(Adalat)® 등], 항전간제 페니토인[알레비아틴(Aleviatin)®, 히단톨(Hydantol)®], 면역억제제 사이클로스포린(ciclosporin) 등으로 인해 치은증식증이 생길 가능성이 있다.

치은증식증의 임상소견: 섬유성 증식이므로 표면은 평활하다

상피의 증식은 표면이 울퉁불퉁하거나 거칠고 백색이다(그림 27-3). 치은증식증은 상피의 증식이 아닌 섬유의 증식이므로 표면이 평활하고, 점막색은 정상이다.

치은증식증의 치료법: 기본은 치주 치료다

치태조절과 치주 기본치료에 준한 처치를 한다. 병행하여 주치의에게 약물의 변경 가능성에 대해 문의한다. 치은증식 때문에 치태조절이나 치주 기본치료가 어려워진 경우나, 약물 변경이 불가능 또는 약물을 변경해도 치은비대가 개선되지 않는 경우에는 치은절제술 →NOTE 20을 실시한다. 치태조절과 치주 기본치료만으로 약물 변경 없이 치은비대가 개선되는 경우도 적지 않다.

약물이 구강에 미치는 영향: 궤양성 구내염이나 악골괴사가 생기는 경우도 있다

약물이 구강에 미치는 영향은 다양하여 치은증식증 외에 혈관부종 →SECTION 6, 궤양성 구내염 →SECTION 42, 악골괴사, 구강건조증, 구갈, 미각이상, 다형홍반 →NOTE 21이 있다. 궤양성 구내염은 골다공증 치료제 비스포스포네이트계 약제인 알렌드론산나트륨(alendronate sodium), 항류머티스제 메토트렉세이트(methotrexate), 협심증 치료제 니코란딜(nicorandil), C형 간염 치료에 이용하는 항바이러스제 리바비린(ribavirin) 등으로 인해 발생할 수 있다. 또한 항암제에는 구강점막염을 일으키기 쉬운 약물이 많다.

악골괴사는 골다공증이나 암 치료에 사용하는 골흡수 억제작용이 있는 비스포스포네이트계 약제 및 사람 항RANKL 단클론항체인 데노수맙(denosumab)[랜마크(Ranmark)®, 프랄리아(Pralia)®], 혈관신생억제작용이 있는 항VEGF(혈관내피증식인자), 사람 단클론항체인 베바시주맙(bevacizumab)[아바스틴(Avastin)®] 등에서 생길 수 있다.

다형홍반은 약물에 대한 알레르기 반응으로 생기는 구내염으로서 치과에서 처방한 약물이 원인이 되기도 한다.

SECTION 28 유두종

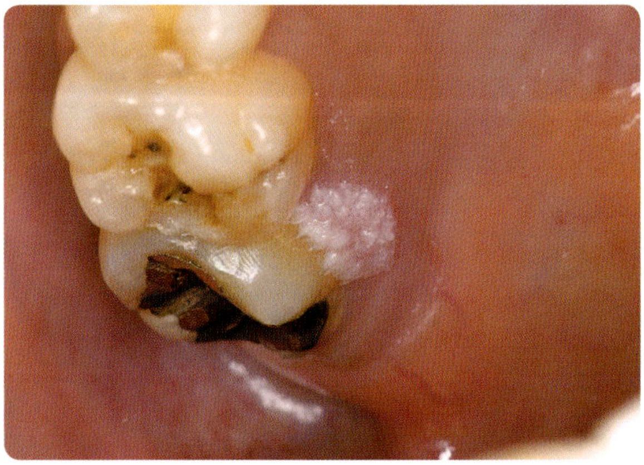

그림 28-1

유두종

- 우측 구개의 종양
- 종양은 백색이고, 표면은 울퉁불퉁하며 각화가 심해 털처럼 자란 부분도 있다.

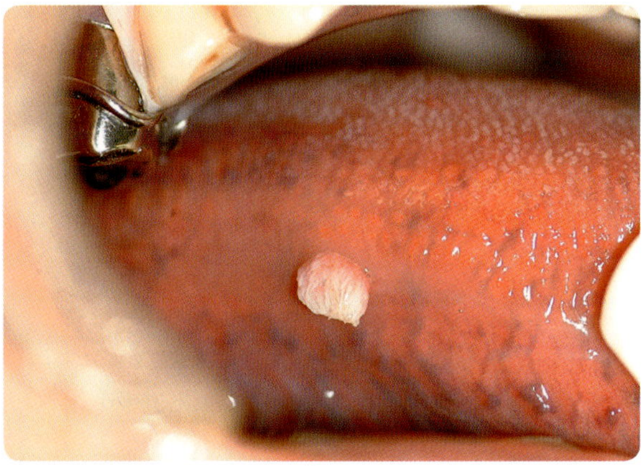

그림 28-2

유두종

- 오른쪽 혀 테두리에 생긴 병소
- 종양의 표면이 백색 털 뭉치처럼 보인다.

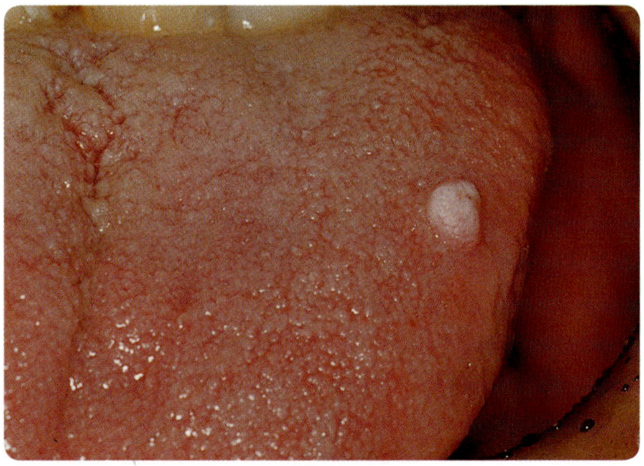

그림 28-3

유두종

- 왼쪽 혀등에 생긴 병소
- 표면이 비교적 평활하지만 상피의 증식 때문에 주위의 정상 조직보다 희다.

유두종이란: 상피가 증식한 종양이다

'유두종(papilloma)'은 상피에서 발생한 양성종양으로 상피에서 발생한 악성종양인 암→SECTION 1~3에 대응하는 양성 병소다. 구강 유두종의 대부분은 만성 자극에 대해 반응성으로 증식한 것이다. 구강 유두종에서 진성종양이라고 부를 수 있는 것은 비교적 적으며, 또한 반응성 증식물과 종양의 구별도 쉽지 않다[18]. 이것은 구강의 섬유종→SECTION 25 대부분이 만성자극에 대한 반응성 증식물인 것과 같다. 따라서 유두종이나 섬유종은 종양의 병명이지만, 구강 영역에서 유두종이나 섬유종이라는 용어는 반응성의 염증성 증식물을 포함하여 사용된다. 구강 양성종양의 확정 진단은 '절제생검'으로 이루어지는 것이 많다→NOTE 4.

유두종의 임상소견: 유두형이나 수지(나뭇가지)상 융기다

상피에서 발생하는 종양이므로 유두형이나 수지상 융기를 나타낸다→SECTION 27 그림 27-3. 융기는 유경형인 것이 많지만 상피하 점막고유층의 증식을 동반할 때는 무경형이 된다. 표면의 각화가 뚜렷한 것에서는 백색이 강하다. 자각증상은 위화감 정도이며 통증 등의 염증 증상은 나타나지 않는다. 각 연령층에서 발생하지만 고령자에게서 많이 발생한다.

유두종의 치료: 외과적 절제가 기본이다

절제술→NOTE 20이 기본이다. 유두종은 양성종양이므로, 절제술을 시행할 예정인 경우에 악성종양만큼 서두를 필요가 없다.

유두상 과증식이란: 구강점막의 반응성 과증식이다

'유두상 과증식(papillary hyperplasia)'은 '유두종증(papillomatosis)'이라고 불리며, 염증성의 반응성 증식물이다. 무통성이며, 표면은 약간 적색을 띠고 유두형·백반형·사마귀형으로 나타난다. 부적합한 의치에 의한 자극이나 구강 세정 불량 등으로 인해 경구개에서 잘 발생한다. 부적합한 브릿지 때문에 치조정에서 발생하는 경우도 있다(그림 28-4). 조직소견으로 상피는 유두종 모양의 과증식을 나타내며 극세포층 비대, 착각화 또는 과각화를 나타내고, 상피세포 간이나 상피하 고유층에 부종, 염증성 세포침윤 등이 나타난다. 대처법으로는 유발요인의 제거와 병소의 외과적 절제, 레이저 소작 등이 있다.

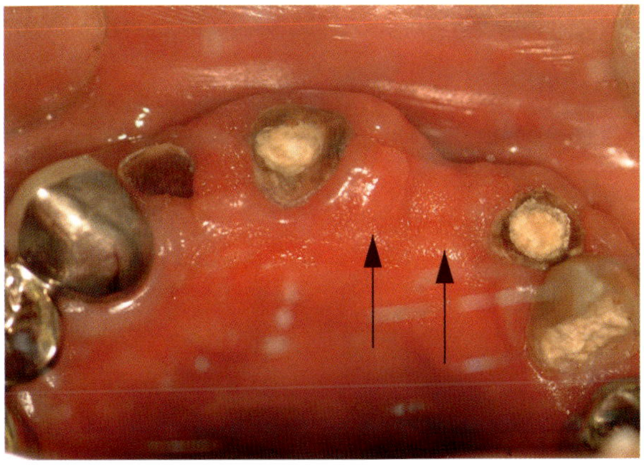

그림 28-4. 브릿지의 가공치에 해당하는 부분의 유두상 과증식.

SECTION 29 혈관종

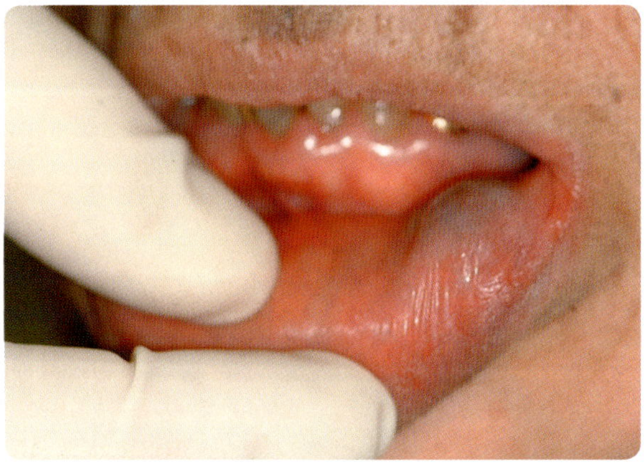

그림 29-1

혈관종

- 왼쪽 아랫입술의 융기
- 점막하 혈관증식이나 혈관확장 때문에 혈액의 색이 비쳐 푸르스름하게 보인다.

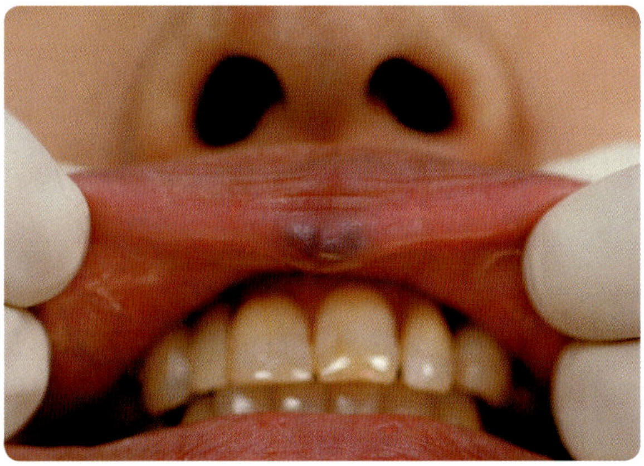

그림 29-2

혈관종

- 윗입술 정중부의 융기
- 점막하 혈관증식이나 혈관확장 때문에 혈액의 색이 비쳐 암자색으로 보인다.

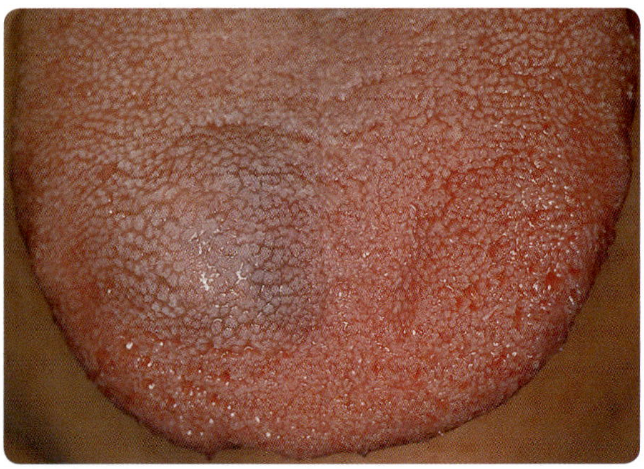

그림 29-3

혈관종

- 오른쪽 혀등 부위의 융기
- 점막하 혈관증식이나 혈관확장 때문에 혈액의 색이 비쳐 암적색으로 보인다.

혈관종이란: 종양이라기보다는 혈관의 발육이상 같은 것이다

'혈관종(hemangioma)'이란 혈관조직으로 구성된 종양이라는 의미인데 대부분은 과오종이다. '과오종(hamartoma)'이란 통상 있어야 할 부위에 정상적인 조직이 과잉으로 존재하는 상태를 말한다. 따라서 혈관종은 일종의 발육이상이다.

혈관종의 임상소견: 붉거나 검게 보이는 병소로, 압박하면 색이 없어지기도 한다

점막이 융기되어 있는 것과 융기되지 않은 것이 있다. 색깔은 암적색·적자색 등이며, 경도는 탄성이 있고, 압박으로 인해 퇴색하는 것이 있다. 심부에 존재하는 것은 색깔의 변화가 없다.

혀끝이나 교근의 혈관종에는 시간(자극 등)이 지남에 따라 종창이 되는 것이 있는데, 이러한 것은 발기성 혈관종이라고 알려져 있다. 혈관종에는 정맥석(phlebolith)이라는 석회화 물질이 형성되며, 촉진이나 방사선사진으로 확인할 수 있는 것이 있다.

혈관종의 조직학적 분류의 한 예를 표 29-1에 제시한다[18]. 모세혈관종은 한 층의 편평한 내피세포로 둘러싸인 모세혈관이 여러 개 모여 있는 것, 양성혈관내피세포종은 모세혈관 내피세포의 증식이 뚜렷한 것, 해면혈관종은 내면을 한 층의 내피세포로 덮은 현저하게 확장된 혈관으로 이루어진 것, 정맥혈관종은 혈관벽에 평활근층이 있는 정맥성 혈관으로 이루어진 것, 동정맥기형은 동맥과 정맥으로 이루어진 것이다. 주로 볼 수 있는 것은 모세혈관종과 해면혈관종이다.

표 29-1. 혈관종의 조직학적 분류

모세혈관종
양성혈관내피세포종
해면혈관종
정맥혈관종
동정맥기형

혈관종의 대처법: 진행성으로 증식하는 경우는 적으므로 경과 관찰만 하는 경우도 있다

혈관종의 기본적인 치료법은 외과적 절제다. 수술은 보통 메스나 전기메스를 사용하여 절제술 →NOTE 20을 실시하지만, 전기메스에 의한 소작법, 동결외과, 곤포요법, 혈관전색법 등 절제 이외의 방법도 있다. 턱뼈의 혈관종은 턱절제술의 적응증이다.

혈관종은 출혈의 위험이 없다면 경과 관찰만 하는 것이 좋다. 고령자에게서는 혀 심부정맥의 확장 →NOTE 23을 자주 볼 수 있는데, 이것은 혈관종과는 다르다.

CHECK 4 혈관종의 평가

구강 영역에서 발생하는 종양의 특징은 치아와 관련된 조직에서 발생하는 종양이 존재하는 것이다. 이를 '치성 종양(odontogenic tumor)'이라고 한다. 치성 종양은 주로 턱뼈에 발생하므로 점막질환을 기술하는 이 책에서는 자세히 다루지 않았지만, 구강 영역에서는 중요한 질환이다. 표 29-2는 신체의 어느 부위에나 발생하는 일반적인 종양(치과에서는 '비치성 종양'이라 부름)인데, 악구강 영역에서도 발생할 가능성이 있다. 구강 영역에 많은 것은 섬유종 →SECTION 25, 유두종 →SECTION 28, 혈관종 →SECTION 29, 타액선 종양 →SECTION 30 등이다.

표 29-2. 주요 양성종양

상피성 종양	비상피성 종양
유두종	섬유종
선종	점액종
	황색종
	지방종
	근종
	신경초종
	신경섬유종
	혈관종
	림프관종
	연골종
	골종

SECTION 30 다형선종

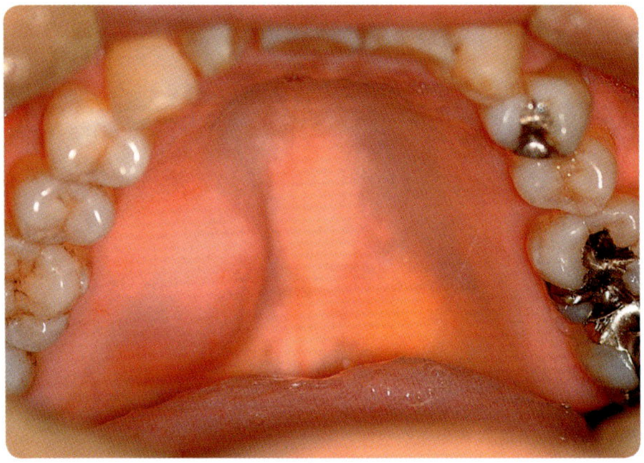

그림 30-1

다형선종

- 우측 구개의 종양성 병소
- 무통성이며 연한 탄성이 있다.
- 표면은 평활하고, 점막색은 정상이다.

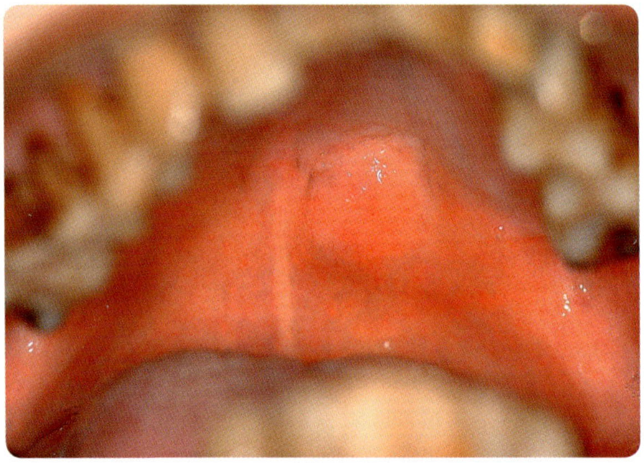

그림 30-2

다형선종

- 좌측 구개의 종양성 병소
- 무통성이며 연한 부드러운 탄성이 있다.
- 표면은 평활하고, 점막색은 정상이다.
- 경계가 비교적 명확하다.

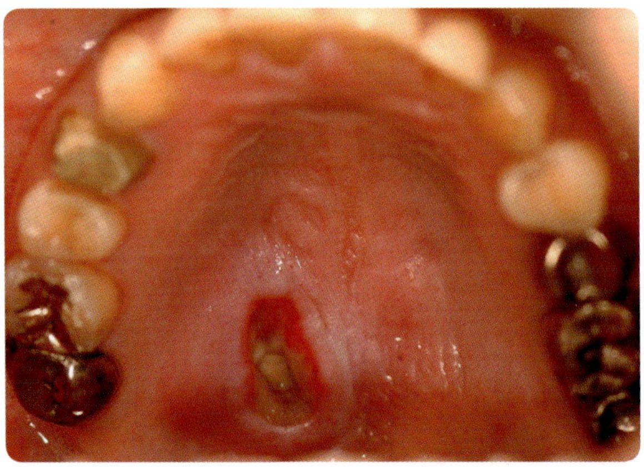

그림 30-3

괴사성 타액선화생 (necrotizlng sialometaplasia)

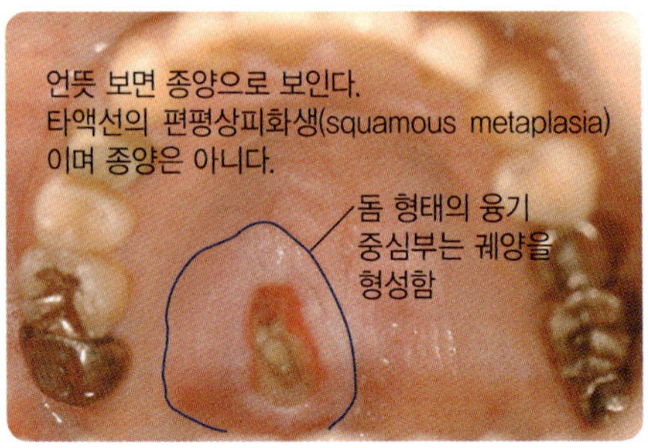

다형선종이란: 타액선 조직에서 발생하는 양성종양이다

'다형선종(pleomorphic adenoma)'은 조직적으로 상피와 간엽유사 조직이 혼재하므로 '다형'이라고 한다. 관상·충실성·섬모양 구조를 보이는 상피세포 증식에 점액 및 연골형 조직이 혼재한다. 어느 타액선(표 30-1)에서도 발생할 가능성이 있지만, 구강에서는 구개에 발생하는 것이 많다.

표 30-1. 타액선의 종류

대타액선	소타액선	
이하선	구순선	후설선
악하선	협선	구후선
설하선	전설선	구개선

다형선종의 임상소견: 구개의 융기성 병소는 우선 다형선종을 의심한다

다형선종은 이하선과 구개에서 자주 발생한다. 다형선종의 발생은 완만하며 침윤성이 없다. 구개의 무통성 반구형 융기로 나타나며, 주위 조직과의 경계가 뚜렷하다. 종양의 경도는 조직 성분에 따라 다른데, 상피 성분이 풍부한 것이나 연골형 조직을 포함하는 것은 딱딱하고, 점액 성분이 많은 것은 부드럽다.

종양의 표면점막은 보통 점막색이 정상이며 평활한데 이는 종양이 점막하 조직에서 나온 것이며, 그 종양에는 피막이 있고, 종양이 점막 상피에는 미치지 않기 때문이다. 때때로 상피가 궤양을 형성하는 것이 있는데, 이것은 종양이 커지면 기계적 자극을 받기 쉬워져 조직의 혈행장애가 생기기 때문이다.

한편, 구개에도 '점액표피양암종(mucoepidermoid carcinoma)'이나 '선양낭성암종(adenoid cystic carcinoma)' 등의 악성종양이 발생한다(표 30-2). 임상적으로 다형선종과 유사한 소견을 나타내는 경우가 많으므로 최종진단은 병리조직 진단으로 이루어진다. 생검의 적합 여부에 대해서는 고도의 판단이 필요하다. 선양낭성암종은 신경 주위에 침윤하므로 신경 증상을 동반하는 경우 선양낭성암종을 의심한다.

구개에 발생하는 융기성 병소에는 표 30-3과 같은 것이 있어 감별이 필요하다. 구개에는 타액선 종양 이외의 종양도 발생하지만, 타액선 종양이 적지 않다.

표 30-2. 주요 타액선 종양

	상피성 종양
양성	다형선종
	와르틴 종양 (Warthin's tumor)
	기저세포선종
악성	점액표피양암종
	선양낭성암종
	선포세포암종
	다형선종 유래암종

표 30-3. 구개에서 볼 수 있는 주요 융기성 병소

질환명	SECTION
치은암	3
구개농양	18
섬유종	25
치은종	26
유두종	28
괴사성 타액선화생	30*
타액선 종양	30
구개융기	43
비구개관낭	**

* 소타액선에 생기는 괴사성·염증성 타액선 질환으로, 혈액공급의 저해로 인해 타액선 조직의 허혈성 괴사가 발생하며, 그 수복과정에서 편평상피화생이 일어나는 것이다. 임상 경과는 종창→궤양 형성→자연치유라는 과정을 거치는 것이 일반적이며, 그 과정에서 타액선이 악성종양처럼 보이는 경우가 있다.
** 악골 내에 발생하는 낭으로 임상소견은 구개농양과 유사하지만 정중앙에서 발생한다.

다형선종의 대처: 외과적 절제를 시행한다

구개의 다형선종의 절제는 전신마취하에 이루어지는 경우가 많다. 다형선종은 피막이 있는 양성종양이지만 피막에서 박리하는 것 같은 적출술은 하지 않는다. 치료는 외과적 절제술인데, 종양과 정상 조직의 경계에서 3~5mm의 안전영역을 설정하여 정상 조직을 포함하여 절제한다 →NOTE 20. 구개에 존재하는 종양의 절제 후에는 골면이 노출되지만, 상처는 2차 치유 →NOTE 19 로 한다. 연구개에 존재하는 종양을 절제한 후 창상치유가 힘든 경우에는 대구개동맥을 영양혈관으로 하는 경구개 점막골막판을 이용하여 재건한다. 이 경우에도 경구개부는 2차 치유가 된다.

SECTION 31 점액낭(류)

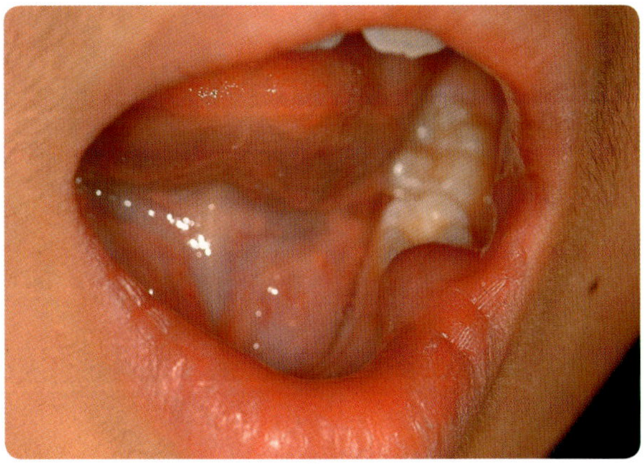

그림 31-1

점액낭(류)

- 왼쪽 아랫입술 안쪽의 종창
- 무통성이며 부드럽고 파동이 느껴진다.
- 표면은 평활하며 정상 점막색이지만, 매우 경도이며 푸르스름하다.

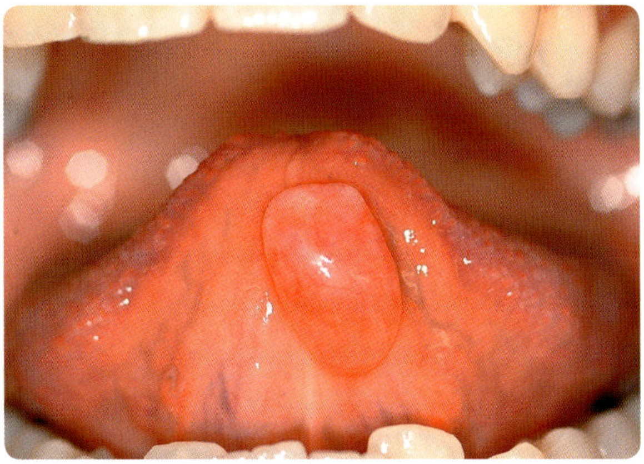

그림 31-2

Blandin-Nuhn 낭

- 왼쪽 혀 아랫면의 종창
- 무통성이며 부드럽고 파동이 느껴진다.
- 언뜻 보면 가운데에 존재하는 것처럼 보이지만, 중간이 아니라 좌우 어느 한쪽의 타액선에서 발생한다.

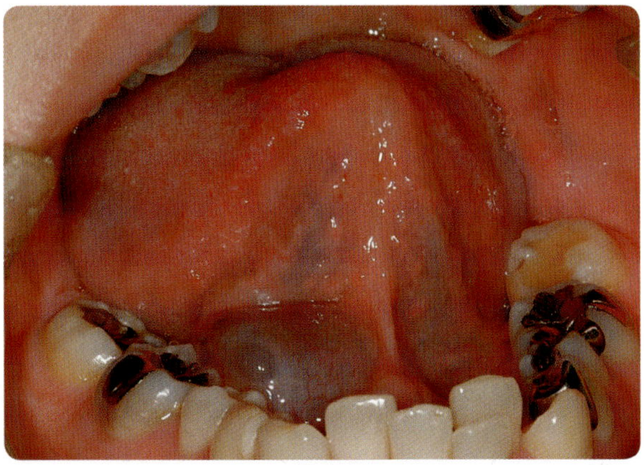

그림 31-3

하마종(ranula)

- 우측 구강저의 종창
- 무통성이며 부드럽고 파동이 느껴진다.
- 표면은 평활하고 푸르스름하다.
- 내용물에 의한 압박으로 점막이 얇아지고 혈관이 비쳐 보이므로 푸르스름하다.
- 종창의 표면에는 빨갛고 가느다란 모세혈관이 보인다.

점액낭(류)란: 조직 내에 타액이 고여 점막에 부풀어 오른 것이다

'낭(cyst)'이란 상피조직 안의 공동(cavity)이며, 그 공동에는 보통 액체가 들어 있다. 상피가 없는 낭성 유사질환도 보이는데, 이것도 낭과 같이 취급된다. 구강 영역의 낭은 '턱뼈에 발생하는 낭'과 '연조직에 발생하는 낭'으로 나뉠 수 있는데(표 31-1), '점액류'는 가장 빈도가 높은 연조직 낭성 유사질환이다.

점액낭은 조직에 타액이 고인 것이다. 아랫입술에 자주 발생하며 이것은 '점액류(mucocele)'라고 불리기도 한다. 발생부위에 따라 'Blandin-Nuhn 낭'이나 '하마종(ranula)' 등 특별한 이름으로 불리는 것이 있다. 혀끝의 아랫면에는 전설선(anterior lingual gland)이라는 소타액선이 있다. 이 전설선은 'Blandin 선'이나 'Nuhn 선'이라고 불리며, 전설선 유래의 점액낭을 'Blandin-Nuhn 낭'이라고 한다.

하마종은 설하선 유래의 점액낭이다. 하마종은 일반적으로는 오른쪽 또는 왼쪽의 한쪽에만 생기는데, 혀뿌리 부분이 부어 혀가 밀어 올려져 밖에서 보면 개구리 배와 비슷하다고 해서 이러한 이름이 붙여졌다고 한다.

표 31-1. 구강 영역의 낭 및 낭 유사질환
(2017년 WHO 분류[1,5]를 참고하여 작성)

턱뼈에 발생하는 낭	연조직에 발생하는 낭
치근낭	점액낭
염증성 방측성(collateral) 낭	유피낭·유표피낭
함치성 낭	아가미낭
치원성 각화낭	갑상설관낭
비구개관낭	비치조낭
선성 치원성 낭	맹출낭
석회화 치원성 낭	
정각화성 치원성 낭	
단순성 골낭	
동맥류형 골낭	
술후성 협부낭	
정지성 골공동	

점액낭의 종류: 정체형과 유출형의 두 가지 유형이 있는데, 대부분 유출형이다

병리조직학적으로 두 가지 유형이 있다. '정체형(retention type)'은 내면을 상피로 덮은 명확한 낭강이 있는 것이며, 그 구성 요소는 도관의 폐쇄로 인해 타액이 정체해 도관이 확장되어 생기는 것으로 보인다.

'유출형(extravasation type)'은 도관 손상으로 인해 주위 조직으로 타액이 유출되고, 그 타액을 둘러싸고 육아조직이 증식한다. 이것이 점차 섬유화되면서 낭이 된다.

점액낭의 임상소견: 점액낭은 점막 바로 아래에 생기는 것으로서 부드럽고 돔 형태로 부풀어 오르며, 투명하고 연한 청자색을 띤다

종창은 부드러우며 '파동'이 느껴진다. 여러 번 찌그러졌다 생겼다를 반복하여 표면이 하얗게 된다. 점액낭의 원인은 타액선을 실수로 씹는 것이나, 뾰족한 치아(막 생긴 상악 전치부 영구치)나 치열 교정 장치에 의한 타액선 손상이 원인이다. 입술을 깨무는 버릇, 손톱을 깨무는 버릇, 손가락을 빨거나 하는 등의 악습관이 원인이 될 가능성도 있다. 청년층에서 자주 발생한다.

가장 많이 발생하는 부위는 아랫입술이며, 혀·구강저·협점막에서도 발생하지만 윗입술에서는 적게 발생한다. 윗입술의 병소는 종양을 의심한다. 점액낭이 아랫입술에 많은 것은 치아로 인한 손상을 입기 쉽기 때문이다. 점액낭은 정중앙보다 좌우 중 한쪽에서 발생한다.

점액낭의 치료법: 외과적 치료를 실시한다

점액낭은 자연적으로 소실되는 것도 있지만, 원칙적으로는 외과적 수술이 적응증이다→NOTE 22.

SECTION 32 타석증

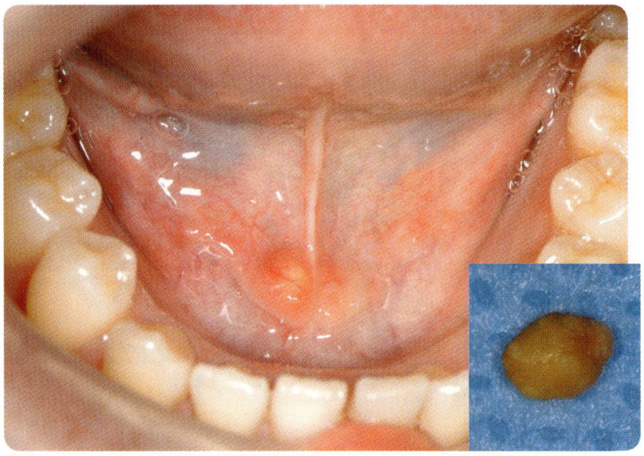
그림 32-1

타석증

- 오른쪽 설하 소구의 타석
- 황색으로 타석이 비쳐 보인다.
- 국소마취도 하지 않고 적출 가능하다.

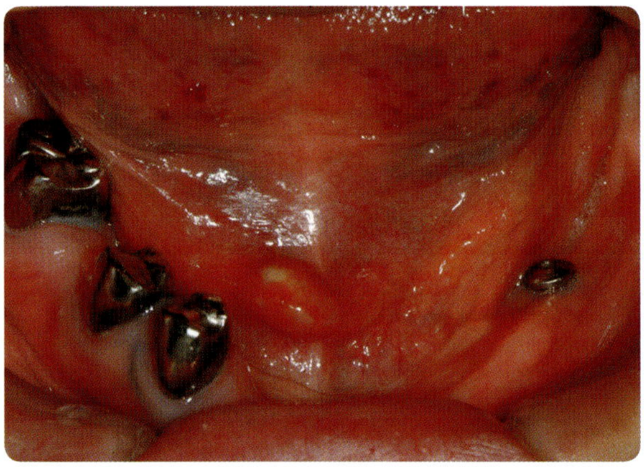
그림 32-2

타석증

- 오른쪽 구강저의 염증
- 설하 소구의 발적과 종창이 나타난다.
- 개구부의 타석으로 인해 타액의 유출장애가 발생하여 상행성 화농성 타액선염이 생겼다.

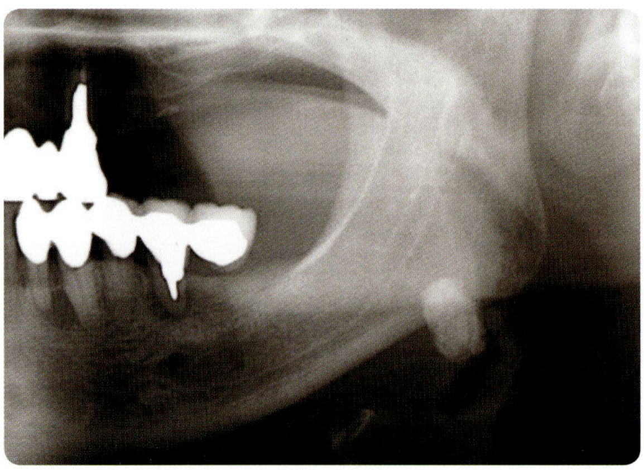
그림 32-3

타석증

- 파노라마 방사선사진
- 하악 하연에 불투과상이 존재한다.
- 좌측 악하선의 몸통과 도관 이행부 부근에 타석이 보인다.

타석증이란: 타액선에 결석이 형성되는 질환이다

'타석(sialolith)'이란 대타액선과 소타액선의 도관이나 타액선 몸통에 생기는 석회화 물질이다. 인산칼슘, 탄산칼슘이 주요 구성 성분이다. 타석이 형성되어 있는 상태를 타석증(sialolithiasis)이라고 한다. 악하선의 도관은 굵어서 타액이 정체하기 쉬우며, 악하선 타액은 점액을 많이 함유해 악하선 도관에서 타석이 자주 발생한다.

타석증의 임상소견: 타액선의 통증과 부종이다

무증상인 경우도 있다. 증상이 나타나는 것은 도관의 폐쇄에 의한 타액 유출장애와 세균감염이 원인이다. 타석이 일정 크기가 되면 존재 부위에 따라 도관이 폐쇄되고, 이로 인해 타액의 유출이 방해된다. 유출이 방해되면 타액선 내에 타액이 머물러 조직이 압박되므로 통증이 생긴다. 음식물을 섭취할 때에는 타액분비량이 증가하므로 급격히 강한 통증이 생긴다. 이것을 '타석산통(salivary colic)'이라고 한다. 동시에 타액선이 붓게 된다.

도관 폐쇄가 만성적으로 지속되면 보통은 타액 유출로 인해 막혀 있던 구강 상주균이 도관에 침입하기 쉬워진다. 세균이 역행성으로 타액선의 도관이나 몸통에 침입하면 상행성 화농성 타액선염→SECTION 19을 일으킨다. 또한 악하선관의 Wharton관 내의 화농성 염증이 주위에 파급했을 때에는 구강저에 염증을 일으킨다(그림 32-2).

타석증의 진단: 촉진과 방사선사진으로 진단한다

타액선 도관 개구부의 표재성 타석은 시진으로 확인할 수 있다. 악하선 타석의 촉진은 양손촉진(bimanual palpation)으로 실시한다. 양손촉진은 구강 외의 하악 끝부분에서 악하부에 한쪽 손가락을 놓고, 악하부를 구강 측으로 밀어 올리면서 다른 집게손가락으로 구강저를 촉진한다. Wharton관의 개구부(설하소구부)에서 뒤쪽 악하선 몸통까지 손가락을 움직이면서 촉진을 진행한다.

양손촉진으로 타석의 존재와 위치를 확인하고 방사선사진 촬영을 하여 진단한다. 도관과 몸통 이행부나 몸통 내는 촉진이 불가능하므로 방사선사진으로 확인한다. 방사선사진은 교합촬영, 파노라마, 타액선 조영법, CT 등이 유용하다. 무증상으로 진행하면 치과 치료 시 파노라마 사진으로 우연히 발견되기도 한다. 초기에는 너무 작거나 또는 충분히 석회화하지 않아 촉지하지 못하고 방사선으로도 확인되지 않는 경우가 있으므로 주의가 필요하다.

타석증의 치료: 기본은 타석의 적출이다

자연 배출을 기대할 수 없고 염증이 반복되는 경우 수술의 적응증이다. 악하선 타석은 도관 내 타석으로 촉진을 통해 쉽게 촉지할 수 있는 경우에는 국소마취하에 적출이 이루어진다. 도관 내의 타석이라도 악설골근 뒤쪽에 위치한 타석은 구강내로부터 접근하는 것도 침습이 크므로 전신마취가 필요하다. 도관과 몸통의 이행부나 타액선 내의 타석은 악하부 피부로부터의 접근으로 악하선과 함께 적출하는 것이 일반적이다. 이하선 타석도 타석이 존재하는 위치에 따라 접근방법이 선택되는데, 전신마취하에서 이루어진다. 수술 침습을 피하고자 내시경으로 적출하는 시도도 있지만 일반적인 것은 아니다. 소타액선의 타석은 타액선과 함께 절제한다.

SECTION 33 천포창·유천포창

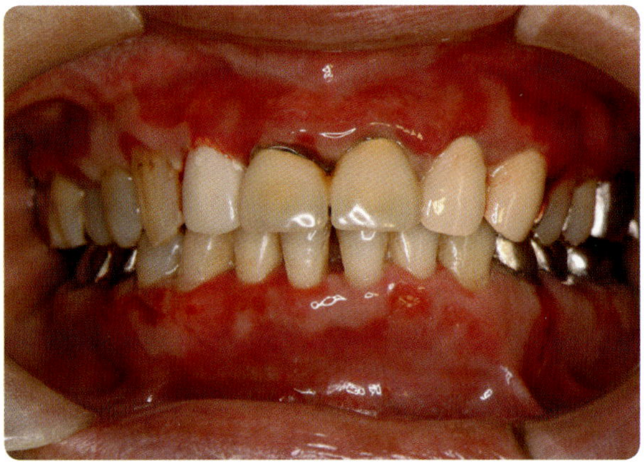

그림 33-1

유천포창

- 변연치은, 부착치은, 치조점막의 발적
- 발적부는 상피가 벗겨지기 쉬운 상태다.
- 하악 소구치부 점막은 출혈성을 띤다.
- 피부병소가 나타난 후에 구강병소가 나타났다.

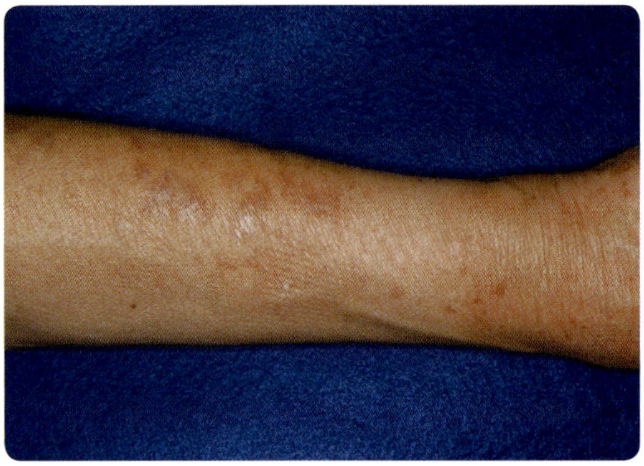

그림 33-2

그림 33-1과 같은 증례의 피부 소견

- 전완 후면의 피부
- 피부과에서 유천포창이라고 진단되어 치료를 받았다.

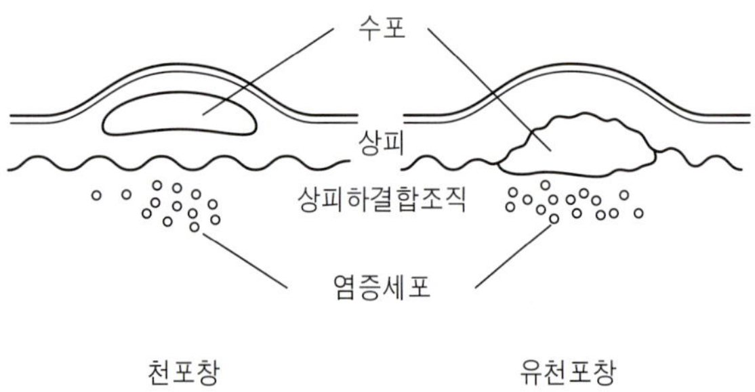

그림 33-3

천포창과 유천포창의 차이

- 천포창은 상피 안에 수포가 형성되고, 유천포창은 상피 아래에 수포가 형성된다.

천포창이란: 피부나 점막의 상피 성분을 항체가 공격하여 상피내에 수포를 형성하는 것이다

'천포창(pemphigus)'이란 피부나 점막의 중층편평상피에서 상피세포 사이의 물질인 데스모글레인 1(Dsg 1)이나 데스모글레인 3(Dsg 3)에 대한 자가항체가 생기고, 이 항체가 자가항원에 반응하여 상피를 파괴하는 것이다. 즉 자가면역질환이다→NOTE 24.

유천포창이란: 피부와 점막의 상피 성분을 항체가 공격하여 상피 아래에 수포를 형성하는 것이다

'유천포창(pemphigoid)'이란 피부나 점막의 중층편평상피의 기저막에 있는 반부착반(hemidesmosome)의 구성 성분(BP180과 BP230※)에 대한 자가항체가 생기고, 이것이 자가항원에 결합해 상피를 파괴하는 것이다.

※ BP는 수포성 유천포창(bullous pemphigoid)의 머리글자이다.

천포창·유천포창의 임상소견: 수포가 터져 미란이나 궤양이 나타난다

병소의 출현 부위는 구순점막, 협점막, 혀를 포함하여 구강점막의 어느 부위에도 출현 가능성이 있다. 점막의 수포성 병소는 천포창이나 유천포창과 바이러스 질환이다. 천포창이나 유천포창의 수포는 비교적 크기 때문에 터져서 형성된 궤양 면이 넓다. 이 때문에 천포창의 궤양은 괴사성 궤양성 치은구내염→SECTION 17과 유사하다. 한편, 바이러스 질환의 수포는 작으므로 이것이 터졌을 때는 아프타성 구내염→SECTION 40처럼 보이는 경우가 많다.

'니콜스키 현상(Nikolsky's sign)'은 진단에 도움이 되는 것인데, 얼핏 정상인 것처럼 보이는 점막을 문지르면 쉽게 점막 상피가 벗겨지고 미란이 출현하는 현상을 말한다.

천포창과 유천포창의 검사: 피부와 점막을 현미경으로 관찰하는 생검, 항체를 조사하는 혈액검사가 유용하다

생검조직에서 수포 형성부위를 병리조직학적으로 확인할 수 있으므로 천포창인지 유천포창인지 확정 진단할 수 있다. 또한 조직절편을 형광항체법으로 염색하면 천포창에서는 '점막의 상피세포 사이에 IgG 자가항체'가, 유천포창에서는 '상피 기저막에 IgG 자가항체'가 나타난다. 혈액검사에서 항Dsg1, 항Dsg3, 항BP180 등의 자가항체를 조사한다.

천포창과 유천포창의 치료: 스테로이드성 항염증제의 내복이 치료의 중심이다

내과나 피부과 등 의과적 정밀검사를 받는다. 치료법은 스테로이드성 항염증제, 면역억제제, 혈장교환요법, 영양보충 등이다. 스테로이드성 항염증제 내복의 투여법 예들 중에 다음과 같은 것이 있다. 보통(심상성) 천포창에서는 프레드니솔론 40~80mg/일(1.0mg/kg/일), 경증 예에서는 20~40mg/일을 사용하여 수포가 새로 나타나지 않는 시점에서 스테로이드성 항염증제 내복량을 감량한다. 중증 예에서는 스테로이드성 항염증제를 다량으로 주사하는 스테로이드 펄스요법도 이루어진다[19]. 구강점막의 유천포창에서는 스테로이드성 항염증제 함유 연고(APH-TASOLON® 구강용 연고 등)에 의한 국소요법으로서 효과가 없는 경우에 프레드니솔론 20~40mg/일을 실시한다. 면역기능을 억제하지 않는 치료법인 대량 감마글로불린 정맥주사요법이 유효하다는 보고도 있다.

SECTION 34 쇼그렌 증후군

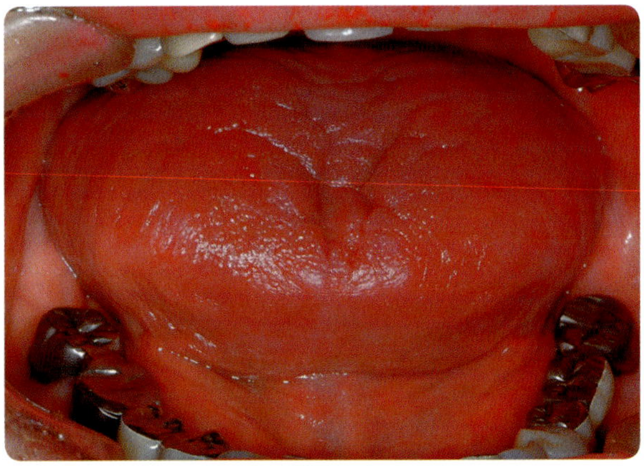

그림 34-1

쇼그렌 증후군

- 구강점막 전체의 건조
- 악하선의 개구부가 있는 구강저부에도 건조가 있다.
- 혀등 부위에 발적과 혀유두 위축이 나타난다.
- 구강점막 전체에 점막 위축과 발적이 있다.

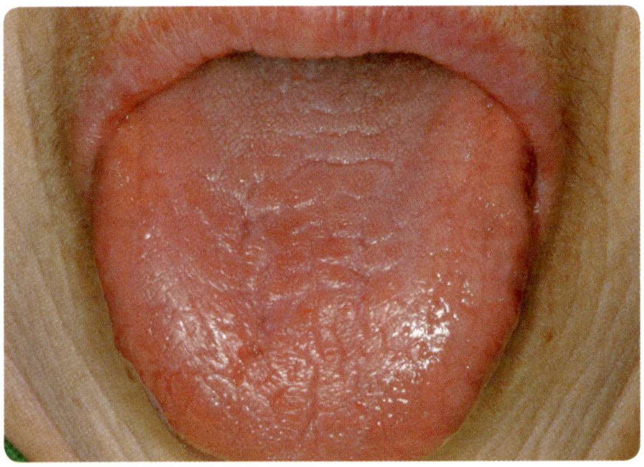

그림 34-2

쇼그렌 증후군

- 입술·구강점막의 건조
- 혀유두의 일부가 소실되고, 일부는 위축된다.
- 혀유두 위축은 혀의 뒤쪽보다 앞쪽이 심하다.
- 혀 앞쪽의 움직임은 뒤쪽보다 크므로 윤활작용이 저하되어 점막의 마모가 생기기 쉽다.

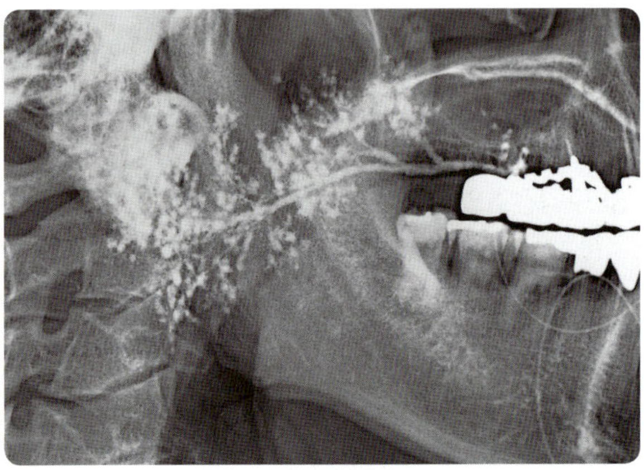

그림 34-3

쇼그렌 증후군의 이하선 조영상

- 쇼그렌 증후군의 특징적인 점상 음영이 나타난다.

쇼그렌 증후군이란: 전신성 만성 염증질환으로 주로 타액선이나 누선 등 외분비선의 파괴가 발생한다

'쇼그렌 증후군(Sjögren's syndrome)'은 만성 관절 류머티즘, 홍반성 루푸스, 경피증(→NOTE 26) 등의 교원병과 동시에 발병하는 이차성(속발성) 쇼그렌 증후군과, 이러한 합병이 없는 일차성(원발성) 쇼그렌 증후군으로 크게 나뉜다. 그리고 일차성 쇼그렌 증후군은 누선, 타액선 등의 선 증상만 있는 '선형(腺型)'과, 선 이외의 장기에 병변이 나타나는 '선외형(腺外型)'으로 나뉜다. 선 이외의 질환에는 관절염, 간질성 폐렴, 간질성 신염, 악성 림프종 등이 있다.

쇼그렌 증후군의 자각증상: 구강건조증, 안구건조증으로 대표되는 건조 증상이다

눈의 건조 증상은 눈이 피로하기 쉽다, 눈물이 나오지 않는다, 눈이 가렵다, 눈부시다, 눈에 무언가 들어간 것처럼 불편한 느낌이 든다, 책을 읽기 힘들다 등이다. 입의 건조 증상은 입이 마르고, 물이 없으면 식사를 할 수 없다, 맛을 알 수 없다, 입안이 아프다, 대화가 어렵다 등이다.

쇼그렌 증후군의 타각 소견: 타액분비가 저하되므로 구강점막 표면의 건조와 함께 혀유두 위축, 혀균열, 구각 미란 등이 나타난다

쇼그렌 증후군의 특이적인 구강점막의 징후가 있는 것은 아니다. 쇼그렌 증후군에 걸려 타액분비능이 저하된 결과로서 구강의 건조 소견, 혀유두 위축, 혀균열, 구각 미란 등의 구강점막에서 비특이적인 징후가 나타난다.

쇼그렌 증후군의 진단에는 후생노동성의 진단기준[20] 등이 이용된다(→NOTE 25). 손가락에 레이노 현상(→NOTE 26)이 나타나는 경우도 있다.

쇼그렌 증후군에 대한 대처: 구강건조증에 대한 치료는 타액분비촉진제 투여 등이다

쇼그렌 증후군은 타액선의 변화뿐만 아니라 전신에 다양한 질병이 발병할 가능성이 크므로 안과나 내과 등 전문의의 정밀검사를 받을 필요가 있다. 구강건조에 대한 대처는 다음과 같은 것이 있다.

1) 타액분비촉진제(콜린작동제)

세비메린염산염수화물(살리그렌® 캡슐, 이보작® 캡슐)과 필로카르핀염산염(살라겐®)은 쇼그렌 증후군 환자의 구강건조증에 대해 효과가 있는 콜린작동제다→APPENDIX. 타액선의 무스카린 수용체(M3)를 자극함으로써 타액분비를 촉진시킨다.

2) 구강점막의 보습

① 보습제

보습젤(Biotene® Oral balance gel, Peptisal® gentle Mouth Gel 등), 보습제가 배합된 구강청정제(Biotene® mouth wash, Peptisal® gentle mouth wash, Oraconti®)

② 인공타액(Saliveht® aerosol) 등→APPENDIX

③ 보습 장치

3) 구강건조와 함께 발생하는 질환에 대한 대처

① 구강 칸디다증→SECTION 11~16

② 상행성 화농성 타액선염→SECTION 19

SECTION 35 전신 경피증

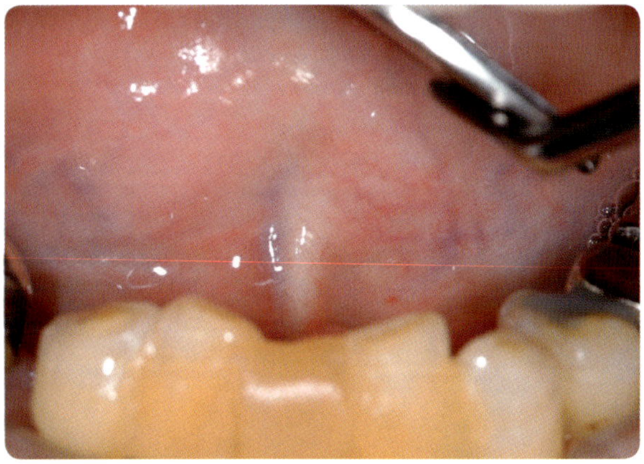

그림 35-1

설소대강직증

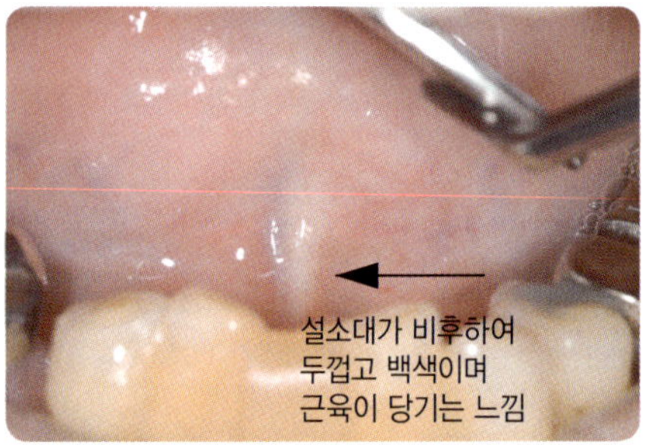

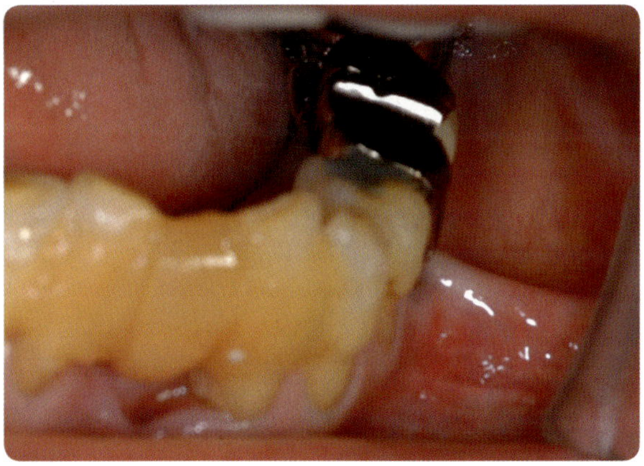

그림 35-2

협소대 강직

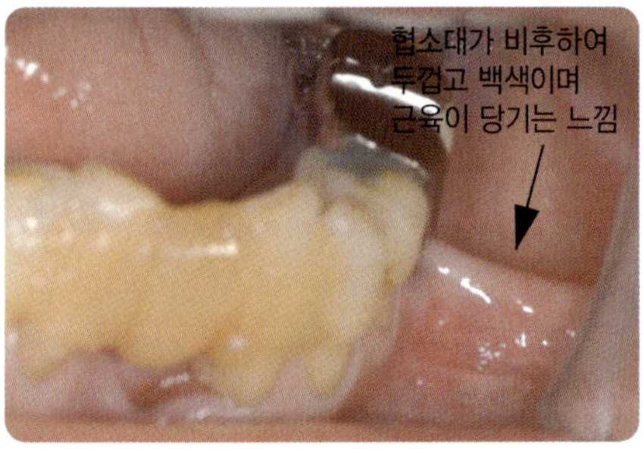

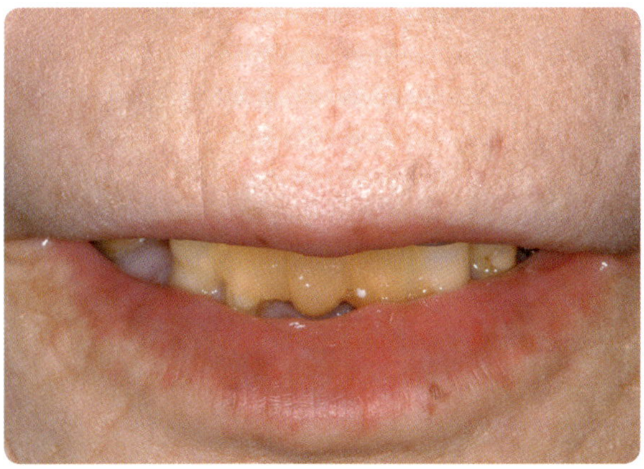

그림 35-3

입술 주위의 방사상 주름

- 피부에 방사상으로 주름이 형성되어 있다.

전신 경피증이란: 피부나 내장이 경화되는 만성질환이다

'경피증(scleroderma)'은 여러 내장질환이 동반하는 '전신 경피증(systemic sclerosis)'과, 다른 장기에는 병을 일으키지 않는 '국소 경피증(localized scleroderma)'으로 크게 나뉜다. 전신 경피증은 교원병이다.

교원병이란: 병명이 아니라 몇 가지 질환을 통합한 질병의 개념이다

'교원병(collagen disease)'이란 결합조직과 혈관이 병소의 주축으로, 자가항체가 높은 빈도로 동반하는 다장기성 만성 난치성 질환이다[21]. '자가면역질환'은 전신 자가면역질환과 장기특이적인 자가면역질환으로 나뉘는데, 교원병은 전신 자가면역질환이다.

전신 자가면역질환에는 관절 류머티즘, 전신성 홍반성 루푸스(SLE), 전신 경피증, 피부근염/다발성 근염, 결절성 다발성 동맥주위염, 혼합 결합조직병, 쇼그렌 증후군 →SECTION 34 등이 있다. 쇼그렌 증후군은 타액선과 누선이 주요 표적 장기이지만, 전신적인 선외병변이 나타나는 경우가 적지 않으므로 전신 자가면역질환으로 자리매김한다.

장기특이적 자가면역질환에는 원발성 담즙성 담관염, 바제도병, 하시모토병, 천포창·유천포창→SECTION 33, 용혈성 빈혈, 특발성 혈소판감소성 자반증→SECTION 38 등이 있다.

전신 경피증의 임상소견: 피부의 경화가 특징이다

전신 경피증에서는 피부경화가 가장 중요한 소견이다(표 35-1). '수지경화증(sclerodactylia)'은 손가락에 국한된 피부경화다→NOTE 26. 손가락에는 손가락 끝의 함요성 반흔이나 수지 단축(그림 35-4)이 일어나는 경우도 있다. 이것에 대하여 손가락, 발가락보다 중추 측의 피부경화를 '근위 피부경화'라고 한다[21]. 근위 피부경화는 전신 경피증의 특징적 소견이다.

표 35-1. 전신 경피증의 임상소견

레이노 현상	위식도역류증
피부경화	경피증 신발증
수지 단축	설소대 강직
지첨부 궤양	개구장애
손가락의 굴곡 구축	관절염
폐섬유증	

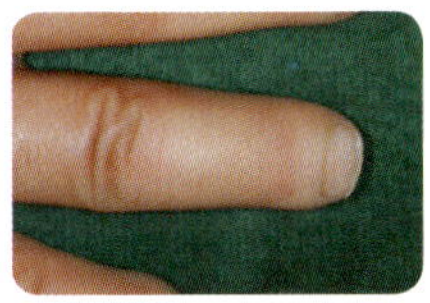

그림 35-4. 수지 단축.

전신 경피증의 구강 소견: 설소대 강직이 생기는 경우가 적지 않다

'설소대강직증(ankyloglossia, 설소대단축증)' →NOTE 27은 설소대가 짧으므로 혀끝의 움직임이 제한되는 상태이며 선천적인 것이다. 설소대 강직은 전신 경피증 병소의 한 가지로도 나타나지만, 경피증의 소대 강직은 소대가 짧을 뿐 아니라 비후하고 두꺼워 백색으로 보인다(그림 35-1, 35-2). 설소대 강직(단축)은 이전의 전신 경피증의 진단기준에서는 소기준의 한 항목으로서 채택되어 있다[21].

전신 경피증에서 소대강직 외에 나타나는 구강 영역의 변화는 안면의 피부경화로 인해 입술에서부터 주위에 걸친 방사상의 주름(그림 35-3)과, 안면의 피부경화에 의한 개구장애다. 그중에는 피부경화로 인해 턱뼈가 흡수되는 경우도 있다[22].

SECTION 36 위축성 설염

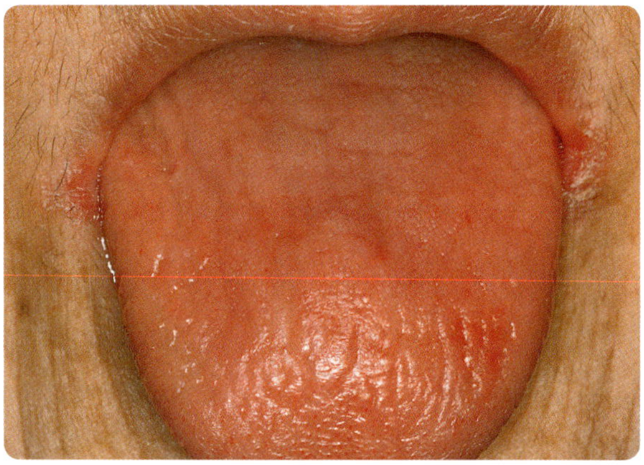

그림 36-1

철 결핍으로 인한 위축성 설염

- 철 결핍성 빈혈
- 혀유두가 소실되어 혀가 매끈하다.
- 구각 미란이 나타난다.

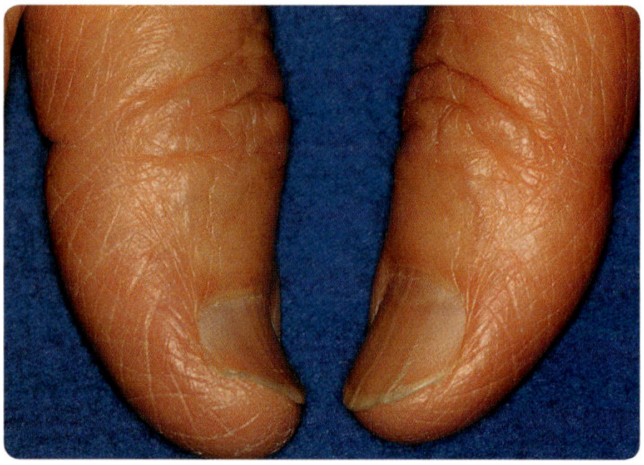

그림 36-2

그림 36-1과 같은 증례의 숟가락 모양 손톱

- 철 결핍으로 인한 손톱의 변화
- 숟가락 같은 모양으로 되어 있다.

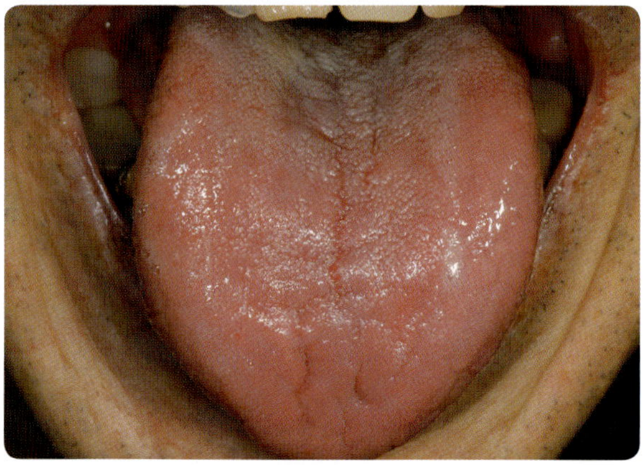

그림 36-3

헌터 설염—위절제 후의 빈혈

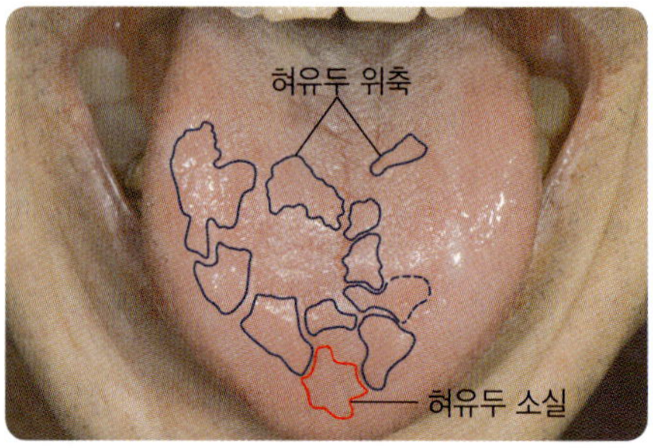

- 위 절제 5년 후
- 비타민 B_{12} 저하
- 거대적모구성 빈혈

플러머-빈슨 증후군이란: 철 결핍 빈혈에서 연하곤란이 생기는 병이다

철 결핍성 빈혈→NOTE 28에서 설염이나 구각염이 생기거나 식도점막의 이상으로 연하곤란이 나타나는 경우가 있는데, 이것을 '플러머-빈슨 증후군(Plummer-Vinson syndrome)'이라고 한다.

철 결핍성 빈혈의 임상소견: 혀유두 위축이 특징이다

철 결핍성 빈혈의 40%에 혀유두 위축이 있다는 보고가 있다. 또한 구각염의 발생률도 높다.

'혀유두 위축(atrophy of tongue papillae)'이란 혀등면에 존재하는 혀유두→BASIC 2가 작아지거나 소실되는 것을 말하며, 혀유두가 완전히 소실된 상태를 '매끈한 혀(bald tongue, smooth tongue)'라고 한다. 혀유두 위축은 통증을 동반하는 경우가 많다. 인두나 식도의 점막위축이 있으면 삼킬 때 통증으로 연하곤란이 생긴다.

'숟가락형 손톱(spoon nail)'이란, 손톱이 얇고 평평해지거나 숟가락처럼 휜 상태다. 철은 세포증식에 반드시 필요한 성분인데, 이것이 부족하면 빈혈뿐만 아니라 신체의 곳곳에 지장을 초래한다. 특히 세포증식이 빠른 손톱이나 점막에 증상이 나타나기 쉽다. 플러머-빈슨 증후군이나 숟가락형 손톱은 빈혈이 원인이라기보다는 철 결핍이 원인이며 철 결핍증의 징후다.

숟가락형 손톱 외에 전신질환이 관련된 손가락의 변화는 다양하다→NOTE 26.

플러머-빈슨 증후군에 대한 대처: 철 결핍성 빈혈의 치료와 구강관리를 실시한다

빈혈 치료는 내과에서 받고, 설염에 대한 케어는 치과에서 시행한다.

철분제의 내복약은 황산철(Fero-Gradumet®)과 구연산 제1철나트륨(Ferromia®)이 있다. 녹차나 커피, 홍차에 함유된 타닌은 철분 흡수를 저해하는 작용이 있으므로, 철분제를 복용할 때는 차나 커피가 아닌, 물을 이용해야 한다.

설염은 항염증 효과가 있는 아줄렌설폰산나트륨 가글제의 적응증이다.

헌터 설염이란: 비타민 B_{12} 결핍성 빈혈에서 생기는 혀유두 위축이다

'헌터 설염(Hunter's glossitis)'은 악성빈혈에 관련된 '위축성 설염(atrophic glossitis)'으로 보고된 질환이다. 악성빈혈은 자가면역성의 만성 위축성 위염에 의한 비타민 B_{12}의 흡수장애가 본체이며, 그로 인해 거대적모구성 빈혈이 발생한다.

현재는 악성빈혈 외에 위 절제가 원인인 것까지 포함해 비타민 B_{12} 결핍성 빈혈에서 생기는 혀유두 위축을 넓은 의미에서 헌터 설염이라고 부르는 경우가 많다.

헌터 설염에 대한 대처: 비타민 B_{12} 제제를 투여한다

비타민 B_{12} 결핍성 빈혈로 인한 위축성 설염은 주사제 비타민 B_{12}의 적응증이지만, 내복약인 메코발라민(메치코발® 정, 메코발라신 등)을 통한 개선도 나타난다.

SECTION 37 색소침착·아밀로이드증

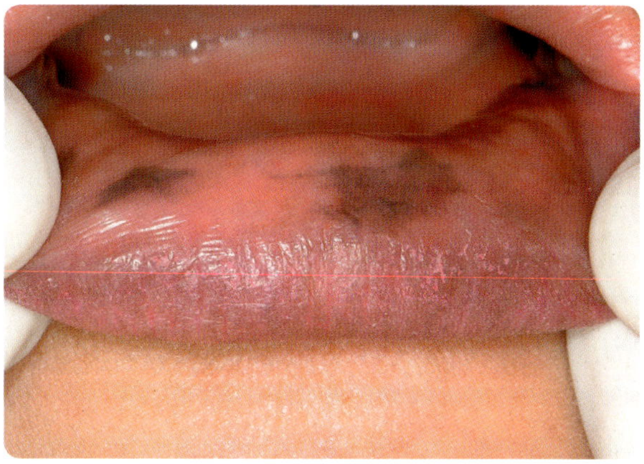

그림 37-1

색소침착

- 아랫입술 안쪽의 갈색 반점
- 융기는 나타나지 않는다.

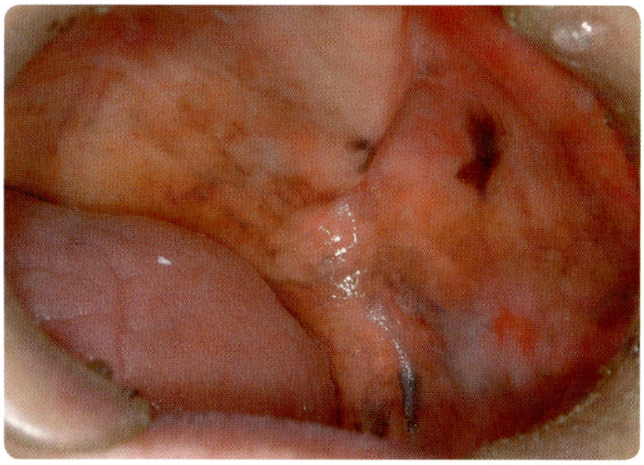

그림 37-2

그림 37-1과 같은 증례의 협점막 소견

- 색소침착이 협점막, 하악치은, 상악치은, 구개에서 나타난다.
- 협점막의 발적과 백색 반점은 구강편평태선이다.
- 염증으로 멜라닌세포가 활성화되었을 가능성을 생각할 수 있다.

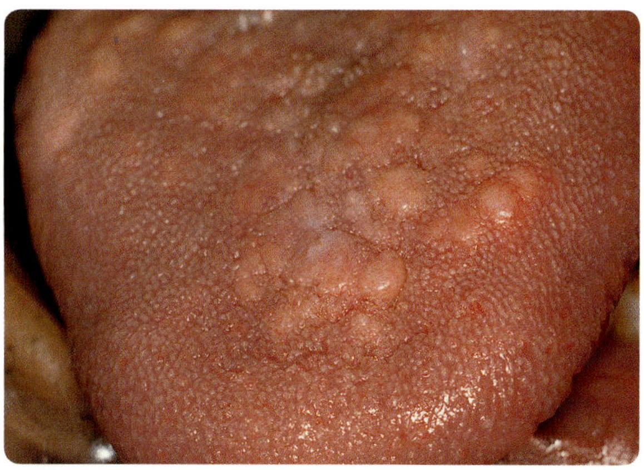

그림 37-3

혀 아밀로이드증

- 혀 표면이 울퉁불퉁하다.
- 융기된 부분은 황색이다.

색소침착이란: 구강점막의 색소침착은 거의 문제가 없지만 전신질환과 관련된 것도 있다

구강점막에 '색소침착(pigmentation)'을 일으키는 원인은 내인성과 외인성으로 나뉜다. 내인성 물질에는 멜라닌, 헤모시데린(hemosiderin, 헤모글로빈의 철에서 유래한 것), 담즙색소 등이 있는데 대부분은 멜라닌이다. 외인성 물질로는 치과용 금속이 많다.

1) 생리적 색소침착

멜라닌에 의한 색소침착(melanin pigmentation)이며, 치은에서 잘 나타나지만 협점막, 혀, 입술 등에도 많다. 노화에 따라 증가하는 것도 있다.

2) 색소성 모반

색소성 모반(pigmented nevus)은 점 같은 것으로, 경계가 명확한 타원형의 종양성 병소(과오종 →SECTION 29)다(그림 37-4). 드물게 악성 흑색종으로 변하는 것이 있으므로 임상적으로 중요하다. 필요할 때에는 절제생검을 한다.

3) 치과용 금속에 의한 색소침착

치과 충전물 금속편의 이입이나 금속 조직의 용출로 인해 착색되는 것이다. 아말감 이입을 '아말감 문신(amalgam tattoo)'이라고 한다.

4) 전신질환과 동반하는 색소침착

① 애디슨병(Addison's disease)

부신피질호르몬이 저하하므로 뇌하수체에서 부신피질자극호르몬과 멜라닌자극호르몬 분비가 증가하기 때문에 생긴다. 피부의 색소침착을 동반한다.

② 포이츠-제거스 증후군(Peutz-Jeghers syndrome)

유전질환으로 소화관의 다발성 용종, 손발의 색소반점을 동반한다.

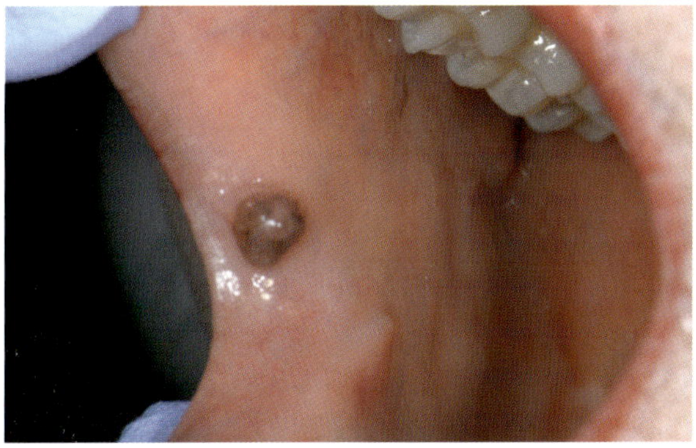

그림 37-4. 색소성 모반.

색소침착에 대한 대처: 전신질환과 동반하는 일이 있으므로 전문의 진찰을 받는 것도 필요하다

생리적 색소침착과 치과용 금속 유래의 것은 경과 관찰, 색소성 모반은 절제술과 경과 관찰, 전신질환에 동반하는 것은 전문의의 치료를 실시한다. 생리적 색소침착을 레이저 등으로 치료하려는 시도도 이루어지고 있지만, 반드시 확립된 방법인 것은 아니다.

아밀로이드증이란: 아밀로이드라는 단백질이 침착하는 질환이다

'아밀로이드증(amyloidosis)'은 아밀로이드 단백이 전신 또는 국소적으로 세포 외에 침착하는 질환이다. 전신 아밀로이드증과 국소 아밀로이드증으로 나누어진다.

전신 아밀로이드증에는 면역 글로불린성 아밀로이드증, 투석 아밀로이드증(그림 37-3), 가족성 아밀로이드 다발신경병증(familial amyloid polyneuropathy), 노인성 전신 아밀로이드증 등이 있다. 국소 아밀로이드증에는 알츠하이머병, 프리온병 등이 있다. 다발성 골수종은 면역글로불린성이며, 5~10%에서 아밀로이드증이 발생한다. 혈액검사에서는 혈청 중 M 단백, 소변검사에서는 소변 중 벤스-존스 단백질(Bence Jones protein)이 중요한 단서가 된다.

구강의 아밀로이드증은 혀에서 볼 수 있다. 표층에서는 황색으로 보이는 것이 있다. 혀가 부풀거나 혀 표면이 울퉁불퉁해 아밀로이드증이 의심되면 심장, 신장, 피부 등 전신 정밀검사를 위해 의과에서 진찰을 받아야 한다.

혈액 투석에 의한 아밀로이드증은 투석막 개선으로 발생빈도가 낮아지고 있다고 한다[23].

SECTION 38 특발성 혈소판감소성 자반증

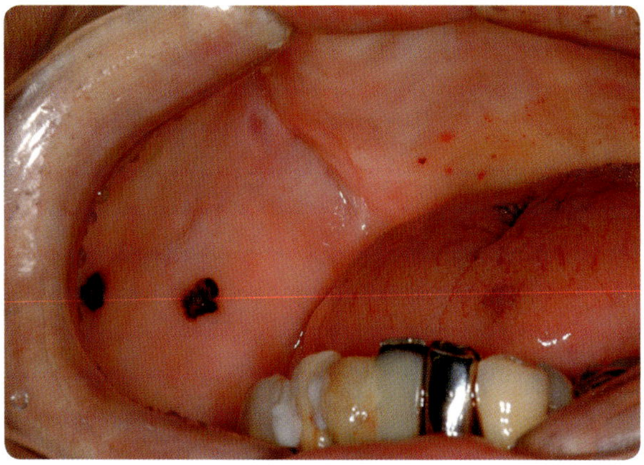

그림 38-1

특발성 혈소판감소성 자반증

- 구개와 우측 협점막의 자반
- 구개는 선홍색, 협점막은 암자색이다.
- 자반은 눌러도 색이 없어지지 않는데, 그 점이 혈관종과 다르다.
- 혀등 면에 혈액이 나타난다.

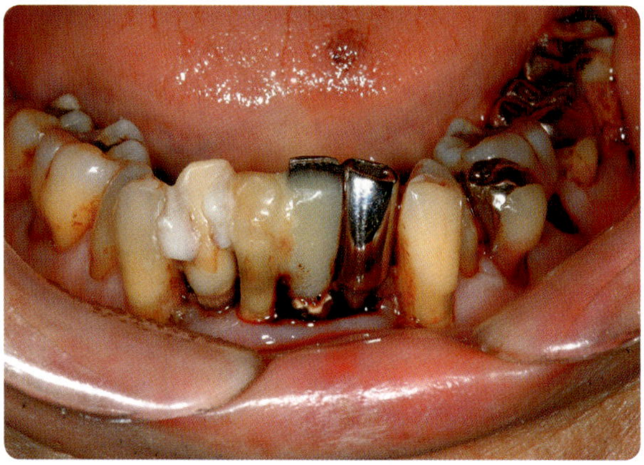

그림 38-2

그림 38-1과 같은 증례의 치은의 소견

- 만성 변연성 치은염이 있으며 가벼운 자극으로 변연 치은에서 출혈한다.
- 검사에서는 혈소판 수가 1.1×10^4/μL로 분명하게 감소한다.

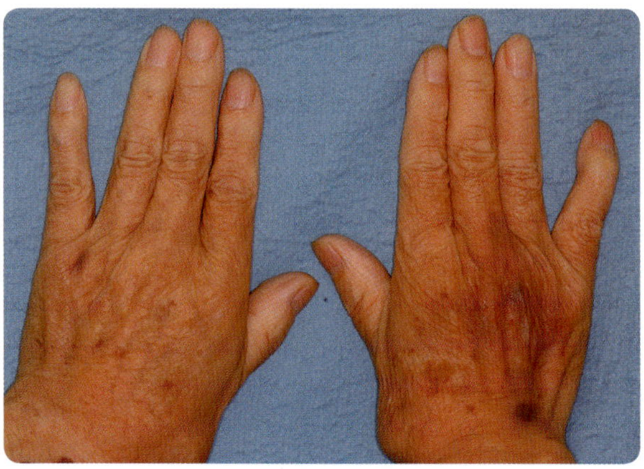

그림 38-3

그림 38-1과 같은 증례의 손 소견

- 좌우의 손등과 손목에 자반이 나타난다.

특발성 혈소판감소성 자반증이란: 자신의 세포가 자신의 혈소판을 파괴하는 질병이다

'특발성 혈소판감소성 자반증(idiopathic thrombocytopenic purpura; ITP)'이란 항혈소판 자가항체로 인해 혈소판이 파괴되어 감소하는 질환인데, 명백한 기초 질환이나 원인 약제의 관여가 나타나지 않는다. 혈소판은 비장에서 파괴되지만 자가항체가 생기는 원인은 불분명하다.

이상 출혈은 지혈계의 이상에 의한 것이 많고 혈관벽의 이상, 혈소판의 이상, 응고인자의 이상 중 하나가 원인이 되어 일어나며, 출혈하기 쉬운 상태를 '출혈경향(bleeding tendency)'이라고 한다→NOTE 29. 이 질환은 그 중 혈소판 이상으로 평가된다→NOTE 30.

특발성 혈소판감소성 자반증의 구강 소견: 구강점막에 점상 출혈반이 나타나는 경우가 있다

'자반(purpura)'이란 출혈반점이며 눌러도 색이 없어지지 않는다→SECTION 29. 작은 출혈을 '점상출혈(petechiae)'이라고 하고, 이것보다 큰 것을 자반이나 '반상출혈(ecchymosis)'이라고 한다. 혈액이 저류된 상태를 '혈종(hematoma)'→NOTE 31이라고 한다. 특발성 혈소판감소성 자반증에서는 점막, 피부에 점상출혈이나 반상출혈이 나타나는 경우가 많지만, 만성 변연성 치은염에 대한 가벼운 자극으로 인해 변연치은에서 출혈이 나타나는 경우도 있다. 구강 이외의 징후로서 코피, 혈변, 흑변, 혈뇨, 월경 과다 등이 있으며, 뇌출혈이 일어나는 경우도 있다.

특발성 혈소판감소성 자반증의 검사 소견: 혈액검사에서는 혈소판이 감소한다
항혈소판항체가 나타나는 경우가 있다

혈소판 감소에 동반하여 '출혈시간 연장', '모세혈관 저항 약화' 등이 나타난다. 한편 프로트롬빈시간(PT), 활성화부분트롬보플라스틴시간(aPTT) 등 응고검사는 정상이다→NOTE 30. 대량의 출혈이 일어나면 빈혈이 나타난다.

혈소판 감소의 정도와 출혈경향은 상관이 있다. 5만/μL 이상 있으면 간단한 구강의 관혈적 처치도 가능하지만, 2~3만/μL 이하로 많이 감소하면 자연 출혈의 가능성이 있다.

특발성 혈소판감소성 자반증에 대한 대처: 출혈이 나타날 때는 국소지혈을 한다

출혈이 멈추지 않을 정도로 고도의 혈소판 감소증이 있으면 혈소판 수혈이나 신선혈액 수혈을 고려한다.

특발성 혈소판감소성 자반증에 대한 치료제는 스테로이드성 항염증제다. 스테로이드성 항염증제의 효과가 없거나, 부작용 때문에 치료를 지속하기 어려운 경우에는 외과적으로 비장을 적출하기도 한다. 또 아자티오프린(azathioprine)이나 시클로포스파미드(cyclophosphamide) 등의 면역억제제를 사용하는 경우가 있다. 이 같은 치료는 내과에서 이루어지므로 전문의에게 의뢰가 필요하다.

감마글로불린도 유효율이 높아 발치할 때 사용했다는 보고가 있다.

SECTION 39 카타르성 구내염

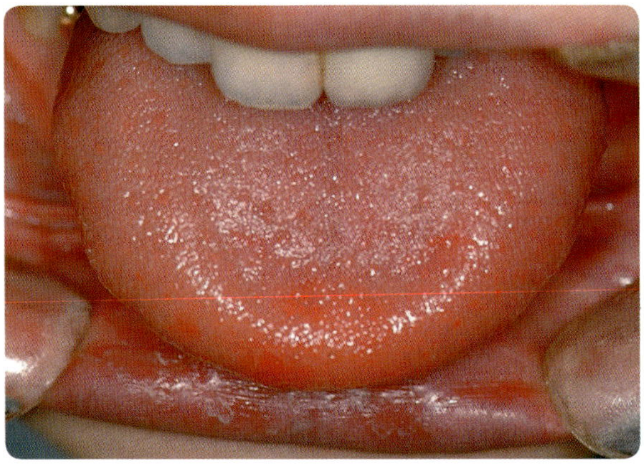

그림 39-1

카타르성 구내염

- 혀끝의 발적으로, 조직 파괴는 동반하지 않는다.

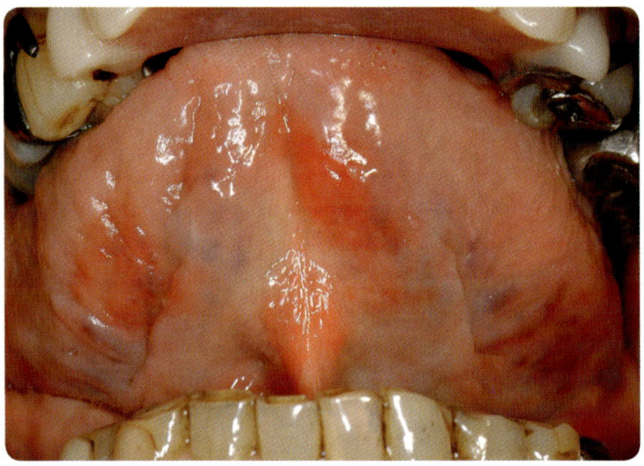

그림 39-2

카타르성 구내염

- 혀아래의 발적
- 궤양이나 미란 같은 뚜렷한 조직의 결손은 없다.

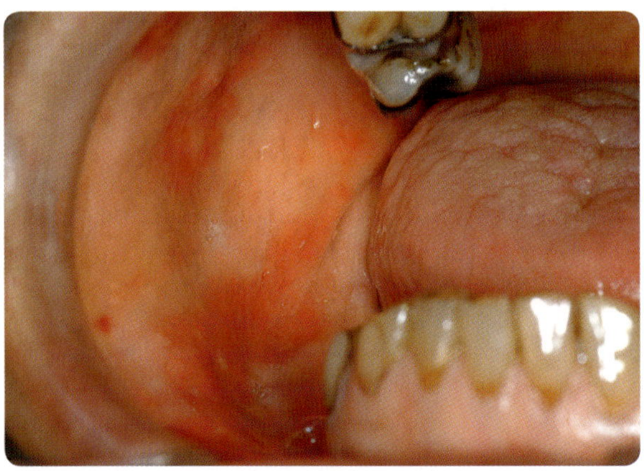

그림 39-3

카타르성 구내염

- 우측 협점막의 발적
- 궤양이나 미란 등 조직의 결손은 없다.

구내염이란: 구강점막에 생기는 염증을 말한다

염증이 치은에 국한되어 있으면 치은염, 혀에 국한되어 있으면 설염이라고 하는 등 그 부위의 명칭을 붙여 표현한다. 치은 이외의 구강점막의 염증을 '구내염(stomatitis)', 치은과 구강점막에 모두 염증이 있을 때는 '치은구내염(gingivostomatitis)'이라고 한다. 또한 염증의 상태에 따라 '카타르성 구내염', '궤양성 구내염', '아프타성 구내염', '괴저성 구내염' 등의 유형으로 나뉠 수 있다.

카타르성 구내염이란: 구내염의 유형 중 하나로 증상이 비교적 가볍다

구강점막의 발적이 주요 징후(육안소견)인 것을 '카타르성 구내염(catarrhal stomatitis)'이라고 한다. 점막이 부분적으로 붉어지는 것이나 발적이 점상으로 산재하는 것이다. 자각증상은 작열감이나 자극통이다. 카타르성 염증은 조직 파괴를 동반하지 않는 점막 표층의 염증이다.

카타르성 구내염의 원인은 부적합 보철물, 농설(혀를 치아에 세게 문지르는 버릇), 온열 자극(음식에 의한 화상) 등의 물리적 자극이 있다. 원인이 사라지면 흔적을 남기지 않고 치유된다.

그중에는 칸디다가 원인이 되는 홍반성 칸디다증이 있으므로 진단에는 도말표본의 현미경 검사→SECTION 16가 빠질 수 없다. 카타르성 구내염에서 원인이 발견되지 않는 경우에는 우선 칸디다증의 위험인자를 확인한다→SECTION 13 표 13-1.

카타르성 염증이란: 점막 표면에서 삼출액이 나오는 상태다

삼출성 염증은 혈액 성분이 혈관 밖으로 삼출되는 염증이다. 이 질환은 삼출액의 성상에 따라 '장액성 염증', '섬유소성 염증', '화농성 염증', '출혈성 염증', '괴사성 염증' 등으로 나뉜다. 병리학적으로 삼출성 염증의 성분을 보면 장액성 염증은 혈관에서 액체 성분이 삼출되는 것이지만 피브리노겐은 포함되지 않는다. 섬유소성 염증은 피브리노겐을 함유하며 섬유소(피브린)가 형성된다. 점막의 섬유소성 염증에서는 석출된 섬유소가 다른 상피 박리나 세균과 합쳐져 막과 같은 것을 형성하는 경우가 많으며, 이런 상태를 '위막'이라고 한다. 위막은 궤양→BASIC 3에 동반하여 나타나는 경우가 많다.

'카타르성 염증(catarrhal inflammation)'이란 점막 표면에서의 삼출로, 장액성 카타르(serous catarrhal)와 화농성 카타르(suppurative catarrhal)가 있다[25]. 장액성 카타르는 다량의 장액이 삼출하는 것으로 알레르기성 비염이 전형적 예다. 화농성 카타르는 호중구를 포함한 고름이 점막 표면에서 외부로 유출되는 염증이다. 이 화농성 삼출물을 '농루'라고 한다. 구강점막에서 미란이나 궤양 등 조직의 실질 파괴나 위막이 관찰되지 않는 경우에는 카타르성 염증이다. 장액성인지 화농성인지 육안으로 구분하는 것은 쉽지 않으므로, 조직의 실질 파괴를 동반하지 않는 점막의 발적을 임상적으로 '카타르성 구내염'이라고 칭한다.

SECTION 40 아프타성 구내염

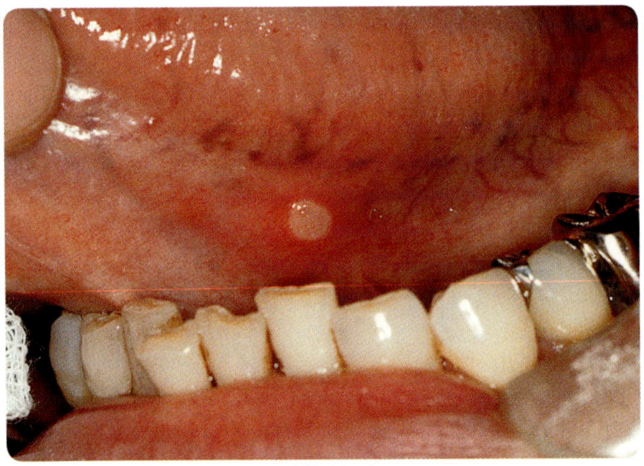

그림 40-1

고립성 아프타

- 왼쪽 혀 아랫면의, 원형이며 경계가 뚜렷한 얕은 궤양
- 궤양 면은 회백색 부착물로 덮여 있다.
- 그 주위를 연한 발적이 둘러싸는 상태다.

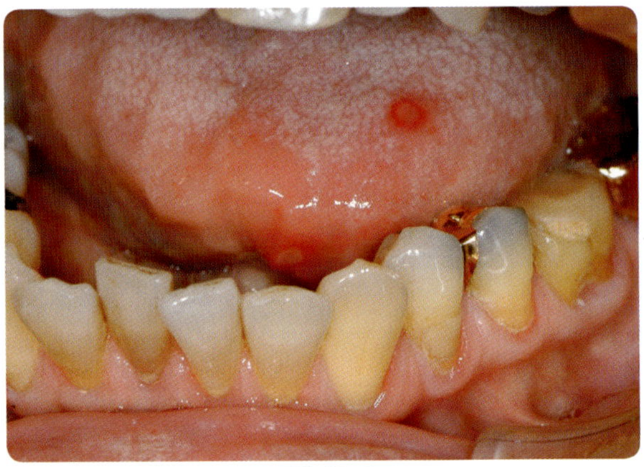

그림 40-2

고립성 아프타

- 왼쪽 혀등과 혀끝의, 원형이며 경계가 뚜렷한 얕은 궤양
- 그 주위를 발적(홍륜)이 둘러싼다.

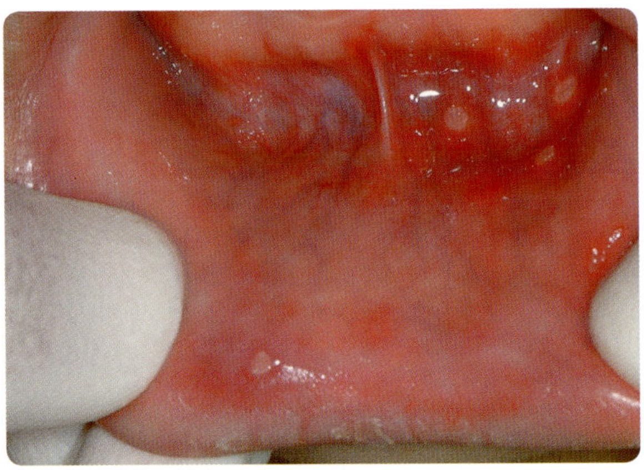

그림 40-3

만성 재발성 아프타

- 아랫입술 안쪽과 치은협이행부에 몇 개의 아프타가 나타난다.
- 아랫입술 정중부의 아프타는 치유 경향이 보인다.
- 치은협이행부의 아프타는 새로 생긴 것이다.

아프타란: 가운데가 하얗고 주위가 붉은 상태다

'아프타(aphtha)'라는 말은 질환명이 아니라 입안의 상태(징후, sign)를 나타내는 것이다. 구강점막에 생기는, 지름이 수 mm인 원형 또는 타원형의 경계가 뚜렷한 얕은 궤양이 있고, 그 둘레를 폭이 좁은 홍륜(red hello)이 둘러싸는 상태다. 이 궤양 면은 백색이나 회백색 부착물로 덮여 있다. 아프타와 같은 형태의 구내염을 '아프타성 구내염(aphthous stomatitis)'이라고 한다.

아프타성 구내염에는 1) 고립성 아프타, 2) 만성 재발성 아프타, 3) 베체트병, 4) 바이러스성, 5) 외상성 등이 있다.

1) 고립성 아프타(solitary aphtha)

고립성 아프타는 아프타가 한두 개 나타나며, 1주일에서 10일 정도 지나면 자연스럽게 치유된다. 스트레스 등 여러 가지 소인을 추정할 수 있지만, 원인은 불분명하다.

2) 만성 재발성 아프타(recurrent aphtha)

아프타가 반복적으로 출현하는 경우를 '재발성 아프타', '만성 재발성 아프타', '습관성 아프타', '재발성 아프타성 구내염' 등이라고 한다. 재발의 원인은 불분명하며 재발까지의 기간도 개인에 따라 다르다. 여성에게 약간 많고, 사춘기 이후에 증가하는 경향이 있지만 고령자에게서는 잘 나타나지 않는다.

3) 베체트병(Behçet's disease)

전신질환이며 다음의 네 가지 증후가 출현한다. 구강내 아프타가 처음 증상인 경우가 많다고 하지만, 구강 증상만 보고 다른 아프타성 구내염과 감별하기는 어려우므로 동반 증상의 출현에 따라 진단하게 된다.

① 구강점막의 재발성 아프타
② 눈의 포도막염
③ 피부의 결절성 홍반
④ 외음부의 궤양

4) 바이러스성

헤르페스 치은구내염 →SECTION 9, 수두, 대상포진 →SECTION 7 등의 바이러스 수포성 병소는 아프타성 구내염의 상태를 보이는 것이 많다. 수포는 터져서 궤양이 되고, 이것은 아프타성 구내염의 양상을 보인다. 바이러스가 원인이라는 것이 분명한 경우에는 그 바이러스 감염의 질환명을 사용하고, 뚜렷한 원인을 찾을 수 없는 경우에는 아프타성 구내염이라는 징후명을 진단명으로 사용하게 된다.

5) 외상성

교상으로 구내염이 생기는 경우를 자주 경험한다. 특수한 것으로 '베드너 아프타(Bednar's aphtha)'가 있다. 수유 시의 외상성 변화이며, 구개에 좌우대칭으로 아프타성 구내염이 생기는 것을 말한다. 외상성 궤양성 병소로 평가되는 것이다.

고립성 아프타와 재발성 아프타에 대한 대처: 그대로 경과를 지켜보기만 해도 문제는 없다 약은 대증요법이다

1주일에서 10일, 길어도 2주일 정도면 자연 소멸하는 것이 일반적이어서 그대로 경과 관찰만 해도 문제는 없지만, 아프타는 통증 특히 접촉통이 있으므로 이 증상을 완화시킬 수 있으면 편안해진다. 이것은 스테로이드성 항염증제 첩부제(아프타치® 구강용 첩부제)의 적응증이지만 연고제(Aphtasolon® 구강용 연고, 오르텍사® 구강용 연고 등), 분무제(잘코트® 캡슐 외용)도 유용하다 →APPENDIX. 그러나 스테로이드성 항염증제는 감염질환에 사용해서는 안 되므로 바이러스 질환과의 감별이 중요하다.

SECTION 41 헤르펜지나

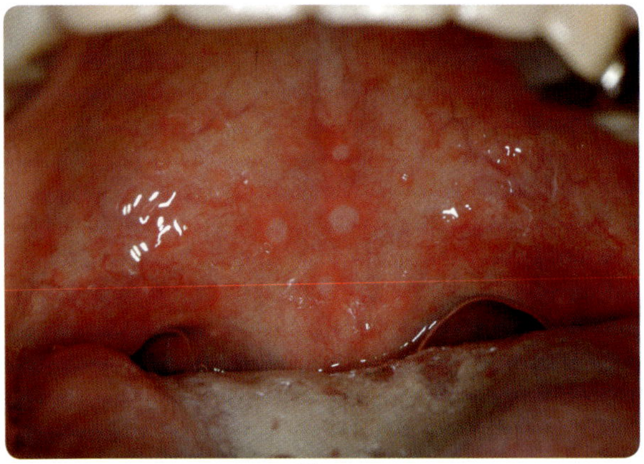
그림 41-1

헤르펜지나

- 연구개의 아프타 모양 구내염

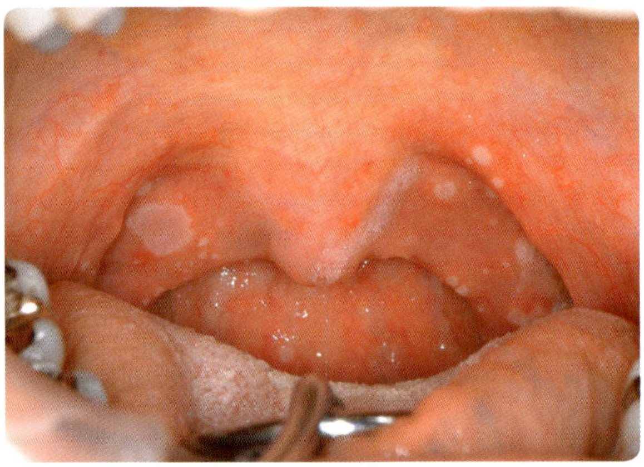
그림 41-2

헤르펜지나

- 구개설궁, 구개인두궁의 다수의 소궤양
- 중인두에도 아프타 모양 구내염이 나타난다.

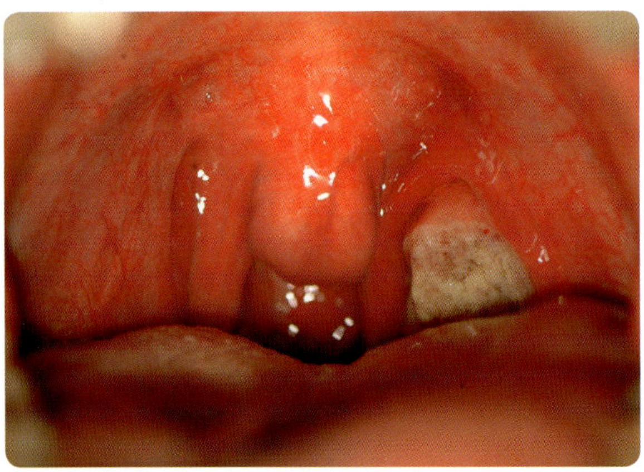
그림 41-3

구개편도염

- 왼쪽 구개편도염으로 표면은 괴저성
- 구개편도가 부어서 구개설궁이 바깥쪽으로 압배되어 있다.
- 세균이 원인인 화농성 염증

헤르펜지나란: 구강점막의 수포성 병소다

헤르펜지나(herpangina)는 구강점막으로부터 인두에 나타나는 수포성 병소를 특징으로 하는 급성 바이러스성 염증이다. 영유아를 중심으로 여름철에 유행한다. 성인에게서 발생하는 경우도 있다.

헤르펜지나의 원인: 콕사키바이러스(*Coxsackie virus*) 감염이다

헤르펜지나의 대다수는 엔테로바이러스(*Enterovirus*) 속에 속하는 바이러스에 기인한다. 콕사키바이러스 A군인 경우가 많지만, 콕사키바이러스 B군이나 에코바이러스(*Echovirus*)로 발생하는 경우도 있다.

엔테로바이러스속은 피코르나바이러스(*Picornavirus*) 과에 속하는 다수의 RNA 바이러스 중 하나이며, 폴리오바이러스(*Poliovirus*), 콕사키바이러스 A군, 콕사키바이러스 B군, 에코바이러스, 엔테로바이러스 등이 포함된다.

엔테로바이러스는 장관에서 증식하는 바이러스의 총칭인데, 체내의 다른 장기에 감염되면 각각에 따른 임상증상을 일으킨다. 예를 들어, 수족구병은 구강점막과 함께 손발의 피부에 병소를 형성한다.

헤르펜지나의 임상소견: 구강 뒤쪽의 아프타 모양 구내염이 특징이다

연구개, 구협, 인두 등 구강 뒤쪽에 소수포를 형성한다. 그 소수포는 터져서 미란·궤양이 된다. 이것이 아프타 형태 →SECTION 40 를 띤다. 연구개, 인두에 병소가 생기므로 연하통이 심해 음식물을 섭취하기 어려울 수 있다. 38℃ 이상의 발열을 동반하는 경우가 많다.

헤르펜지나의 치료: 대증요법이다

헤르펜지나의 원인인 콕사키바이러스에 효과가 있는 항바이러스제는 없다. 원인요법이 없으므로 대증요법을 실시한다. 발열, 통증에 대한 대처와 전신상태의 개선이다.

엔테로바이러스의 콕사키바이러스 A16, 엔테로바이러스 71에 의한 수족구병도 항바이러스제가 없으므로 대증요법의 적응증이다.

연하통이 나타나는 질환: 치성 감염이나 편도염이 있다

연하통이 심하여 음식물을 섭취하기 어려운 질환으로 편도염(그림 41-3)이나 편도주위염, 치성 감염으로부터 염증이 측인두극이나 익돌하악극에 파급된 경우 등이 있다. 같은 연하통에서도 여러 가지 질환이 있다. 화농성 염증은 절개와 배농 그리고 항생제를 이용한 약물요법의 적응증이다.

SECTION 42 궤양성 구내염

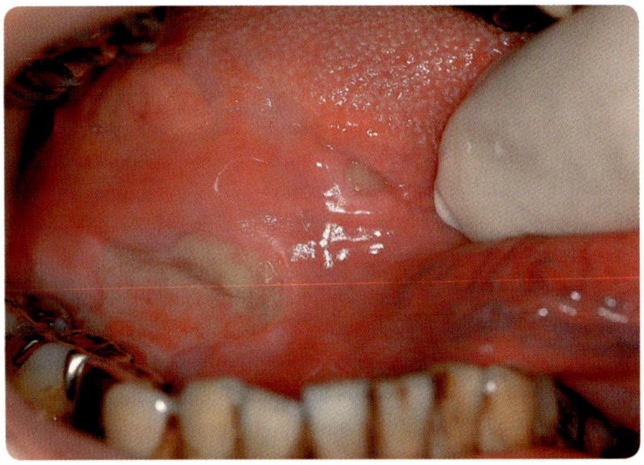

그림 42-1

궤양성 구내염

- 오른쪽 혀 아랫면의 궤양
- 표면에 괴사조직과 섬유소가 있어 황백색으로 보인다.
- 궤양의 아래쪽 반은 육아조직으로 형성되어 치유과정에 있다.
- 궤양 주위에 미약한 종창은 있으나 암과 같은 경결감은 없다.

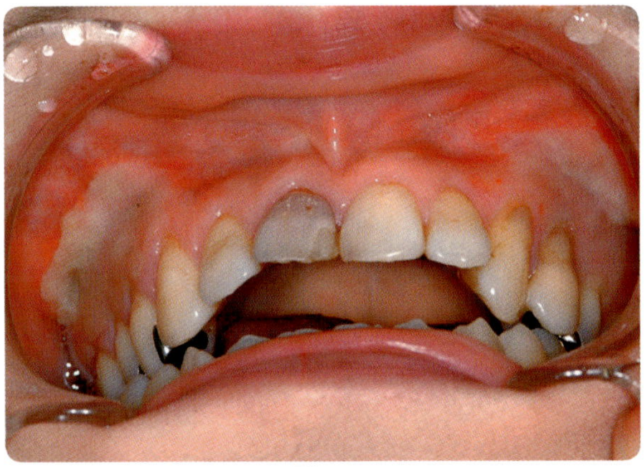

그림 42-2

궤양성 구내염

- 양측 치은협이행부에 궤양과 미란이 나타난다.
- 궤양 표면은 황백색으로 보인다.
- 궤양의 원인은 칫솔에 의한 것이다.

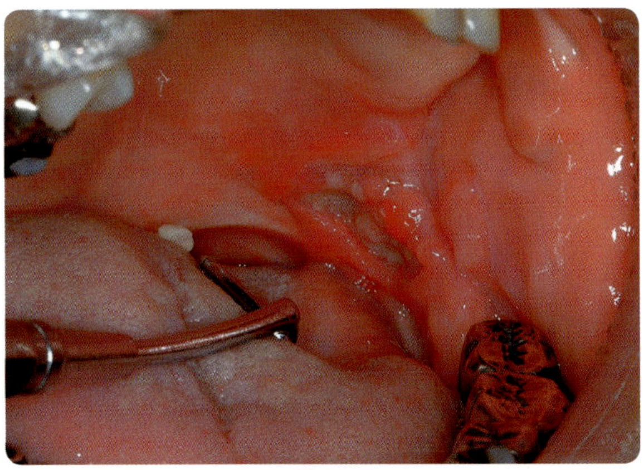

그림 42-3

대아프타

- 왼쪽 구개설궁의 궤양
- 궤양 표면은 적색과 백색이 혼재되어 있으며, 궤양 주변에는 발적이 나타난다. 이 궤양이 1개월 가까이 계속되고 있는 상태다.

궤양성 구내염이란: 점막의 실질이 결손되는 염증이다

'궤양성 구내염(ulcerative stomatitis)'은 구강점막 상피가 결손되는 궤양으로, 보통은 섬유소성 염증으로 위막성 구내염 상태가 되는 경우가 많다. 따라서 육안으로는 궤양 형성과 궤양 표면의 백색 위막 형성이 특징적이다. 아프타성 구내염 →SECTION 40 도 궤양성 구내염의 하나이지만 임상적 특징이 있으므로 따로 분류한다. 또한 욕창성 궤양 →SECTION 22 은 궤양성 구내염이지만 발생기전으로부터 다른 개념으로 취급받는다.

궤양성 구내염의 원인은 카타르성 구내염 →SECTION 39 의 원인과 마찬가지로 우식 방치와 그 치아에 점막이 스침, 혀를 가지고 노는 버릇 때문에 혀가 치아에 닿음, 뜨거운 것을 먹어 화상을 입은 것 등이다. 치주병으로 인해 구강점막에 궤양이 생긴 것은 '괴사성 궤양성 치은구내염' →SECTION 17 이라고 한다.

병리학적으로는 염증반응의 일부에서 조직의 괴사가 현저하게 눈에 띄는 경우를 '괴사성 염증'이라고 한다. 괴사로 인해 조직은 탈락하여 궤양이 된다. 세균감염에 의한 국소 순환장애로 괴사에 빠지는 경우도 '괴사성 염증'이라고 한다[25]. 이것도 궤양이 된다. 한편 괴사조직에 균이 감염된 경우를 '괴저(gangrene)'라고 한다.

대아프타란: 일반적인 아프타(소아프타)와 비교하여 매우 큰 것이다

크기가 1~3cm이고, 궤양은 깊지만 외관이 소아프타와 매우 비슷하다. '궤양성 구내염'이라고 부르는 것이 좋을지 '대아프타'라고 부르는 것이 좋을지 판단하기 어렵기도 하지만, 궤양의 원인을 확실히 알 수 없으며, 치유에 1개월 이상 걸리는 듯한 홍륜을 동반하는 큰 궤양을 '대아프타'라고 부르는 경우가 많다. 대아프타는 궤양 주위가 딱딱해져 암 →SECTION 1~3 과 비슷한 소견을 보이는 경우가 있어 주의가 필요하다.

궤양성 구내염의 대처법: 원인이 있으면 제거한다

일과성의 물리적 자극으로 인해 생기는 것이 많으며, 이러한 경우에는 자연치유를 기대할 수 있으므로 그대로 경과를 관찰하면 된다. 우식이나 의치의 부적합 등 만성 기계적 자극이 원인인 경우에는 그 원인을 제거해야 하므로 전문적인 대처가 필요하다 →SECTION 22 . 또한 난치성 궤양성 병소는 암과의 감별이 중요하며, 전문적인 진단이 필요한 경우도 있다.

약물요법으로는 가글제인 아줄렌설폰산나트륨(azulene sodium sulfonate)이나 아줄렌설폰산나트륨·탄산수소나트륨의 적응증이다 →APPENDIX . 이것이 효과가 없는 경우는 스테로이드성 항염증제 함유 연고, 스테로이드성 항염증제 내복으로 염증을 억제한다. 연고로 상처를 덮어 보호하여 자극을 피함으로써 치유 촉진을 기대할 수 있다.

궤양성 구내염에 칸디다가 2차 감염이 되어 난치성이 되는 일이 있으므로 진단과 치료에서 진균검사 →SECTION 16 가 중요하다.

SECTION 43 외골증

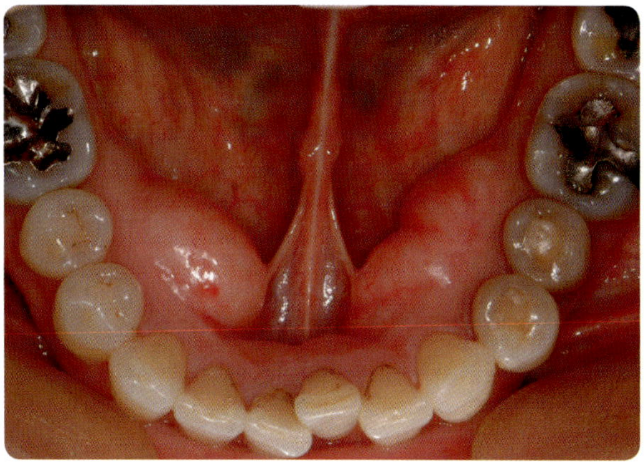

그림 43-1

하악융기

- 하악골 안쪽의 결절성 덩어리로 무통성이며 골모양 경도를 보인다.
- 반구형 뼈의 팽융으로 좌우에 나타난다.
- 소구치 부근에 생기는 경우가 많다.

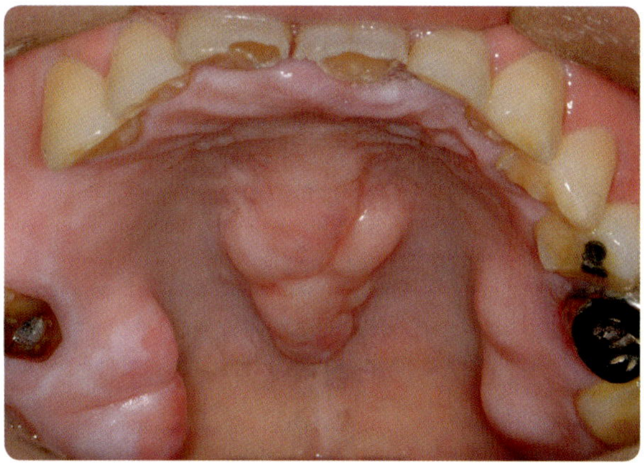

그림 43-2

구개융기

- 구개의 결절성 덩어리로 무통성이며 골모양 경도를 보인다.
- 분엽형(lobulation)으로 되어 있다.
- 구치부 구개 측 치조부는 외골증이다.
- 치아에는 교모가 나타난다.

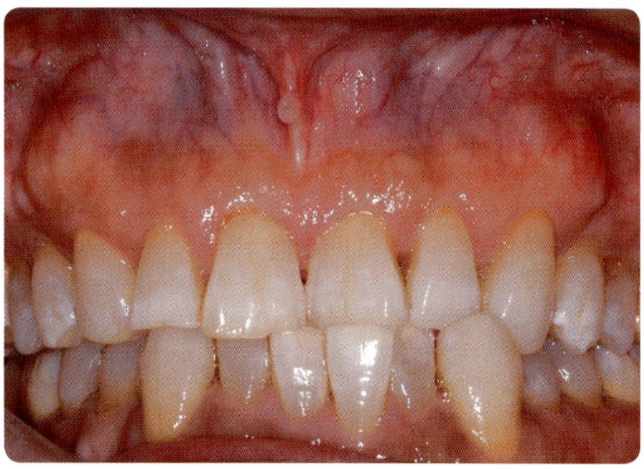

그림 43-3

치조부의 외골증

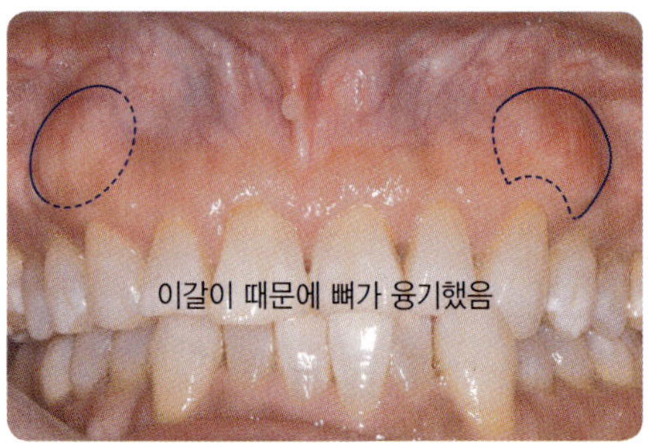

외골증이란: 뼈의 표면으로부터 외측을 향해 뼈가 덩어리 형태로 증식된 것이다

'골종(osteoma)'은 성숙한 골질의 증식으로 이루어지는 종양성 병소이지만 악골에서 진성종양으로 생기는 경우는 드물다. 대부분은 반응성으로 증식한 것으로, 뼈가 악골의 주변으로 증식한 상태가 '외골증(exostosis)'이다. 이에 대응하는 용어로 '내골증(enostosis)'이 있다. 내골증은 골증식이 뼈의 내부에서 일어난 것으로, 피질골 내면으로부터 해면골 쪽으로 증식한다.

외골증 중 특정부위에 생기는 것을 '골융기'라고 하며, 골융기에는 '하악융기(mandibular torus)'와 '구개융기(palatal torus)'가 있다.

하악융기란: 하악 소구치 부위의 설측에 생기는 골융기를 하악융기라고 한다

반구형 뼈의 팽융으로 대부분 좌우대칭으로 나타난다. 좌우 1개씩 있거나 여러 개인 것도 있고, 여러 개가 연결된 것 같은 형태로 나타나는 것도 있다.

외골증의 원인은 뼈의 반응성 증식이다. 하악융기는 하악골이 U자형이며, 교합 시에 하악골이 휘는 것 같은 힘이 가해진다. 하악의 소구치부에서 교합 시에 특히 강한 응력이 생기므로 이 부위에 융기가 일어나는 것도 생각할 수 있다.

구개융기란: 구개의 정중부에 생기는 골융기가 구개융기다

상악골은 정중에 골봉합이 있으며 교합 시에 정중에 응력이 걸리기 쉬우므로, 이 부위에 골융기가 생기는 것으로 보인다. 구개융기는 방추상 또는 분엽형이며, 대부분은 좌우대칭이지만 드물게 한쪽에만 생기기도 한다.

골융기 이외의 외골증이란: 외골증은 치아를 지탱하는 치조골에도 잘 생긴다

골융기 이외의 외골증은 이를 갈거나 이를 악무는 등 특정 부위에 비정상적인 힘이 가해짐으로써 생긴다.

'치조융기(alveolar tubercle)'란 치조의 외벽 치근에 일치한 융기이며 전치부에서 뚜렷하다. 이것은 정상적인 구조이며→BASIC 1 병명이 아니다[26].

외골증의 임상소견: 뼈의 무통성 팽융이며 표면 점막에 이상은 없다

외골증은 통증 등의 자각증상이 없으며 뜨거운 음식을 먹고 화상을 입었을 때 입천장의 융기를 알아채거나 칫솔의 찰과로 인해 치조부의 외골증을 알아차리는 일이 있을 정도다.

소아기에는 거의 나타나지 않으며, 골격의 발육이 진행됨에 따라 점차 증식해간다.

골융기의 대처: 병적인 것이 아니므로 특별한 문제가 없으면 제거할 필요는 없다

의치 제작 시에 장애가 되는 경우, 발성에 문제가 생기는 경우, 외골증 표면의 점막에 욕창→SECTION 22이 생기는 경우 등에서는 외과적으로 제거한다. 수술은 보통 국소마취하에 이루어진다. 점막을 절개하여 점막과 골막을 벗겨내 점막골막판을 형성하고 증식한 뼈를 제거한다. 삭제는 bone chisel, bone file, bone bur 등의 절삭기구를 사용하여 실시한다.

SECTION 44 포다이스 과립

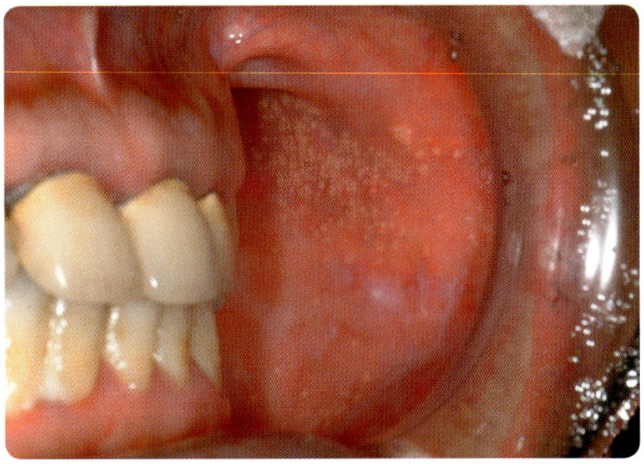

그림 44-1

포다이스 과립

- 좌측 협점막에 다수의 황색 점상 구진이 있다.
- 황색 점상이 약간 융기해 있다.

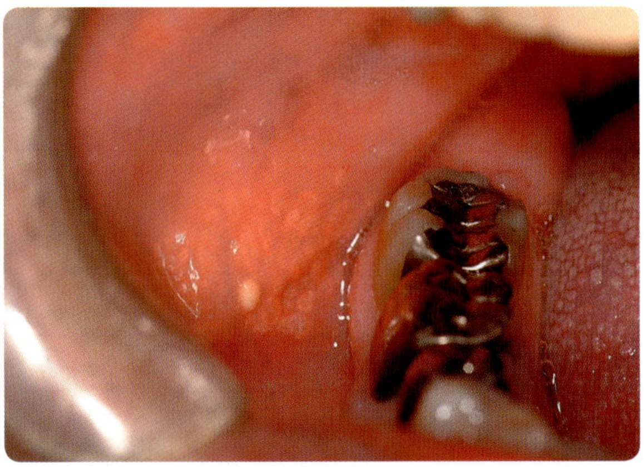

그림 44-2

포다이스 과립

- 그림 44-1과 달리 큰 황색 구진상 융기가 하나 있고, 그 뒤쪽에는 언덕 형태의 황색이 나타난다.

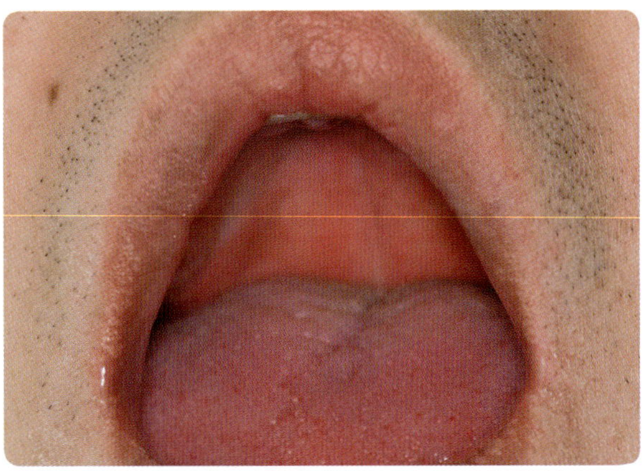

그림 44-3

포다이스 과립

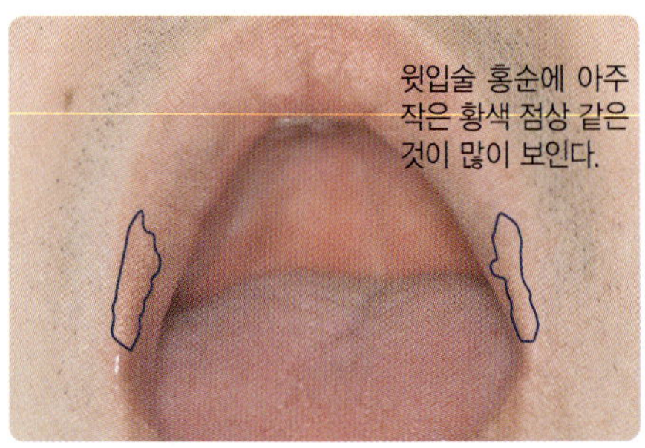

포다이스 과립이란: 구강점막의 피지선이다

구강점막에는 피지선이 없다. 피지선이란 피부의 모근 부분에 있으며 지방 성분을 내는 샘(선)이다. 원래대로라면 존재하지 않는 점막에 피지선이 있으면 노란색 점상으로 보인다. 이를 '포다이스 과립(Fordyce granule)'이라고 한다. 포다이스 과립은 이소성으로 피지선이 존재하는 것이므로 '이소성 피지선(ectopic sebaceous glands)'이라고도 한다. 신생아기나 영아기에는 드물며, 사춘기 이후에 증가하여 발현율이나 구진의 수가 연령에 따라 증가하는 경향이 있다.

구강점막 이외에 성기의 점막에도 나타난다[27].

포다이스 과립의 임상소견: 좁쌀알 정도의 크기이며, 약간 융기한 황색 반점이다

구강점막에 노란색 점상으로 보이며 몇 개 정도밖에 없어서 거의 눈치챌 수 없는 것에서부터 여러 개가 모여 있는 것까지 다양하다. 협점막 뒤쪽에 나타나는 것이 일반적이지만 입술 안쪽의 점막, 드물게 구개, 치은이나 혀에 존재하기도 한다.

포다이스 과립은 자각증상이 없는 것이 대부분이며, 어느 날 점막의 꺼칠꺼칠한 느낌이 신경 쓰이기 시작했다고 하는 경우가 많다.

치료법: 치료의 필요성은 전혀 없다

CHECK 4

점막과 피부

구강은 전면이 점막으로 덮여 있고, 이 점막에는 다수의 감각수용기를 포함한다. 구강점막 상피는 중층편평상피이며, 그 아래에 '점막고유층'이 지탱하고 있으며, 그 아래에는 '점막하층(점막하 조직)'이 있다.

연구개나 구강저와 같이 가동성이 높은 부분(이장점막)에서 점막고유층은 거친 점막하층을 통해 근층으로 연속되어 있다. 경구개나 치은부 등 뼈를 덮는 부분(저작점막)에서는 점막고유층이 골막에 부착되어 있다. 구강점막 전체에 소타액선이 분포하는데, 이는 점막고유층이나 점막하층에 존재한다. 위나 장에서는 점막고유층과 점막하층 사이에 '점막근판'이라는 얇은 층이 있다.

피부는 외표면인 '표피'의 아래에 두껍고 면밀한 섬유성의 '진피'가 있다. '진피'는 지방조직을 가지는 피하조직을 통해 그 아래층의 조직과 결합한다(그림 44-4).

'진피'는 혈관이 풍부하며 감각수용기가 존재한다. 모낭, 땀샘, 피지선은 피부부속기다. 그 기원은 태생기에 표피조직이 진피나 피하조직으로 함입되면서 형성된 것이다. 구강점막에 이러한 부속기가 존재하는 진피는 없지만 '점막고유층'이 진피에 해당한다.

그림 44-4. 피부의 구조.

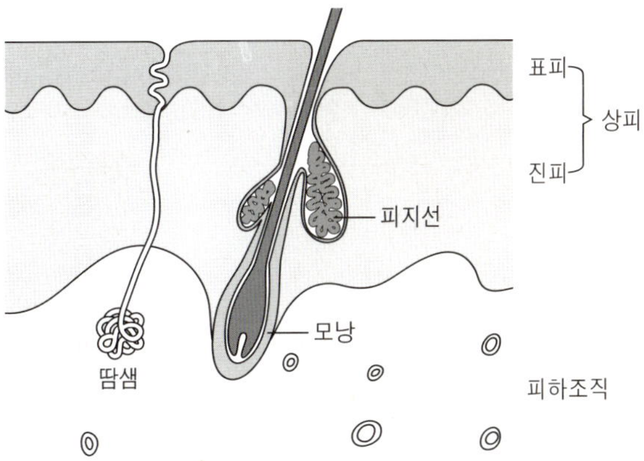

SECTION 45 지도혀

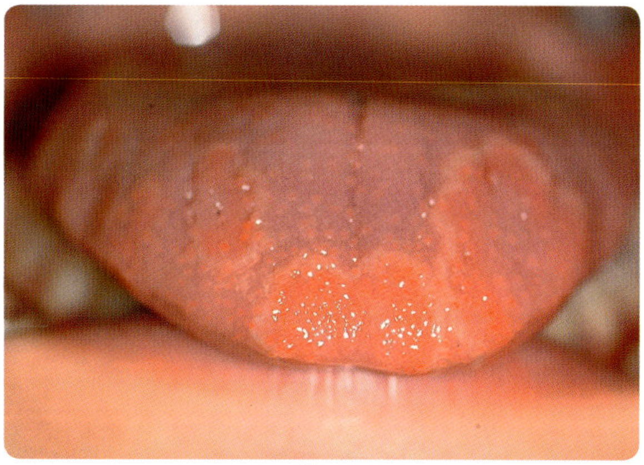

그림 45-1

지도혀

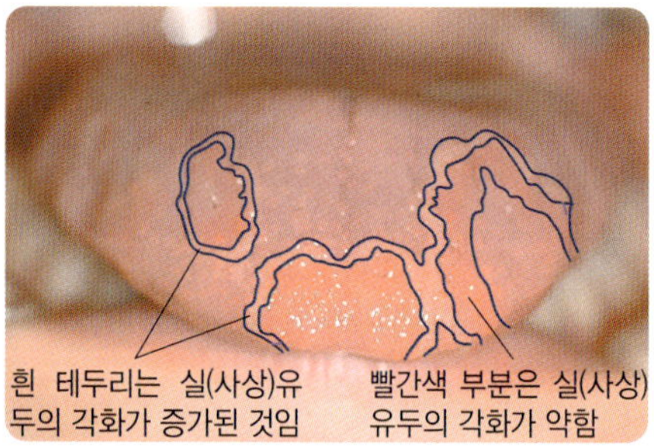

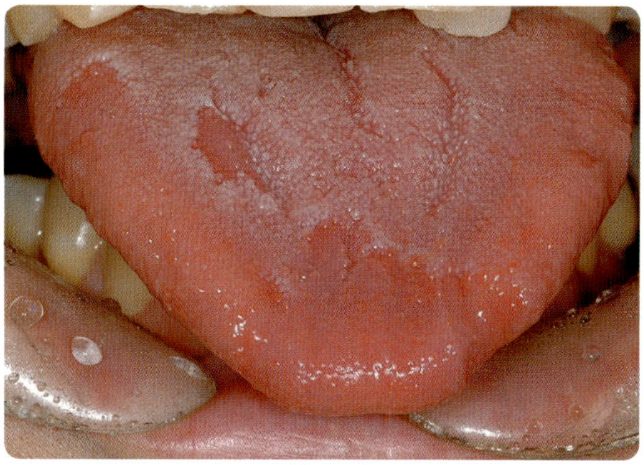

그림 45-2

지도혀

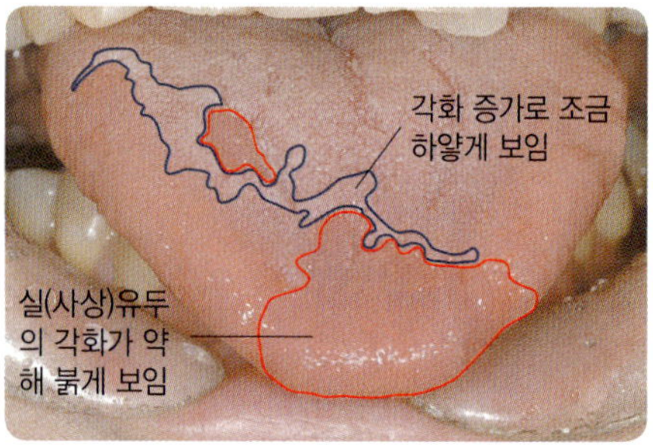

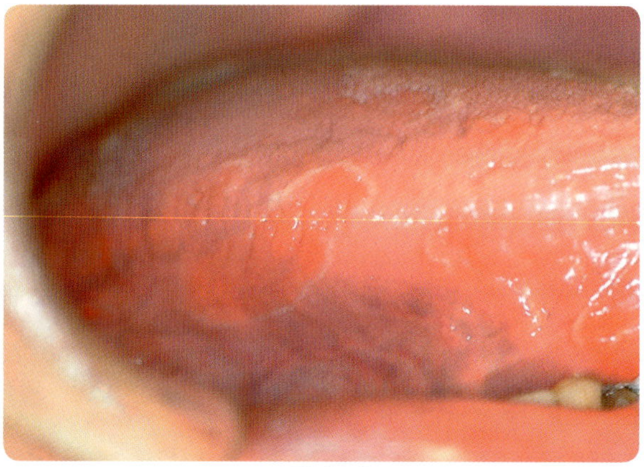

그림 45-3

지도혀(이동성 홍반)

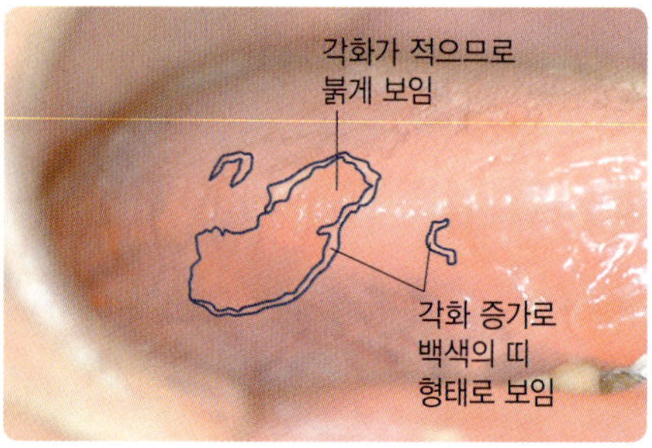

지도혀란: 혀등 면에 나타나는 위축성 변화다

'지도혀(geographic tongue)'는 혀등 전체에 존재하는 실유두의 각화 상태가 혀등의 부위에 따라 다르기 때문에 생기는 것이다. 지도혀의 원인은 불분명하지만 스트레스가 그 원인 중 하나라고 여겨진다. 한편 혀 표면의 변화가 신경 쓰여 정신적 스트레스를 일으키는 경우도 적지 않다. 이 스트레스로 인해 혀의 통증이 나타날 수 있다.

지도혀의 임상소견: 혀에 지도와 같이 얼룩덜룩한 무늬가 생긴다

혀등 표면에 다양한 크기의 원형 또는 반원형의 연한 적색 반점이 생긴다. 가운데가 적색 반점형이며, 그 반점 주위에 하얗게 띠 모양의 테두리가 있다. 중앙의 적색 반점과 주변의 가는 백색 테두리가 확대되어 서로 융합해, 경계가 분명한 적색과 백색이 혼재된 커다란 지도와 같은 형태로 나타난다. 수 시간이나 수일마다 모양이 바뀐다. 적색 부분은 실유두가 소실된 것이며, 백색 부분은 실유두가 정상 또는 각화가 증가된 부분이다. 과부전각화가 생겼다고 한다[18].

성인보다 아이들에게서 많이 발생하고, 성인의 경우에는 여성에게서 많이 발생한다.

이동성 홍반이란: 혀등 면 이외에도 지도 모양 병소가 나타난다

혀등 면 외에도 혀 테두리(그림 45-3)나 기타 구강점막에도 이러한 병변이 생긴다. 실유두가 존재하지 않는 부위이므로 실유두만 관여하는 병소라고는 할 수 없다. 이러한 예도 있으므로 지도혀는 이동성 홍반(erythema migrans)이라고도 한다. 건선(psoriasis)과 같은 상피의 교체율 이상이 관여하는 것도 추측된다.

지도혀의 자각증상: 보통은 자각증상이 없다

염증이 동반될 수 있으며 이때는 가벼운 통증이 생긴다. 지도혀가 문제가 되는 것은 통증을 동반했을 때다. 통증이 있어서 스스로 혀를 관찰했을 때 이상한 모양이 있다는 것을 깨닫는 경우가 많다. 통증이 나타나는 원인은 실유두가 소실된 부분이 자극을 받기 쉽기 때문이다.

혀균열→SECTION 46이 동시에 나타나는 경우도 있는데, 그 경우는 염증을 일으킬 가능성이 커진다.

지도혀의 대처: 일반적으로는 치료할 필요 없다

얼얼하게 아프거나 따가운 경우에는 가벼운 염증이 있지만 자연스럽게 소실되는 경우가 많다. 통증이 우려되는 경우에는 가글제로 대처한다. 가글제는 아줄렌설폰산나트륨 등이 좋다.

SECTION 46 혀균열

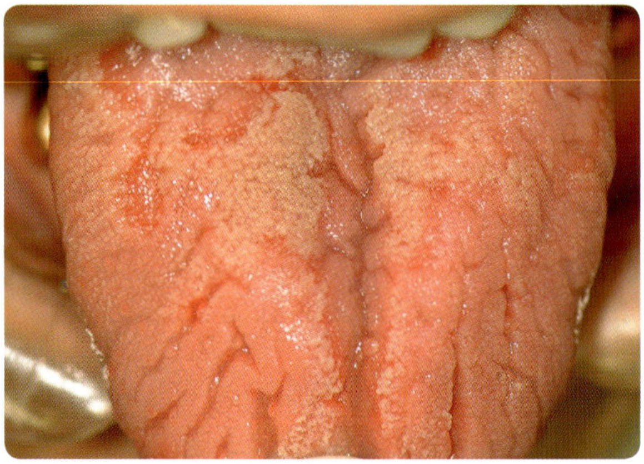

그림 46-1

혀균열

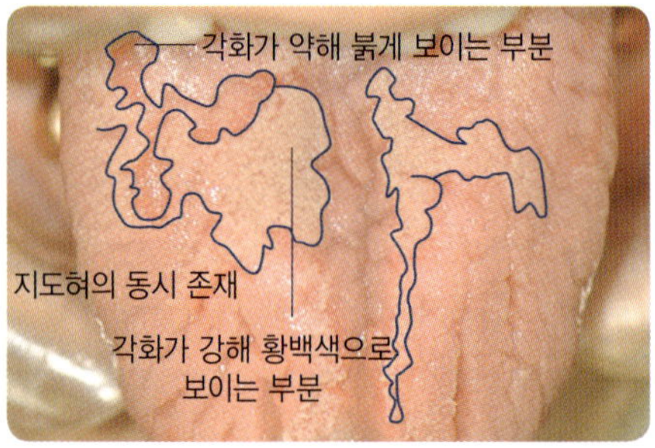

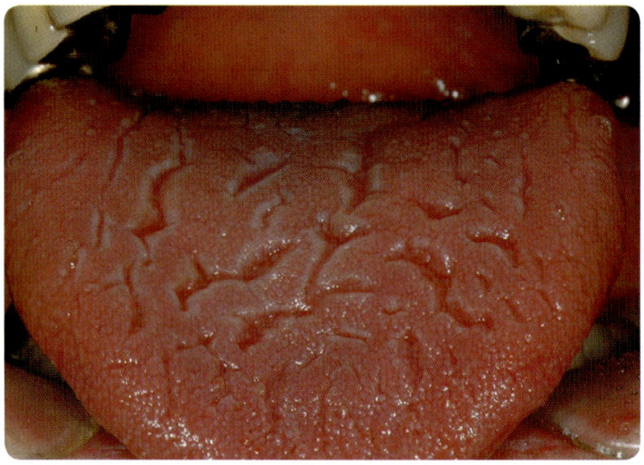

그림 46-2

혀균열

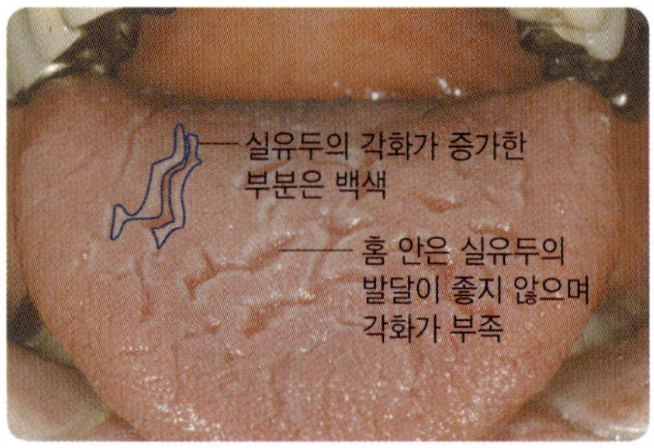

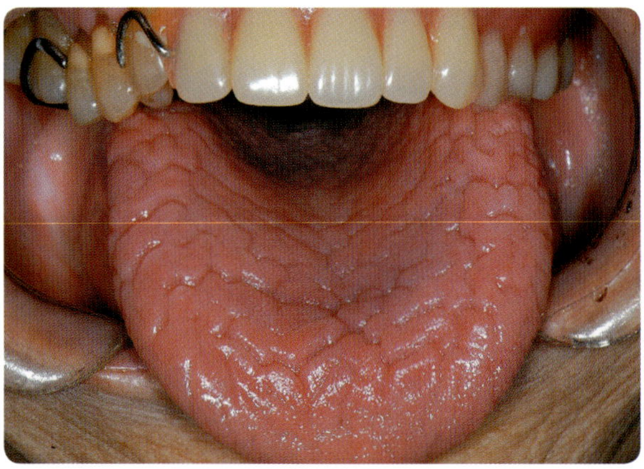

그림 46-3

혀유두 위축

- 타액분비 감소로 인한 구강건조
- 혀유두가 소실되었다.
- 혀등 면은 위축되고 주름·분열형을 나타낸다.
- 혀균열과는 다르다.

혀균열이란: 혀등 표면에 여러 개의 깊은 홈이 있는 것으로, 선천성 이상이다

'혀균열(fissured tongue)'은 혀등 표면에 깊이 팬 다양한 폭의 홈이 여러 개 나타나는 상태다. 대부분은 선천적인 형성이상이지만 후천적으로도 만성염증에 동반하여 출현할 수 있다.

구강건조증으로 점막이 위축되고 혀등 면에 분엽형으로 균열이 들어간 것처럼 되는 일이 있으나(그림 46-3), 이 경우는 혀균열과는 다소 느낌이 다르다.

혀균열의 임상소견: 홈 안에 혀유두가 존재하지 않는다는 특징이 있다

혀균열은 홈 이외의 부분은 혀유두도 정상이고 지각이상이나 미각이상도 나타나지 않는다. 전형적인 경우에는 홈 안에 혀유두가 존재하지 않고 홈의 표면은 평활하다.

혀균열은 지도혀를 동반하는 경우가 많다. 지도혀는 혀등 전체에 존재하고 있는 실상유두의 각화 상태가 혀등면 부위에 따라 달라서 생기는 것이다.

혀균열의 자각증상: 평소에는 자각증상이 없으며 스스로 거울을 보고 홈이 있다는 것을 알게 된다

깊은 홈은 음식물의 찌꺼기가 들어가면 불결해지기 쉽고, 세균의 정착이나 만성자극으로 인해 염증을 일으키며, 때로는 통증이나 가벼운 미각장애를 동반하기도 한다.

혀균열에 대한 대처: 혀균열 자체는 반드시 병적인 변화라고는 할 수 없으므로 치료할 필요는 없다

홈 부분은 염증이 생기기 쉽다. 통증 등의 자각증상이 있을 때나 타각적으로 염증 증상이 있는 경우에는 아줄렌설폰산나트륨 등의 가글제로 소염한다. 부드러운 칫솔이나 혀솔로 혀를 닦는 것이 효과적인 경우도 있다.

SECTION 47 정중마름모꼴혀염

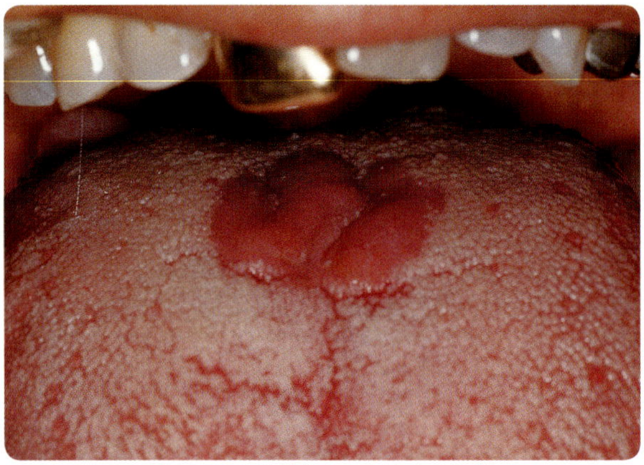

그림 47-1

정중마름모꼴혀염

- 혀등 뒤쪽 중앙부 분계구의 앞에 마름모꼴의 적색 부분이 보인다.
- 적색 부분은 분엽형으로 융기하였으나 표면은 평활하다.

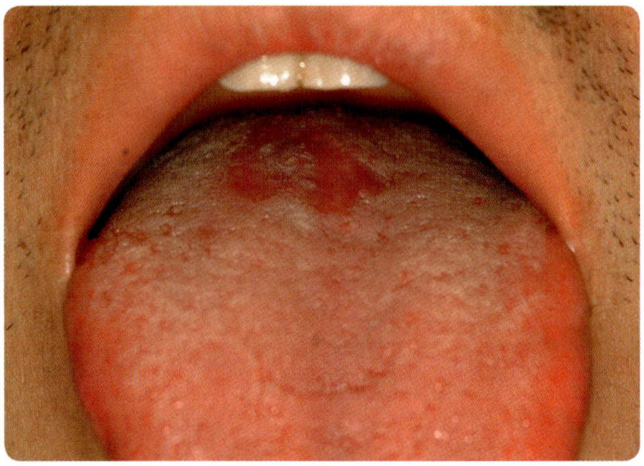

그림 47-2

정중마름모꼴혀염

- 혀등 뒤쪽 정중부에 혀유두의 소실
- 융기는 나타나지 않는다.
- 현미경 검사에서 균사가 확인되지 않아 칸디다의 관여는 부정적이다.

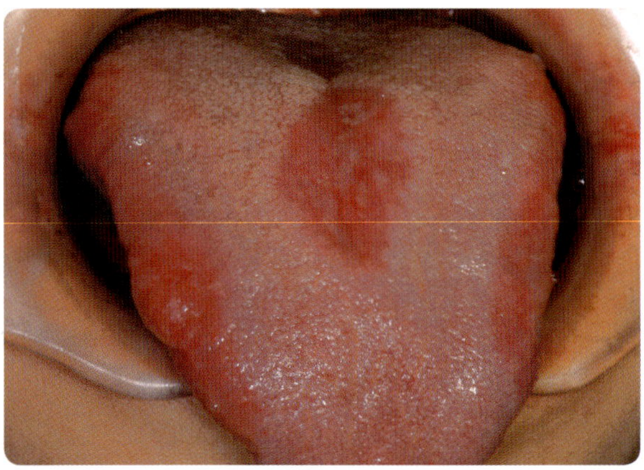

그림 47-3

홍반성 칸디다증

- 혀등 정중 중앙부의 발적
- 양측 혀 테두리에도 발적이 보인다.
- 면역억제제로 치료 중이다.
- 현미경 검사에서 균사가 확인되어 구강 칸디다증이라고 진단되었다.

정중마름모꼴혀염이란: 혀등 뒤쪽의 정중에 나타나는 마름모꼴의 변화다

'정중마름모꼴혀염(median rhomboid glossitis)'은 혀등(혀의 앞 2/3) 뒤쪽에서 분계구 앞쪽의 정중선 위에 마름모꼴(능형) 또는 타원형으로 주위와 확연히 색깔이 다른 변화로서 나타나는 것을 말한다. 병소부에 혀유두는 없고, 표면은 평활하며 융기하는 경우와 융기하지 않는 경우가 있다. 통상은 자각증상이 없다.

정중마름모꼴혀염의 원인: 발육이상이라는 견해가 있다

병명이 '혀염'이지만 혀의 염증인지는 분명하지 않으며 일종의 발육이상으로 간주된다. 혀의 앞 2/3는 태생 3~4주경에는 제1아가미궁으로부터 1쌍의 '외측혀융기'와, 정중에 융기하는 삼각형의 '부대결절'로 구성되어 있다. 그 후 혀의 각 원기가 융합하여 혀 모양이 되는 과정에서 부대결절은 퇴축한다. 어떠한 원인으로 부대결절의 퇴축이 방해되었을 때 부대결절이 잔존하여 정중마름모꼴혀염이 생긴다는 견해다[18].

정중마름모꼴혀염의 원인: 칸디다와 관련되어 있다는 견해도 있다

이 병소를 칸디다증과 관련된 질환으로 취급하는 것이 많다→SECTION 11 표 11-2. 원래 정중마름모꼴혀염은 발육이상으로 간주되며, 그 부위에 존재하는 염증은 2차적인 것이라고 여겨졌다. 그 뒤 정중마름모꼴혀염의 상피 내에 칸디다가 나타나는 증례가 많으며, 발육이상이 없어 만성 진균감염증이라고 여겨지게 되었다[18].

정중마름모꼴혀염의 진단: 칸디다가 관련되어 있는 것은 칸디다 관련 병소라고 한다

통상 임상에서 정중마름모꼴혀염으로 진단되는 것에는 발육이상에 의한 것과 칸디다가 관련하는 것이 모두 포함되어 있다고 생각된다. 발육이상에 의한 것은 항진균제에 반응하지 않는다. 이것이 협의의 정중마름모꼴혀염이라고 생각된다.

칸디다와 관련된 것은 항진균제에 반응하므로 발육이상과 칸디다 관련 병소는 치료적 진단으로 감별할 수 있다. 또한 도말표본의 현미경 검사로 균사를 확인하는 것이 칸디다증의 확정 진단→SECTION 16이 된다.

그림 47-3은 정중마름모꼴혀염처럼 보이지만 분명히 구강 칸디다증으로, 정중마름모꼴혀염은 아니고 '홍반성 칸디다증'이라고 진단한다. 또한 정중부에 위치한 '증식성 칸디다증'은 정중마름모꼴혀염과 유사하므로 주의가 필요하다→SECTION 13 그림 13-1·2. 또한 정중마름모꼴혀염, 구각염, 의치 구내염은 칸디다뿐만 아니라 다른 인자의 관여도 생각되므로 칸디다 관련 병소→SECTION 11 표 11-2라고 한다.

정중마름모꼴혀염에 대한 대처: 치료가 필요 없다

발육이상의 경우에는 치료할 필요가 없다. 또한 통상은 병리조직검사도 실시하지 않는다.

SECTION 48 혀편도 비대

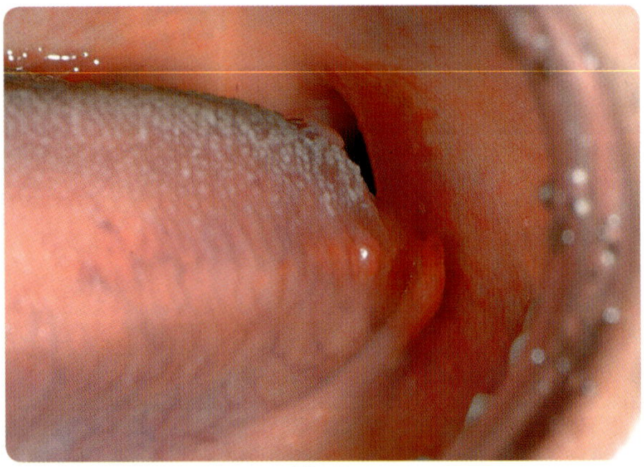

그림 48-1

혀편도

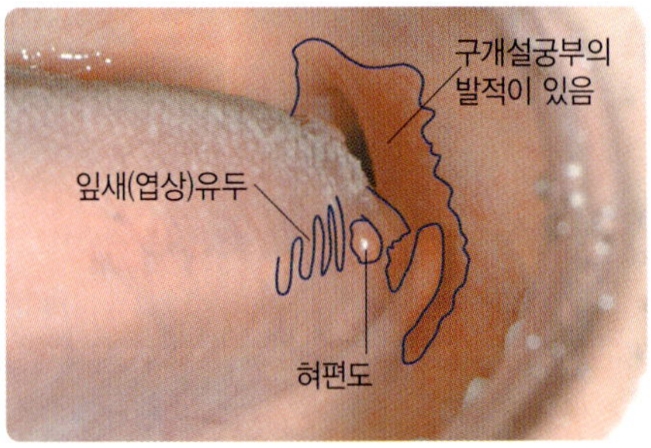

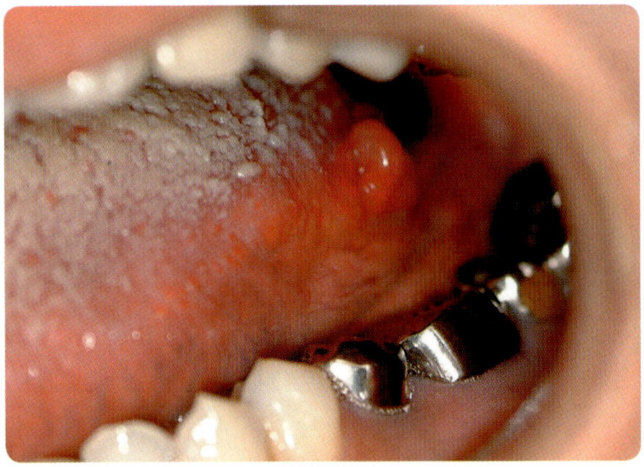

그림 48-2

혀편도 비대

- 왼쪽 혀 테두리 뒤쪽에 있는 혀편도가 어떠한 자극으로 인해 비대해진 상태
- 비대해진 혀편도는 인두의 이물감이나 통증으로 자각할 수 있다.

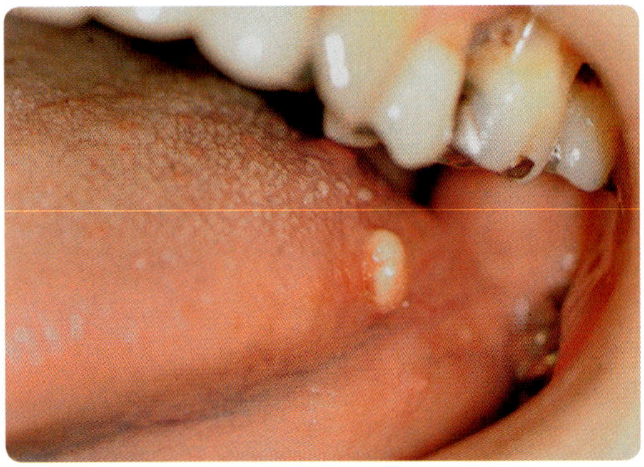

그림 48-3

혀편도 농양

- 주위 점막보다 흰 결절은 혀편도에 농양을 형성한 상태

혀편도란: 림프조직이다

성곽(유곽)유두 뒤쪽, 즉 혀의 뒤 1/3의 표면은 혀 앞 2/3와 확연히 다르며 울퉁불퉁한 느낌이다. 이는 상피하에 림프조직이 존재하기 때문인데, 이 림프조직을 '혀편도(lingual tonsil)'라고 한다 →BASIC 2. 혀편도는 혀뿌리에 존재하는데, 혀 가장자리의 뒤쪽에 나타난다. 혀편도는 잎새유두 뒤쪽에 위치한다. 혀편도는 정상적인 구조물로 구개편도 등과 함께 발다이어 고리(Waldeyer's ring)를 형성하며, 국소면역을 담당한다.

발다이어 고리란 입과 목의 경계에 있는 다수의 편도로서 구개편도(구개인두궁과 구개설궁 사이에 있는 조직), 혀편도(혀뿌리에 있는 조직), 인두편도(아데노이드), 인두후벽의 림프절, 이관편도 등으로 구성되어 있다.

선조직이 아니므로 '편도선'이라는 표현은 옳지 않다.

혀편도로 인해 일어나는 자각증상: 때때로 혀편도가 비대해져 인두부의 위화감을 일으킬 수 있다

혀편도 자체는 정상 구조물이므로 일반적으로 이것이 원인이 되어 어떠한 증상을 일으키지는 않는다. 혀편도는 혀뿌리뿐만 아니라 혀 테두리 뒤쪽에 위치하기도 하며, 그 존재가 신경 쓰여 내원하는 경우가 있다. 나이가 들수록 혀 뒤쪽의 해부학적 구조물이 잘 보이게 되는데, 특히 성곽유두나 혀편도를 종양이 아닐까 걱정하는 경우를 적지 않게 볼 수 있다.

만성염증이 항상 존재하는 경우에는 인두의 이상 감각이 생긴다. 통증, 막힌 듯한 느낌, 삼킬 때의 위화감 등이 많으며 기침이 나기도 한다. 그러나 이러한 자각증상은 보통 인두염에서 나타나는 경우가 많으므로 이비인후과에서의 정밀검사를 게을리해서는 안 된다.

혀편도 비대의 임상소견: 혀편도의 병적인 변화는 많지 않다

혀편도의 병적인 변화가 반드시 많은 것은 아니지만 그중에는 반응성으로 비대한 것, 치아 등에 의한 기계적 자극으로 발적하는 것, 화농성 염증을 일으키는 것 등이 있다. 염증이 있는 경우로는 혀편도의 종창, 발적 등이 있으며, 종양을 형성하는 경우에는 황백색으로 보인다.

혀편도 비대에 대한 대처: 원인이 있으면 제거한다

만약 혀편도에 염증 변화가 있다면 그 원인을 치료한다. 코 질환의 유무에 대한 진찰 및 치료는 이비인후과에서 치료를 받는다. 혀편도가 반응성으로 비대하는 일이 있다. '편도비대(tonsillar hypertrophy)' 때문이라고 해서 외과적으로 절제하는 경우는 거의 없지만, 그중에는 폐쇄성 수면무호흡증(obstructive sleep apnea syndrome; OSAS)의 원인이 되는 경우가 있으므로, 이때는 혀편도 절제술이 적용되기도 한다[28].

혀 테두리의 혀편도에 의치나 치아 등에 의한 기계적 자극 때문에 생긴 염증은 구강외과에서 대처한다.

가글은 소독이나 소염을 목적으로 포비돈 요오드(이소진® 가글), 염화벤잘코늄(네오스텔린® 그린)이나 아줄렌 설폰산나트륨 제제가 사용된다.

SECTION 49 흑모설

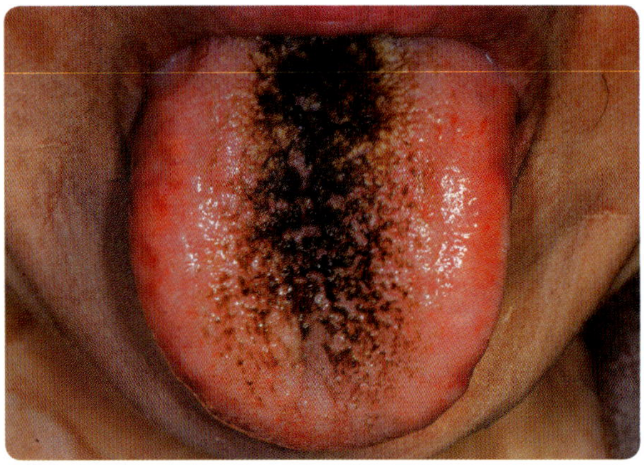

그림 49-1

흑모설

- 혀등 면의 흑색
- 실유두가 자라 있다.

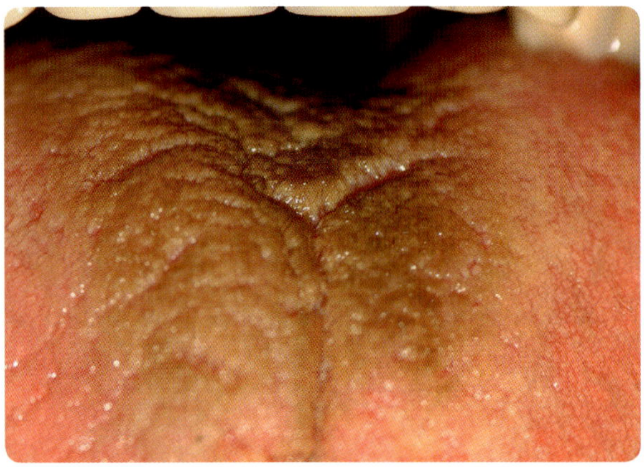

그림 49-2

흑모설

- 혀등 뒤쪽 갈색
- 실유두가 자라 있다.

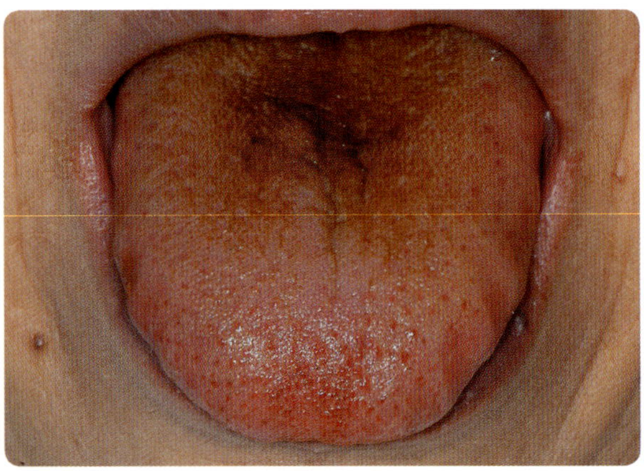

그림 49-3

흑모설

- 실유두가 자라서 흑갈색으로 되었다.
- 장기간의 항생제 사용이 원인이다.

흑모설이란: 실유두 각화돌기가 연장되어 흑색으로 착색된 것이다

'흑모설(black hairy tongue)'은 실유두 각화돌기의 연장과 흑색으로의 착색을 초래하는 병소를 말한다. '모설'이란 실유두의 각화가 뚜렷하게 증가하여 혀등에 털이 자라는 것처럼 보이는 상태이며[29], 대부분 흑색 내지는 갈색이다. 그래서 이를 '흑모설'이라고 한다. 이를테면, 모설이 백색이면 '백모설'이라고 한다. 하지만 흑모설의 경우에는 실유두가 그리 길지 않아도 흑색이면 '흑모설'이라고 하는 경향이 있다.

실유두 연장의 원인: 화학적·물리적 자극이라고 생각된다

실유두가 자라는 것은 화학적·물리적 자극으로 인해 일어나는 것으로 생각되지만, 원인을 밝혀내지 못하는 증례도 적지 않다. 가글제나 세치제 등 화학물질에 의한 자극, 혀등 면의 세균증식에 의한 화학적 자극, 흡연에 의한 화학적·물리적 자극, 혀 청소에 의한 물리적 자극 등을 후보로서 생각할 수 있다.

흑색이 되는 원인: 미생물 유래의 색소라고 생각된다

구강 상주균에는 '흑색 색소 생성 박테로이데스'라고 불리는 것이 있다. 치주병은 레드 콤플렉스(red complex)의 *Porphyromonas gingivalis*, *Treponema denticola*, *Tannerella forsythia*가 가장 관련이 깊은 균으로 알려져 있다. 그 밖에 *Aggregatibacter actinomycetemcomitans*나 *Prevotella intermedia*의 관여도 크다. *P. gingivalis*나 *P. intermedia*는 *Bacteroidetes* 문에 속하며, 흑색 색소를 생성하는 세균으로 유명하다(흑색 색소 비생성주도 있음). 이것이 '흑색 색소 생성 박테로이데스'다.

이러한 세균이 항생제나 스테로이드성 항염증제의 사용으로 균교대 현상이 일어나면서 증가하거나 세균의 영양조건에 따라 색소 생성이 증가함으로써 생체에 색소침착을 일으키는 것으로 추정된다. 또한 박리된 구강점막의 황함유 아미노산은 세균으로 인해 분해되어 유황화합물이 생긴다. 이것이 철이나 은에 결합해 흑색을 띨 가능성도 추정된다. 그 밖에 음식물의 색소나 담배의 영향도 생각할 수 있다.

흑모설에 대한 대처: 자연스럽게 소실되는 경우가 많으므로 경과를 관찰한다

흑모설이 신체에 악영향을 미치는 것은 아니므로 치료할 필요는 없다. 필요에 따라 구강 청소 지도, 금연 지도 등을 실시한다. 약제가 원인인 경우에는 사용을 중지한 후 경과를 관찰한다.

SECTION 50 설태

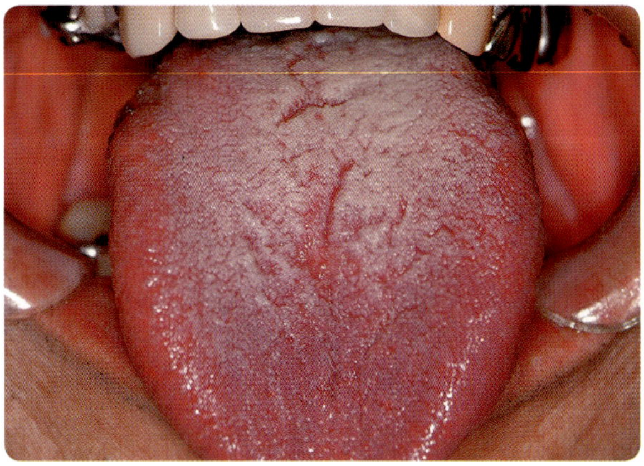

그림 50-1

설태

- 실유두 사이에 세균이나 상피 박리가 정체되어 백색이 된 상태
- 혀의 뒤쪽에 많다.

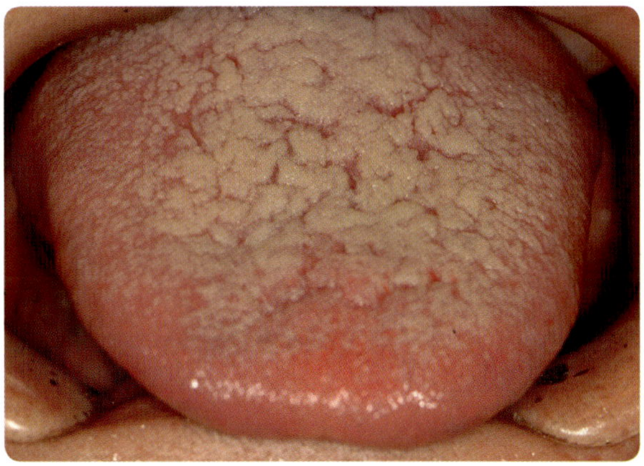

그림 50-2

설태

- 혀등 전체의 이끼 같은 부착물
- 혀유두를 덮어씌우듯이 쌓여 있다.

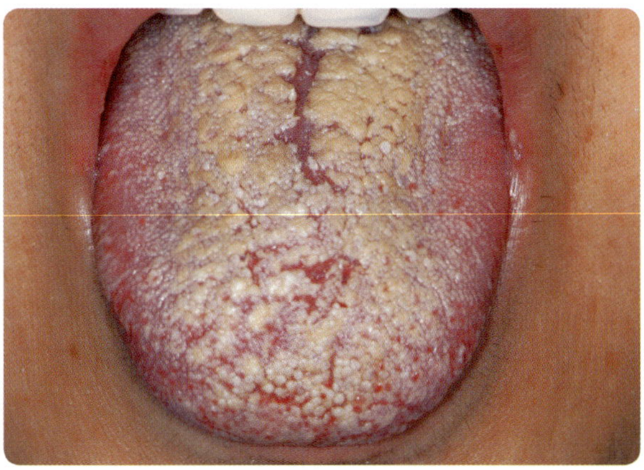

그림 50-3

설태

- 혀등 전체의 황백색을 띠는 부착물
- 혀유두를 덮어씌우듯이 쌓여 있다.
- 구강건조

설태란: 혀등 면의 이끼 형태 부착물을 설태라고 한다

혀등은 실유두로 덮여 있다. 실유두는 원래 무언가를 긁어내는 역할이 있으며, 돌기는 각화되어 있다. 실유두 사이에는 세균, 상피 박리, 백혈구, 때로는 음식물 찌꺼기가 정체한다. 협점막이나 구개 등의 구강점막이나 치아의 표면이 평활한 데 비해 혀등은 거칠어서 세균이나 상피 박리세포가 정체하기 쉽다. 구강 상주균의 수는 다른 부위에 비해 혀등에 압도적으로 많다. 세균은 세포외다당류를 분비하며 바이오필름을 형성한다. 어떠한 원인으로 실유두가 길어지면 한층 더 무언가가 정체하기 쉬워진다.

실유두 주위의 정체물은 보통 백색으로 보이며 '설태(tongue coating, furred tongue)'라고 한다. 설태의 색은 설태의 양, 세균의 종류, 음식물의 내용에 따라 황색, 회백색, 갈색, 흑색 등으로 변화한다.

설태의 원인: 대부분은 생리적인 것이다

설태는 반드시 병적인 것은 아니다. 실유두 사이에 세균이나 상피박리세포가 정체하는 것 자체가 이상은 아니기 때문이다. 설태가 병적으로 증가하는 상태 중 하나는 뇌혈관장애의 후유증으로 혀운동 기능이 저하되었을 때 나타난다. 마비된 쪽의 설태가 증가한다. 설태는 혀와 턱의 운동을 통해 마찰되어 벗겨지는데, 운동기능이 저하되면 쉽게 닳지 않게 되어 부착물이 정체된다. 또한 뇌혈관장애에서는 개구상태가 지속되어 구강으로부터의 타액 증발도 설태 증가의 한 요인이 된다. 같은 이유로 벨마비(Bell's palsy) 등 안면신경 마비에서 입술이나 뺨 부분이 잘 움직이지 않게 된 상태→NOTE 14도 편측의 설태 증가가 나타난다. 혀로 눌러도 협근을 되밀칠 수 없기 때문이다.

또 다른 원인은 구강병소가 있는 경우다. 대상포진→SECTION 7, 헤르페스 치은구내염→SECTION 9, 고립성 아프타→SECTION 40 등의 질환에서 통증 때문에 입을 움직이지 않으면 설태가 증가한다.

설태에 대한 대처: 설태를 치료해야 한다는 견해는 없다

설태 자체는 병적인 것이 아니므로 치료할 필요가 없다. 입냄새의 원인→NOTE 32이 설태인 경우에는 설태를 제거한다. 거즈, 혀솔, 스크레이퍼에 의한 기계적 세정, 세정액에 의한 화학적 청소를 실시한다.

간호가 필요한 상태에서는 흡인성 폐렴의 위험을 감소시키기 위해 설태를 포함한 구강 세정이 중요한 것은 말할 것도 없다.

Note 1 종양이란 세포가 자립성을 띠고 과잉으로 증식한 조직이다

종양(tumor)에는 '양성종양'과 '악성종양'이 있는데, 양성종양의 특징은 국소적으로 발육형식이 팽창성이며 전이가 없는 것, 악성종양의 특징은 국소적으로 침윤성으로 증식하여 전이하는 것이다.

종양은 발생 조직에 따라 각각의 명칭이 있다. 구강점막 상피로부터 발생하는 것에는 '암'과 '유두종'이 있는데, 암이 '악성종양'이고 유두종은 '양성종양'이다. 암과 유두종은 똑같은 상피세포로부터 발생한다.

구강점막은 중층편평상피로부터 생기므로 거기에서부터 발생한 암은 병리조직학적으로는 '편평세포암종'이다.

Note 2 암이란 상피에서 발생한 악성종양이다

악성종양은 조직학적으로 '상피성 종양'과 '비상피성 종양'으로 나뉘며, 상피성 악성종양을 '암종(carcinoma)'이라고 하고, 비상피성 악성종양을 '육종(sarcoma)'이라고 한다(표 ①). 상피는 구강점막상피, 위점막상피, 기관지상피 등이다.

'암종'과 '암'은 똑같은 것이 아니다. '암종'은 상피성 악성종양이며 영어로 'carcinoma', '암'은 상피성 악성종양과 그 외의 악성종양을 포함한 넓은 의미에서의 악성종양을 가리키며 영어로 'cancer'라고 한다.

악성종양의 특징에는 다음과 같은 것이 있다.

1) 자율성 증식: 암세포는 자립적으로 저절로 증식을 계속하여 멈추는 일이 없다.
2) 침윤과 전이: 암세포는 주위로 스며 나오듯이 침윤하는 것과 함께, 신체의 여기저기로 전이하여 새로운 암 병소를 만든다.
3) 악액질(cachexia): 암조직은 다른 정상 조직이 섭취하려고 하는 영양을 점점 가져가 신체가 쇠약해진다.

표 ① 악성종양의 분류

상피성 종양(암종)	편평세포암종*, 선암종
비상피성 종양(육종)**	골육종, 연골육종, 섬유육종, 지방육종, 혈관육종
조혈기 종양	백혈병, 악성 림프종, 골수종

* 구강점막의 상피는 중층편평상피세포다. 혀암, 치은암 등의 구강암은 편평세포암종이다.

** 비상피성 세포란 지지조직을 구성하는 간엽성 세포로 혈관, 결합조직, 근육, 지방, 뼈, 연골 등의 세포를 가리킨다. 구강 영역에서 육종은 암종에 비해 훨씬 적지만, 그중에는 악골 중심성 섬유육종이 많다.

Note 3 구강암이란 협점막, 치은, 경구개, 혀, 구강저 등에 생긴 암이다

국제질병분류–종양학(International Classification of Disease for Oncology; ICD–O)에 따르면, 악구강 영역의 해부학적 부위는 입술, 구강, 상악동으로 분류되어 있다. 구강에는 협점막, 치은, 경구개, 혀, 구강저가 포함되어 있다. 이 중 하나의 부위에 생긴 암을 '구강암'이라고 한다[30,31].

Note 4 암의 확정 진단은 생검을 통해 이루어진다

생검(biopsy)은 조직 일부를 절제하여 병리조직학적으로 조사함으로써 악성인지 아닌지에 대한 확정 진단을 실시함과 동시에 조직형, 악성도, 침윤성 등을 검사한다.

생검 방법은 '절개생검(incisional biopsy)'과 '절제생검(excisional biopsy)'으로 나누어진다. 절개생검은 쐐기모양으로 병소의 일부를 채취하는 것이고, 절제생검은 병소 전부를 적출하는 생검이다.

생검에 따라 암의 파종 여부는 논란이 있지만, 임상적으로 암이 분명한 경우에는 영상검사 등을 우선하는 경우가 많다.

Note 5 종양의 진행도를 파악하기 위해서는 영상검사를 실시한다

표 ② 구강암의 영상검사

	원발병소의 확대	영역 림프절 전이	원격전이
악골의 방사선사진	○		
단순 CT	○		
조영 CT		○	
MRI	○	○	
초음파 에코		○	
골 신티그래피			○
종양 신티그래피			○
흉부의 방사선사진			○
FDG PET*	○	○	○

* FDG(F-18 fluorodeoxy glucose) 투여에 의한 PET(positron emission tomography)

Note 6 TNM 분류란 악성종양 원발병소의 확대와 전이의 분류다

TNM 분류는 'T: 원발종양', 'N: 영역 림프절', 'M: 원격전이'를 나타내는 국제암통제연합(UICC)의 분류다.

그림 ① 구강암의 TNM 분류.

T: 원발종양 (UICC 분류[30,31]를 참고하여 작성)

	최대 지름		침윤의 깊이
T0 원발종양이 나타나지 않음			
T1	≤2cm	그리고	≤5mm
T2	≤2cm	그리고	5mm< ≤10mm
T2	2cm< ≤4cm	그리고	≤10mm
T3	4cm<	또는	10mm<
T4a 하악 또는 상악동의 골피질을 관통 또는 안면피부에 침윤			
T4b 저작근 간극, 익상돌기, 두개저에 침윤, 또는 내경동맥을 전주성으로 에워쌈			

N: 영역 림프절

	부위와 수		최대 지름
N0	림프절 전이 없음		
N1	림프절외 확산이 없는 림프절 전이	같은 쪽의 단발성	≤3cm
N2a	림프절외 확산이 없는 림프절 전이	같은 쪽의 단발성	3cm< ≤6cm
N2b	림프절외 확산이 없는 림프절 전이	같은 쪽의 다발성	≤6cm
N2c	림프절외 확산이 없는 림프절 전이	양쪽 또는 반대쪽	≤6cm
N3a	림프절외 확산이 없는 림프절 전이		6cm<
N3b	임상적으로 림프절 외 진전이 있는 림프절 전이	단발 또는 다발성	

M: 원격전이

M0	원격 전이 없음
M1	원격 전이 있음

Note 7 암세포는 림프관을 통해 림프절로 전이한다

암세포가 조직으로 침윤해가면 세포는 림프관으로 들어가 림프관을 통해 림프절로 종양세포가 전이한다. 이것을 구강암의 '림프절 전이'라고 한다.

원발병소와 직결된 림프로를 가지는 림프절을 '영역 림프절(regional lymph node)'이라고 한다. 구강의 편평세포암종은 이하 림프절(턱끝밑 림프절, submental lymph node), 악하 림프절(턱밑 림프절, submandibular lymph node), 심경부 림프절(deep cervical lymph node) 등의 영역 림프절로 림프행성으로 전이한다. 혀는 림프관이 풍부해 잘 움직이는 부분이므로 림프절 전이가 많다.

Note 8 림프절 다음에는 폐로 전이한다

'원격전이(distant metastasis)'는 혈행성으로 전이한다. 암세포는 원발병소나 영역 림프절로부터 혈류로 들어가 전신을 돌지만, 구강암에서는 폐에 전이병소를 만드는 일이 많다. 그 후 뼈나 뇌 등으로 전이된다.

Note 9 구강암의 치료법은 증례에 따라 선택된다

암 치료는 '외과', '방사선치료', '항암화학요법' 등의 세 가지가 기본이며, 이 중 하나를 선택하거나 조합하여 치료한다. 치료법은 종양의 진행도에 따라 선택한다. 임상소견, 영상검사, 병리조직검사로부터 원발병소의 부위와 크기, 조직학적 악성도와 침윤도, 전이 상황 등을 검토하여 치료 방법을 결정한다. 영역 림프절 전이가 있는 경우에는 경부청소술(neck dissection)을 실시하고, 동시에 원발병소도 외과적 절제를 하는 것이 일반적이다.

Note 10 조기암이란 암의 침윤 첨단이 점막하층에 그치는 것을 말한다

조기암, 초기암, 진행암, 말기암 등 진행된 상태에 따라 여러 가지 호칭이 있다. 일본구강종양학회에 따르면, 혀암에서는 병소의 크기가 비교적 작고, 또한 영역 림프절 전이가 없으며 조직학적으로 암의 침윤 첨단이 점막하층(점막하조직)에 그치는 것을 '조기암(early cancer)'이라고 정하였다[2]. 조기암은 백반증이나 홍반증과의 구별이 어려운 경우가 많다. →SECTION 2 그림 2-3은 협점막의 조기암이다.

초기암(early stage cancer)의 정의는 애매하지만 TNM 분류에서 대략 T1~T2의 병소, 진행암은 초기암보다 진행한 암, 말기암은 죽음이 임박한 암을 말한다.

Note 11 약물이 혈관부종의 원인이 되는 경우도 있다

'혈관부종(angioedema)'은 크게 유전성과 후천성으로 나뉜다. '유전성 혈관부종(hereditary angioedema; HAE)'은 C1 저해제 단백유전자의 결손이나 기능이상, 드물게 응고 제XII인자의 유전자 이상 등 유전자 이상이 원인이다[6]. C1 저해제(C1 inhibitor; C1-INH)는 보체계와 칼리크레인-키닌계(Kallikrein-kinin system)에서 그 시스템을 억제하도록 작용한다. C1 저해제가 감소하면 브래디키닌(bradykinin)이 증가하므로 부종을 일으키기 쉬워진다.

후천성으로 C1 저해제 이상이 생긴 것은 '후천성 혈관부종'으로 알려졌다. 그런데 후천적인 혈관부종은 원인이 불분명한 돌발성 혈관부종이 많다. 물리적 요인(햇빛, 한랭, 운동 등), 피로, 음식, 약물 등이 원인으로 생각된다.

원인이 뚜렷한 약물성 혈관부종에는 안지오텐신변환효소(ACE) 저해제에 의한 것이 있다. ACE 저해제는 혈관의 투과성과 확장에 관여하는 브래디키닌이나 P 물질(substance P) 또는 안지오텐신 II의 생성 경로에 영향을 주어 혈관부종을 일으킨다. 혈관부종이 있는 환자에 대한 ACE 저해제 투여는 금기로 되어 있다. 그 밖에 페니실린, 아스피린 등이 원인이 된다.

Note 12 구강 영역의 대상포진은 삼차신경의 지배 영역에 일치하여 편측성으로 소수포가 나타난다

삼차신경의 지각신경은 뇌간을 나와 삼차신경을 만든다. 지각신경은 삼차신경으로부터 제1가지 '안신경', 제2가지 '상악신경', 제3가지 '하악신경' 등 세 가지로 나뉘며, 구강이나 피부의 감각을 담당한다(그림 ②).

하악신경에는 저작근 등에 분포하는 운동신경도 포함된다. 운동신경은 삼차신경의 옆을 통과하여 하악신경에 합류한다. 수두·대상포진 바이러스는 삼차신경절에 잠복하여 그것이 재활성화되므로 지각신경의 주행에 일치하여 병소가 출현하지만, 운동신경은 삼차신경절을 통과하지 않으므로 침해되지 않는다.

그림 ② 삼차신경의 주행.

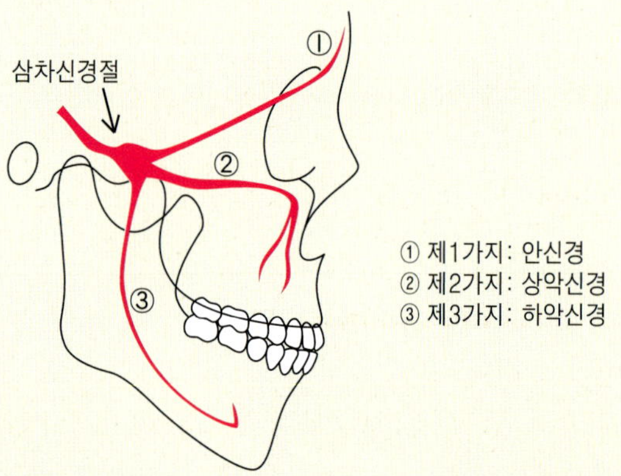

Note 13 안면신경마비란 표정근이 마비되는 것이다

얼굴을 움직이는 표정근에는 안면신경이 지령을 내린다. 그 안면신경이 장애를 입은 부위에 따라 출현하는 '안면신경마비(facial palsy)'의 증상과 징후가 다르다.

안면신경은 좌우의 뇌간다리의 안면신경핵에서 일어나며, 측두골을 통해 안면으로 나오는 뇌신경으로 안륜근, 대협골근, 상순거근, 협근, 구륜근, 구각하제근 등의 안면표정근에 분포한다. 그러는 동안 몇 개의 가지를 낸다. 또한 안면신경에는 혀 앞쪽 2/3의 미각을 전달하는 지각신경과, 타액이나 누액을 분비 자극하는 부교감신경이 포함되어 있다.

안면신경은 경유돌공(stylomastoid foramen)에서 측두골로부터 밖으로 나오면 운동가지만이 되므로, 표정근의 마비만 관찰되는 경우에는 안면신경의 손상부위가 경유돌공보다 말초 측의 측두골 밖에 있다는 것을 알 수 있다. 만약 청각과민(아부미골 근신경의 장애), 미각장애(고삭신경의 장애), 타액분비 이상(고삭신경의 장애), 누액분비 이상(대추체신경장애)이 있으면 안면신경의 손상부위는 측두골 내에 있다(그림 ③).

측두골 외의 마비는 안면외상, 이하선 악성종양, 이하선부의 외과요법 등으로 인해 발생한다. 손상부위가 핵이나 두개 안에 있을 때는 안면신경 이외의 뇌신경에도 마비 증상이 나타날 가능성이 있으며 뇌경색, 뇌출혈, 뇌종양 등 중추성 손상에는 편마비가 동반될 수 있다. 또한 중추성 안면신경마비에서는 전액부 마비가 발생하지 않는 것이 특징이다.

'벨마비(Bell's palsy)'는 측두골 내에서 생긴 안면신경마비다. '헌트 증후군(Hunt syndrome)'은 안면신경과 더불어 제8뇌신경(내이신경)에도 파급된 것이다. 드물게 제9~10뇌신경장애를 합병하는 일도 있다고 한다.

그림 ③ 안면신경의 해부.

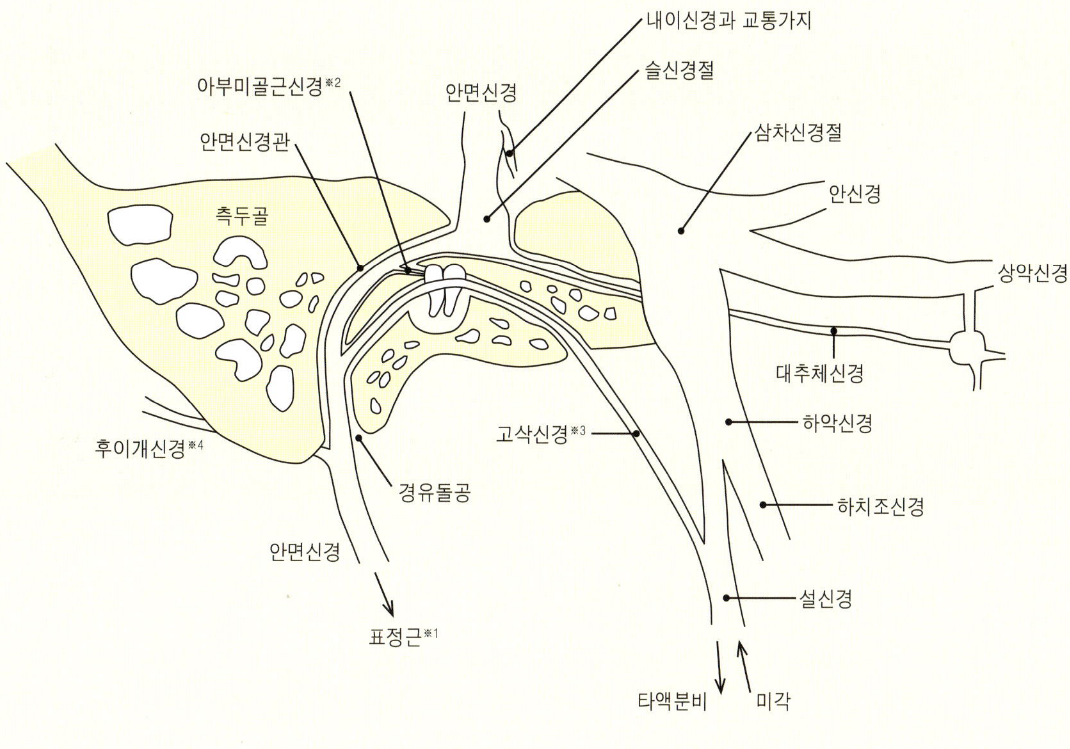

※1: 표정근을 움직이는 신경
※2: 아부미골근을 움직이는 신경(너무 강한 진동을 억제함)
※3: 미각, 타액분비에 관계한다.
※4: 경신경의 대이개신경과 합한다.

Note 14 벨마비란 원인을 알 수 없는 특발성 안면신경마비다

'벨마비(Bell's palsy)'는 단순 헤르페스 바이러스의 재활성화와 관련해 발생하는 것이 많다고 알려져 있다. 이 밖에 알레르기, 순환부전, 스트레스 등 다양한 요인이 관련되어 있다고도 추측되며, 현재로서는 원인이 분명하지 않은 것에 대하여 이 진단명을 사용하고 있다. 안면신경마비 중에서는 벨마비가 많아 안면신경마비의 80% 이상을 차지한다.

치과 치료 후 갑자기 안면신경마비가 올 수 있다. 이는 치과 치료로 인한 스트레스로 인해 신경관 내 단순 헤르페스 바이러스가 활성화되어서 생기는 것이 아닌가 추측된다.

'헌트 증후군(Hunt syndrome)'은 수두 및 대상포진 바이러스가 원인으로 알려진 안면신경마비로, 내이신경에까지 미친 것이다. 벨마비는 헌트 증후군과는 달리 내이신경이 장애를 입지 않는다.

표 ③ 안면신경마비가 일어나는 주요 질환

질환명	특징	원인
벨마비(Bell's palsy)	안면신경마비	불분명(단순 헤르페스 바이러스)
램지-헌트 증후군 (Ramsay Hunt syndrome)	안면신경마비 제8뇌신경 증상 이개, 외이도의 포진	수두·대상포진 바이러스
멜커슨-로젠탈 증후군 (Melkersson-Rosenthal syndrome)	안면신경마비 혀균열 육아종성 구순염	불분명

Note 15 협점막 백선은 구강점막의 각화성 질환이다

'협점막 백선(linea alba buccalis)'은 교합평면에 일치하여 구각에서 구치부까지 나타나는 협점막의 백선을 말한다(그림 ④). 치아의 마찰로 생기는데 이갈이, 깨물기, 볼 안쪽의 흡인 등의 이상기능으로 발생한다. 상피의 과각화로 일종의 마찰성 각화증이라 할 수 있다. 혀 테두리 치아의 압흔(crenated tongue, scalloped tongue)이 공존하는 경우가 많다.

그림 ④ 협점막 백선.

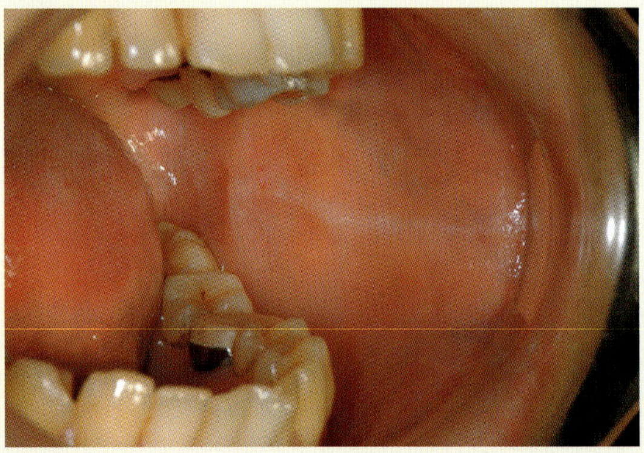

Note 16 마찰성 각화증은 구강점막의 각화성 질환이다

'마찰성 각화증(frictional keratosis)'이란 만성자극에 의한 각화성 질환이다. 의치에 의한 자극이나 무치악으로 의치가 없는 상태에서 저작하는 등 마찰로 인해 치조제에 백색 병소가 나타나는 일이 있다(그림 ⑤). 만성적인 깨물기도 원인이 된다. 또한 칫솔 때문에 협측 치은에 병소가 일어나는 일이 있다.

자극이 가해지지 않도록 하면 자연스럽게 소실된다.

그림 ⑤ 마찰성(의치성) 각화증.

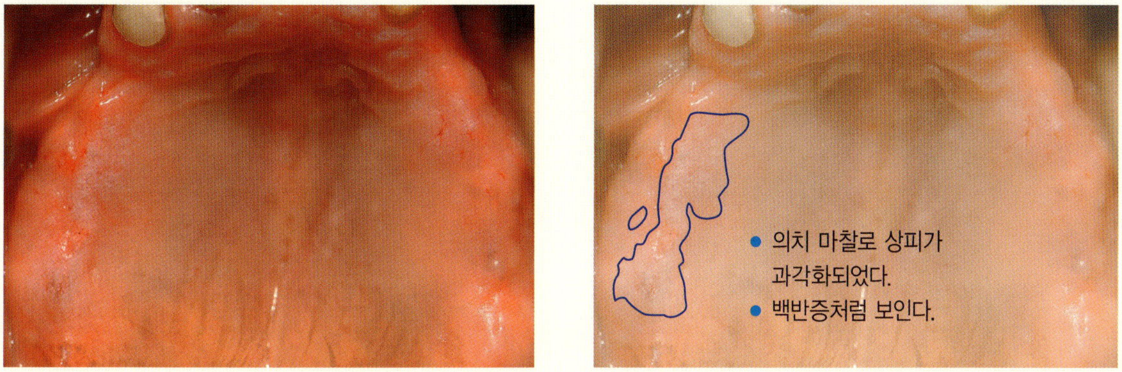

Note 17 니코틴 구내염은 구강점막의 각화성 질환이다

'니코틴 구내염(nicotinic stomatitis)'이란 과도한 흡연으로 인한 질환으로, 구강점막상피 각화의 증가이며 주로 구개에 나타난다. 초기에는 붉게 발진 같은 상태로 되다가 점차 회백색으로 변하면서 비대화한다. 백색의 비대성 변화 중에 타액선 개구 부분에 해당하는 점상의 적색이 나타난다(그림 ⑥). 일반적인 흡연에서는 각화성 질환(표 ④)이 나타나지 않아, 그 발생에는 열의 관여가 크다고 생각된다.

니코틴 구내염은 '씹는 담배 각화증'과 'reverse smoking에 관련된 구개 질환'과 달리 구강의 잠재적 악성질환 →SECTION 4에 포함되지 않는다.

병리조직학적으로는 점막상피의 각화 증가나 증식을 보인다.

그림 ⑥ 니코틴 구내염.

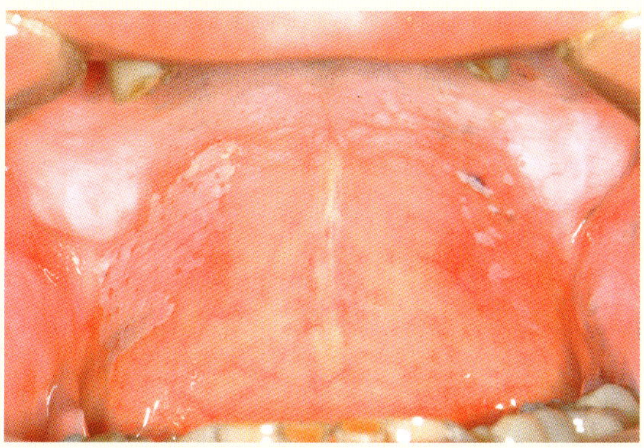

표 ④ 구강의 각화성 질환

백반증
구강편평태선
증식성 칸디다증
니코틴 구내염
마찰성 각화증
협점막 백선

Note 18 백반증과 구강편평태선은 각화성 질환이지만, 구강편평태선은 염증이 나타난다

'백반증'과 '구강편평태선'은 모두 구강의 잠재적 악성질환이며 각화성 질환이지만, 조직학적으로는 염증 반응의 유무가 다르다.

그림 ⑦ 백반증과 구강편평태선.

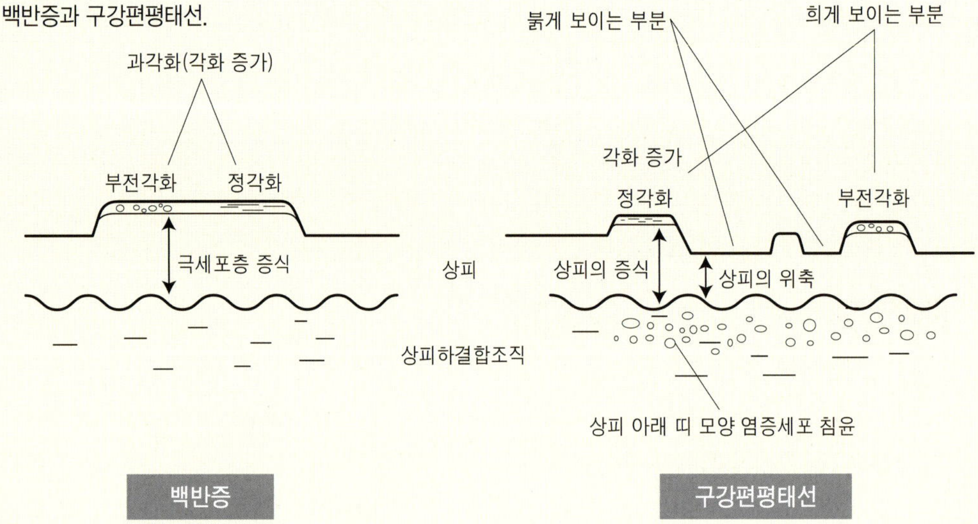

Note 19 창상 치유에는 1차 치유와 2차 치유가 있다

'1차 치유(healing by primary intention)'란 수술창처럼 평평한 창상 면이 서로 밀착되어 융합하는 경우의 치유과정을 말한다. 밀착된 창상 면은 혈액의 섬유소에 의해 융합하여, 창상 면에는 다수의 섬유모세포가 출현하고 소량의 육아조직이 생기며, 그 후 결합조직으로 융합한다.

'2차 치유(healing by secondary intention)'란 창상 면이 밀착되지 않는 경우의 치유과정을 말한다. 창연에 조직결손이 있는 경우, 괴사조직이 있는 경우, 세균감염이 있는 경우 등에서 발생한다. 창과 창 사이나 조직이 결손된 부위에는 다량의 육아조직이 형성된다. 이 육아조직은 심부에서 표층으로 점차 결합조직으로 전환되며 표면이 상피화된다. 육아조직이 두꺼우면 심부의 육아조직이 섬유화됨에 따라 표층의 육아조직으로의 혈액순환이 장애를 일으켜 치유가 지연된다.

1차 치유와 2차 치유의 치유과정을 비교하면 1차 치유의 창상 치유가 빠르다(그림 ⑧).

그림 ⑧ 1차 치유와 2차 치유.

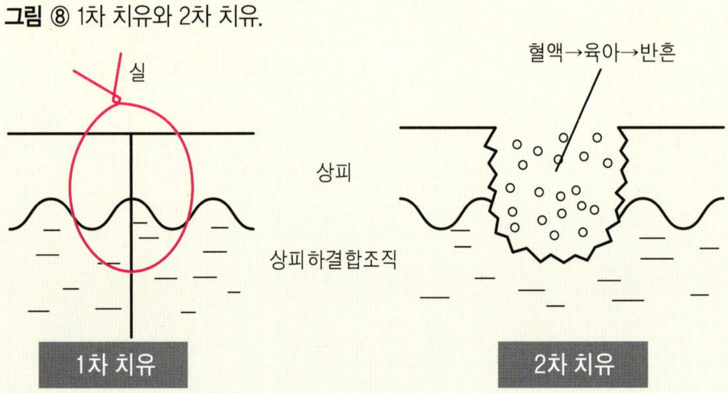

Note 20 주위 조직까지 포함하여 적출하는 것을 절제라고 한다

병소를 수술로 제거하는 것을 적출술이라고 하고, 주위의 정상 조직을 포함하여 병소를 적출하는 것을 절제라고 한다. 이것과는 달리 병소의 일부를 잘라내어 감량하는 것도 절제라고 한다. 의치 섬유종과 치은증식증에서는 이러한 수술을 한다.

그림 ⑨ 적출술과 절제술.

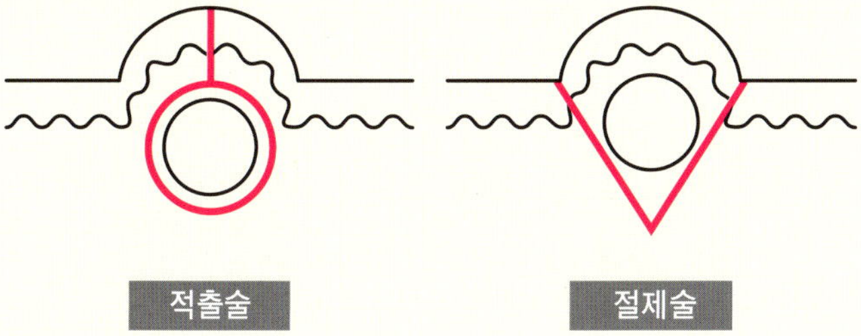

Note 21 약물 부작용으로 다형홍반이 나타날 수 있다

'다형홍반(erythema multiforme)'은 피부나 점막에 부종성 홍반이나 수포가 생기는 질환이다. 구강점막에서는 발적, 미란, 궤양, 수포, 상피 박리 등의 타각 소견이 있으며, 자각증상으로 강한 자발통과 접촉통이 있다. 피부과 교과서에서는 피부에만 한정된 것과 전신증상을 동반하며 점막병소가 있는 것으로 크게 나눌 수 있다고 기재되어 있는데[27], 구강점막에만 출현하는 것도 있다(그림 ⑩). 주요 원인은 헤르페스 →SECTION 10나 마이코플라즈마(mycoplasma) 등의 감염증이나 약물에 대한 알레르기 반응이다. 치료는 스테로이드성 항염증제의 내복 및 구강의 통증과 전신증상에 대한 대증요법이다.

중증의 다형홍반은 '스티븐스-존슨 증후군(Stevens-Johnson syndrome)'이나 '점막피부안증후군(mucocutaneous ocular syndrome)'이라고도 하며, 다형홍반과 함께 점막, 눈 질환이 있고 발열이나 관절통 등 전신증상을 동반하는 것을 말한다. 이것이 진전되어 중증이 된 것을 '중독성 표피괴사증(TEN)'이라고 한다. 주로 약물로 인해 유발된다.

그림 ⑩-1 다형홍반.

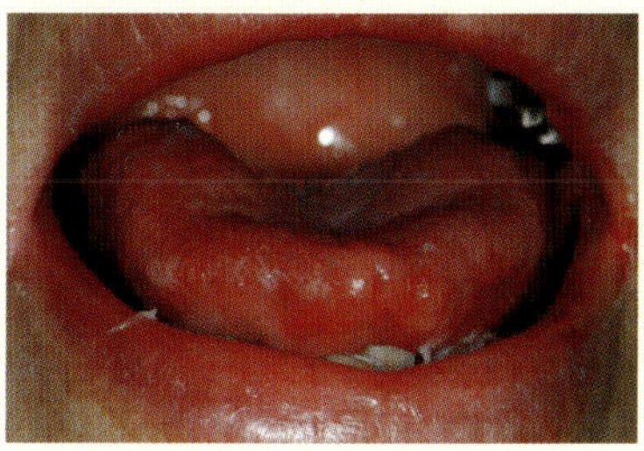

혀에 발적, 수포, 미란, 상피 박리 및 입술의 발적과 미란이 나타난다.

그림 ⑩-2 다형홍반.

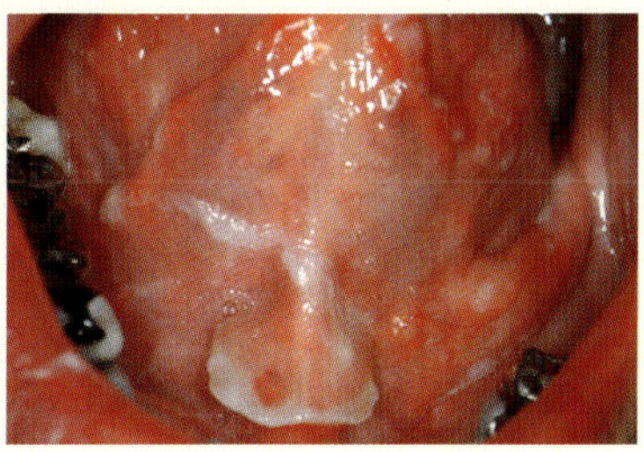

혀 아랫면에 발적, 수포, 상피 박리가 나타난다.

그림 ⑩-3 다형홍반.

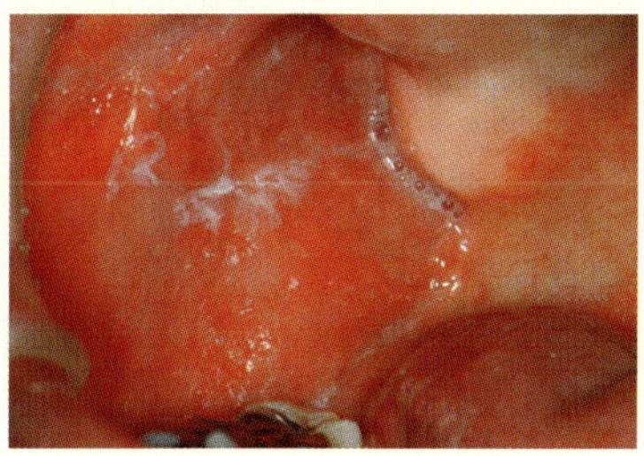

우측 협점막의 발적과 상피 박리가 나타난다.

Note 22 점액낭(류)의 치료는 외과적 수술이다

점액낭(mucous cyst)은 자연적으로 소실되는 경우도 있지만, 원칙적으로는 외과 수술의 적응증이다. 낭의 수술법은 기본적으로 적출술이나 개창술이다.

입술의 점액낭은 낭 위에 직선으로 절개선을 설정하여 낭을 주위 조직으로부터 벗겨내면서 적출하거나, 또는 방추형의 절개선을 긋고 일부의 상피를 포함하여 낭을 절제한다. 이때 원인이 되는 낭 주위의 소타액선까지 포함해 적출할 필요가 있다. 이는 재발을 예방하기 위한 것이다. 정상 조직을 일부 포함하여 적출하는 것을 '절제술' →NOTE 20이라 한다. Blandin-Nuhn 낭도 비슷한 수술을 시행한다.

'하마종(ranula)'에 대해서는 개창술을 시행한다. 이는 낭벽의 일부를 넓게 절제하여 낭을 입안에 개방하는 것으로, 타액선이 손상되어 침이 새는 부분의 자연수복을 기대하는 방법이다. 개창술(marsupialization)을 시행한 후 재발이 나타난 경우는 원인이 되는 설하선을 포함한 절제술의 적응증이 된다. 이 밖에 흡인법이 효과적인 경우가 있다(그림 ⑪). 1회에서 수회 내용액을 흡인함으로써 소실되는 경우도 적지 않다. 침습이 적으므로 개창술 전에 시도할 수 있는 방법으로 생각된다.

점액낭의 수술은 국소마취로 가능하지만, 설하선의 적출술은 침습이 크므로 전신마취하에 시행하는 것이 일반적이다.

그림 ⑪-1 왼쪽 하마종.

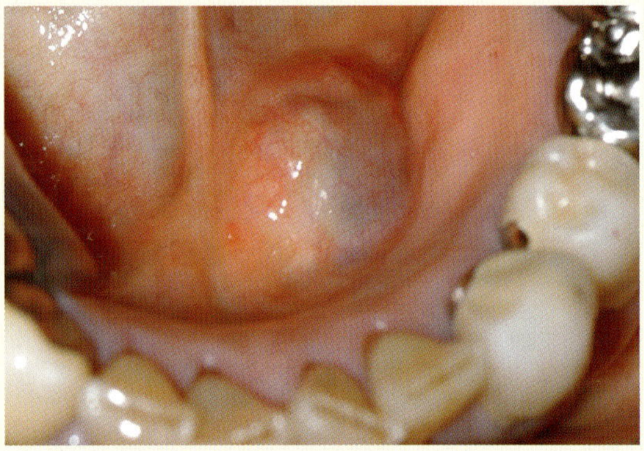

그림 ⑪-2 18G 침으로 흡인한다.

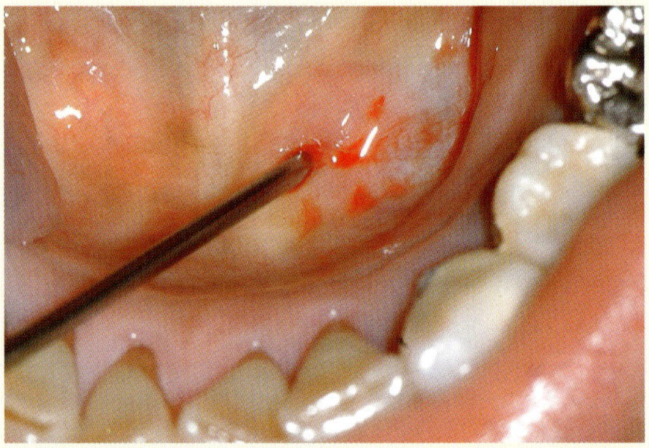

그림 ⑪-3 실린지로 흡인한 내용액을 볼 수 있다.

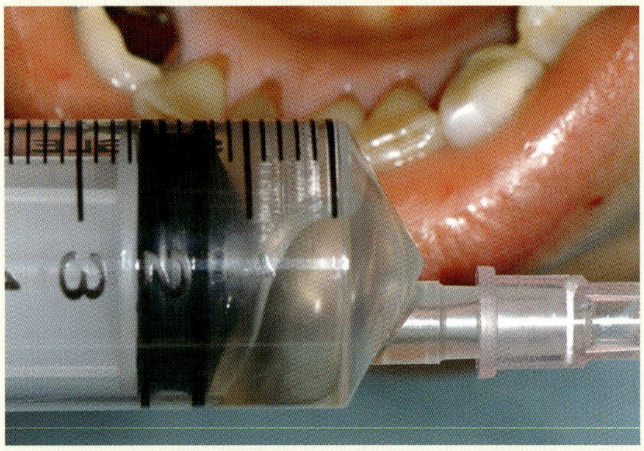

그림 ⑪-4 설하선은 점액세포가 많으므로 점성이 높다.

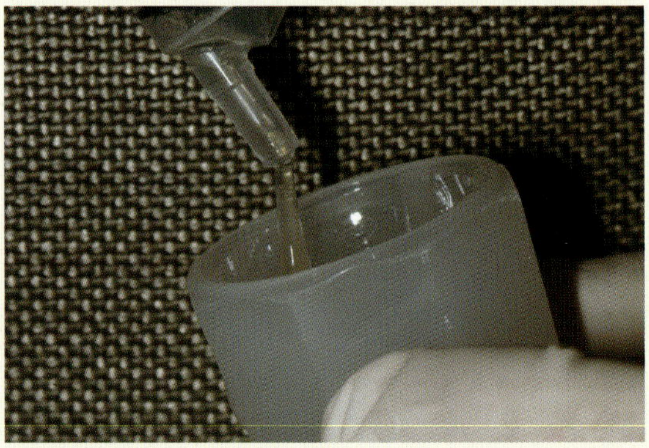

Note 23 설(혀)심정맥이 확장된 경우가 있다

설(혀)심정맥이 확장되어 구불구불한 상태(varicose vein)를 '설(혀)심 정맥류(lingual varicosity)'라고 한다(그림 ⑫). 이상을 호소하는 경우가 적지 않지만 치료의 필요성은 보이지 않는다.

그림 ⑫ 설(혀)심 정맥류.

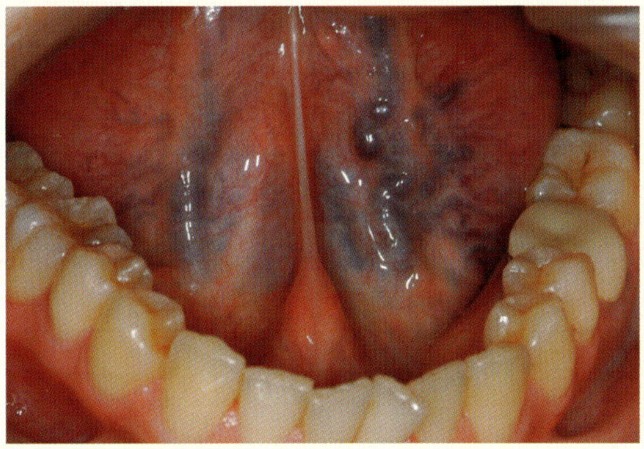

Note 24 천포창(pemphigus)은 크게 '보통(심상성) 천포창'과 '낙엽상 천포창'으로 나뉜다

구강내에 병소를 만드는 것은 보통 천포창으로, 보통 천포창의 거의 모든 증례에서 구강병소가 형성된다. 따라서 구강 영역에서 천포창이라 하면 보통 천포창(pemphigus vulgaris)을 가리킨다.

낙엽상 천포창(pemphigus foliaceus)은 주로 몸통에 작은 표재성 수포 형성을 나타내는 것이다.

점막우위형의 보통 천포창에는 데스모글레인 3(Dsg 3)에 대한 IgG 자가항체가 높은 비율로 나타나며 낙엽상 천포창에는 데스모글레인 1(Dsg 1)에 대한 IgG 자기항체가 높은 비율로 나타난다.

Note 25 쇼그렌 증후군의 진단은 진단기준을 참고로 한다

표 ⑤ 쇼그렌 증후군의 후생노동성 진단기준(1999년)(가이드라인[20]에서 인용)

1) 생검된 병리조직검사에서 다음 중 하나의 양성 소견이 나타나는 것
A) 입술조직에서 $4mm^2$당 1focus(도관 주위에 50개 이상의 림프구 침윤) 이상 B) 누선조직에서 $4mm^2$당 1focus(도관 주위에 50개 이상의 림프구 침윤) 이상
2) 구강검사에서 다음 중 하나의 양성 소견이 나타나는 것
A) 타액선 조영에서 Stage 1(직경 1mm 미만의 소점상 음영) 이상의 이상 소견 B) 타액분비량 저하(타액량시험에서 10mL/10분 이하 또는 색슨테스트에서 2분/2g 이하)가 있으면서 타액선 신티그래피에서 기능저하의 소견
3) 안과검사에서 다음 중 하나의 양성 소견이 나타나는 것
A) Schirmer 시험에서 5mm/5분 이하, 그리고 로즈벵갈(rose bengal) 시험(van Bijsterveld score)에서 3 이상 B) Schirmer 시험에서 5mm/5분 이하, 그리고 형광색소시험에서 양성
4) 혈청검사에서 다음 중 하나의 양성 소견이 나타나는 것
A) 항Ro/SS-A 항체 양성 B) 항La/SS-B 항체 양성

※ 진단기준: 위 4개 항목 중 2개 항목 이상을 충족하면 쇼그렌 증후군으로 진단한다.

Note 26 전신질환으로 손가락에 증상이 나타날 수 있다

1) 레이노 현상

'레이노 현상(Raynaud's phenomenon)'이란 한랭자극이나 정신적 긴장으로 인해 소동맥이 수축되어 손가락이 하얗게 되는 현상이다(그림 ⑬). 레이노 현상은 전신 경피증의 처음 증상으로 나타나는 경우가 많으며 쇼그렌 증후군 환자 →SECTION 34 에게서 나타나는 경우도 있다.

2) 수지경화증

'전신 경피증(systemic sclerosis)' →SECTION 35 은 피부나 내장이 굳어지는 질환으로, 피부경화, 수지경화증, 설소대 단축, 폐섬유증 등의 증상이 나타난다.

'수지경화증(sclerodactylia)'은 손가락의 경화로 전신 경피증 환자 대부분에서 나타난다. 경화가 진행되면서 손가락이 굳어지고 광택을 띤다. 수지경화증의 손가락 부분은 붓고 당기는 느낌이 들며 손등의 피부에는 주름이 많은 데 비해 주름이 없다(그림 ⑭).

3) 산부인과의사 수지

'과호흡(hyperpnea)'이란 과도한 환기활동을 하는 것으로 혈액 중의 이산화탄소가 과도하게 감소하기 때문에 호흡곤란, 손발저림, 휘청거림, 이명, 구역질 등의 증상이 나타난다.

이산화탄소 분압이 떨어지면 혈액은 알칼리로 기울어 호흡성 알칼리증(respiratory alkalosis) 상태가 된다(혈중 H^+가 감소). 이를 개선하기 위해 알부민과 결합하므로 H^+가 혈액 중으로 방출된다. H^+ 대신 Ca^{2+}가 알부민과 결합하기 때문에 상대적으로 혈청 Ca^{2+} 농도는 저하된다. Ca^{2+} 농도 저하는 근육의 경직을 초래한다. 이를 과환기 테타니(hyperventilation tetany)라고 한다. 테타니 시의 손의 경직이 산부인과 의사의 분만 시의 손놀림과 비슷하여 '산부인과의사 수지(obstetrician's hand)'라고 한다(그림 ⑮).

'과환기증후군(hyperventilation syndrome)'은 정신적인 불안이나 긴장 등으로 인해 과호흡 발작이 일어나는 것을 말한다.

4) 곤봉지(곤봉손가락, clubbed finger)

적혈구의 헤모글로빈은 산소를 운반하는데, 산소와 결합한 산화헤모글로빈이 많으면 붉게 보이고, 산소와 결합하지 않은 환원 헤모글로빈이 많으면 어두워 보인다. '청색증(cyanosis)'은 환원 헤모글로빈이 증가해 피부와 점막이 청자색이 되는 상태를 말하며 손톱에서도 볼 수 있다(그림 ⑯). 청색증은 환원 헤모글로빈의 양이 3~5g/dL 이상이 되면 나타나는데, 고도 빈혈 환자에게서는 원래 헤모글로빈 양이 적으므로 청색증이 일어나지 않는다.

세포가 활동하기 위해 필요한 산소가 부족하면 세포의 기능이 저하된다. 선천성 심장질환 등으로 만성적인 산소부족이 지속되면 손가락의 결합조직이 증가하고 손가락 끝이 동그랗게 부풀어서 '곤봉지(clubbed finger, drumstick finger)'가 된다(그림 ⑯). 또 손가락의 첫째 관절과 손톱 끝의 각도는 보통 160° 정도지만 180°를 넘어 '곤봉형 손톱(clubbed nail)'이 된다. '곤봉지'는 숟가락형 손톱(spoon nail) →SECTION 36 과 반대의 만곡이다.

그림 ⑬ 레이노 현상.

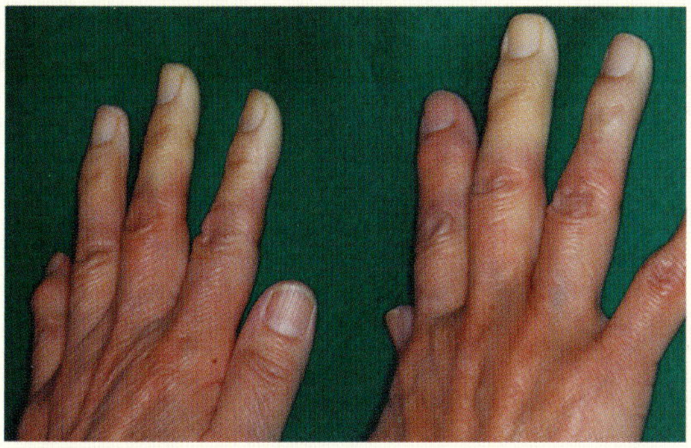

그림 ⑭ 수지경화증.

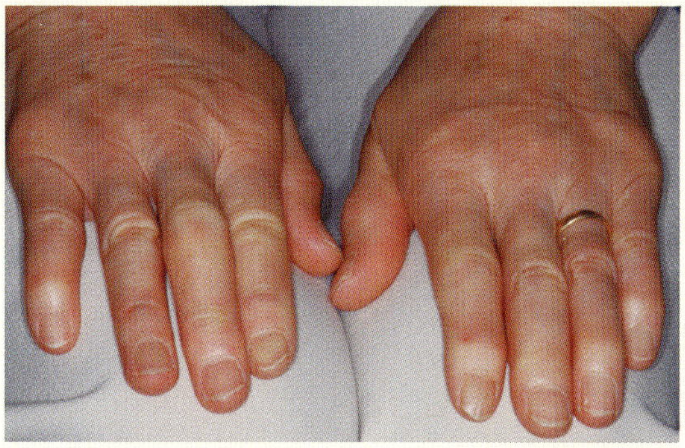

그림 ⑮ 산부인과의사 수지.

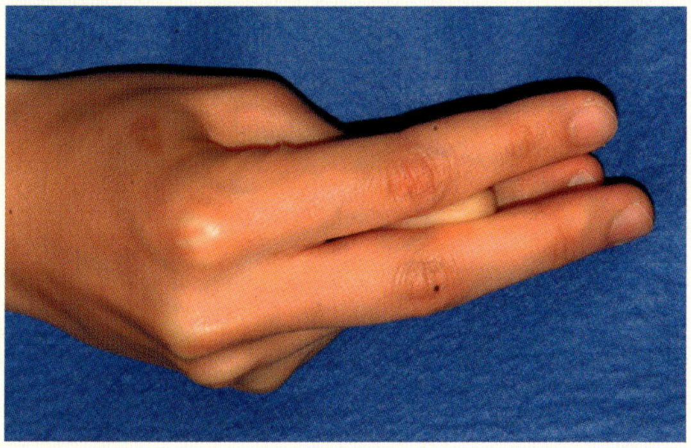

그림 ⑯ 곤봉지(곤봉손가락).

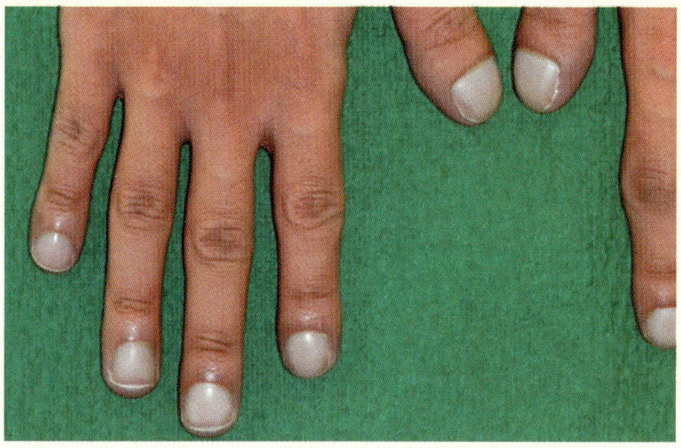

Note 27 설소대강직증으로 기능장애가 있을 때는 수술로 절제한다

'설소대강직증(ankyloglossia, 설소대단축증)'은 선천적으로 설소대가 짧아 혀끝의 움직임이 제한되는 상태다(그림 ⑰). 강직의 정도가 가벼울 때는 설소대절제술(frenectomy)이 필요 없다. 수술 적응은, 혀끝을 입천장에 붙이지 못하며 혀를 앞으로 내밀 때 혀끝의 중앙이 하트 모양으로 잘록해지는 등 기능제한의 정도로 판단한다.

전신 경피증에서의 설소대 강직→SECTION 35에 대해 설소대만 우선하여 외과적으로 치료한다는 생각은 없다.

그림 ⑰ 설소대강직증.

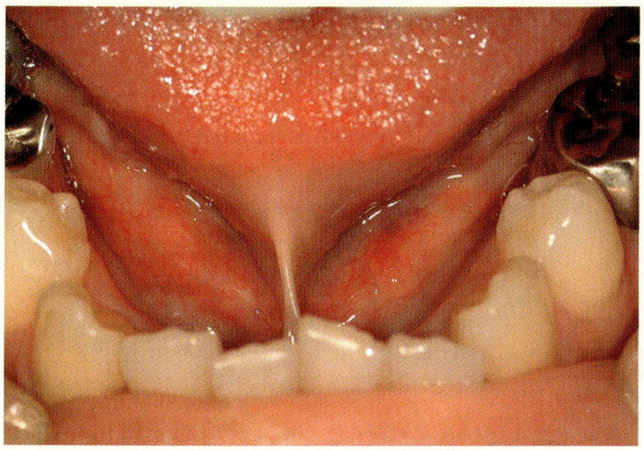

그림 ⑱ 설소대강직증으로 인한 하트혀.

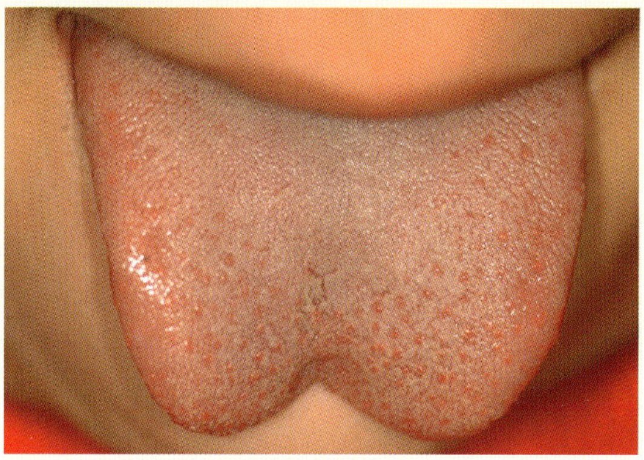

Note 28 철 결핍성 빈혈은 헤모글로빈, 헤마토크리트, 혈청 철, 페리틴이 저하된다

철 결핍성 빈혈은 헤모글로빈(혈색소)의 저하가 두드러진 것이므로 저색소성 빈혈이다. 적혈구 수가 감소하지 않아 헤모글로빈 수치가 낮은 경우에는 혈청 철(serum iron, 트랜스페린과 결합하여 있는 철), 혈청 페리틴(serum ferritin, 저장철의 양을 반영)을 조사한다. 철 결핍성 빈혈은 혈청 철이 현저히 감소하는 것인데, 혈청 철은 페리틴으로부터 보급되므로 빈혈 초기에는 혈청 페리틴의 저하가 나타난다. 한편 빈혈을 개선하고자 하는 생체의 반응으로 총철결합능(TIBC)은 증가한다.

Note 29 출혈경향이란 출혈하기 쉬운 상태를 말한다

'출혈경향(bleeding tendency)'은 정상적인 지혈 기구가 파괴되어 있어 생기며, 특별한 외상 등의 원인이 없는데도 자연적으로 출혈이 발생하는 경우나, 매우 약간의 자극에 쉽게 출혈되어 한 번 출혈이 생기면 쉽게 지혈하기 어려운 상태다.

'출혈성 소인(hemorrhagic diathesis)'은 출혈하기 쉬운 상태를 초래하는 소인으로 혈관, 혈소판, 응고이상 중 하나의 이상이다. 대표적인 출혈성 질환을 표 6에 나타냈다.

표 ⑥ 대표적인 출혈성 소인과 질환

혈관벽 이상	혈소판 이상	응고이상
1) 혈관벽의 선천성 이상 ① 유전성 출혈성 혈관확장증[오슬러병(Osler disease)] ② 엘러스-단로스 증후군(Ehlers-Danlos syndrome) 2) 혈관벽의 후천성 이상 ① 알레르기성 자반증 ② 단순성 자반증 ③ 노인성 자반증	1) 혈소판감소증 ① 특발성 혈소판감소성 자반증(ITP) ② 약물성 혈소판감소성 자반증 2) 혈소판의 기능장애 ① 선천성 혈소판기능이상증 • 혈소판 무력증 • 혈소판 점착 이상 ② 후천성 혈소판기능이상증	1) 선천성 응고 이상 ① 혈우병 A(제Ⅷ인자 결핍증) ② 혈우병 B(제Ⅸ인자 결핍증) ③ 폰 빌레브란트병(von Willebrand disease) 2) 질환에 의한 응고 이상 ① 비타민 K 결핍증 ② 중증 간질환 ③ 파종성 혈관내응고증후군(DIC)

Note 30 출혈성 소인은 우선 혈소판 수, PT, aPTT를 검사한다

출혈성 소인의 선별검사는 아래와 같은 것이 있다.

1) 모세혈관 저항성 시험 룸펠-레데(Rumpel-Leede)법
2) 출혈시간 듀크(Duke)법
3) 혈소판 수
4) 활성화 부분트롬보플라스틴 시간
5) 프로트롬빈 시간

혈소판에 대해서는 먼저 혈소판 수를 검사하고 필요하면 혈소판 기능을 검사한다.

응고계는 우선 프로트롬빈 시간(PT), 활성화 부분트롬보플라스틴 시간(aPTT)의 검사를 실시한다. aPTT의 연장은 혈우병이 의심된다. 이상이 있으면 응고인자 정량을 시행한다.

그림 ⑲ 혈액응고의 기전과 혈액응고검사.

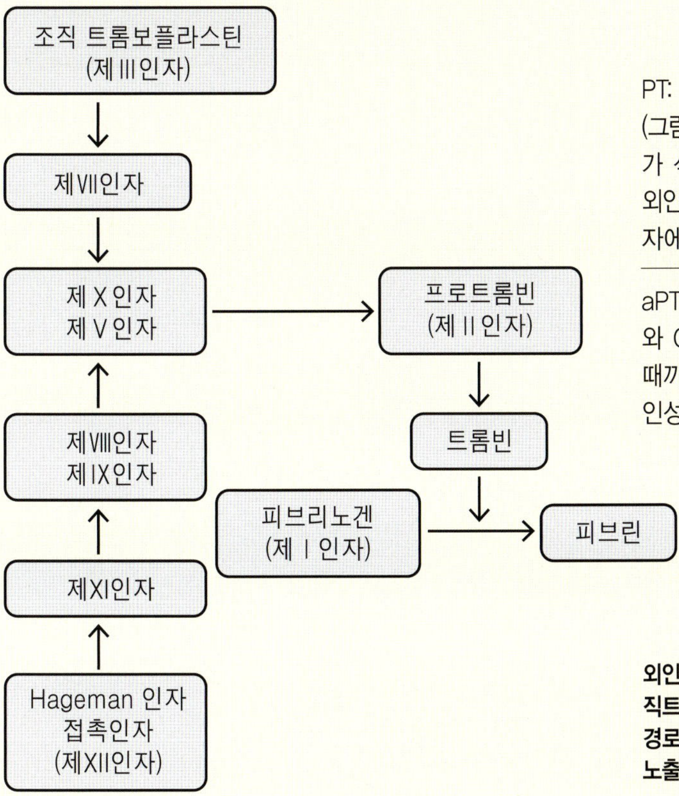

PT: 피검 혈장에 조직트롬보플라스틴(제III인자)(그림 ⑲)과 Ca^{2+}(제IV인자)를 넣어 응고(섬유소가 석출)될 때까지의 시간을 측정한 것이다. 외인성 경로의 이상을 알 수 있다. 와파린 사용자에게서 연장한다.

aPTT: 피검 혈장에 접촉인자(제XII인자)(그림 ⑲)와 Ca^{2+}(제IV인자)를 넣어 응고(피브린이 석출)될 때까지의 시간을 측정하면 aPTT. 혈우병 등 내인성 경로의 이상을 알 수 있다.

외인성 경로는 혈관이 손상되어 혈액이 혈관 외의 조직트롬보플라스틴과 접촉함으로써 시작된다. 내인성 경로는 혈관내피세포 손상으로 혈관벽의 교원섬유가 노출되는 것으로 시작된다.

Note 31 혈종은 치료할 필요가 없다

출혈이 체외로 일어나면 외출혈, 조직 내나 체강에 일어나면 내출혈이라 한다. 내출혈이 한군데에 저류된 상태를 '혈종(hematoma)'이라고 한다(그림 ⑳). 점막하에 생긴 혈종은 자연 흡수되므로 치료할 필요가 없다.

그림 ⑳ 혈종.

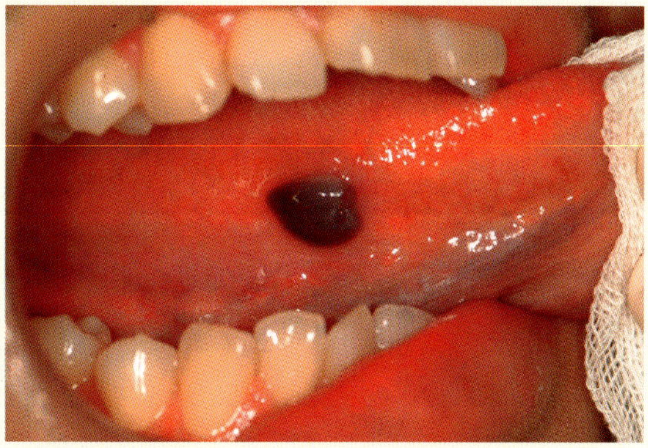

Note 32 구취는 원인을 밝히는 것으로 대처한다

1) 구취의 원인

'구취(halitosis)'는 호기 중에 악취가 나타나는 진성 구취(genuine halitosis, 타각적 구취)와 타인이 인지할 수 있는 정도의 악취가 검출되지 않는 비진성 구취(non-genuine halitosis, 주관적 구취)로 나뉜다(그림 ㉑).

진성 구취는 악취의 발생부위로부터 다시 구강내 구취와 구강 외 구취로 분류될 수 있다. 구강내 구취는 휘발성 황화합물(volatile sulfur compounds; VSC)이 주요 원인물질로, 혀나 치아 표면의 바이오필름이 발생원이 된다. 구강 외 구취에는 혈액 유래의 구취(blood-borne halitosis)와 비혈액 유래의 구취(non-blood borne halitosis)가 있다. 전자는 당뇨병, 간질환, 신부전 등의 질환이나 음식물, 약물 등이 원인이 되어 냄새나는 물질이 폐를 통해 호흡 중에 방출되는 것이며, 후자는 상기도·하기도나 위·식도를 발생원으로 한다. 한편 비진성 구취에는 구취공포증, 미각이상, 후각장애 등이 있다.

2) 구취의 성분과 측정

구취는 대부분 설태에서 유래한다. 설태는 세균, 상피박리세포, 백혈구 등으로 구성되어 있다(그림 ㉒). 단백의 유황 함유 아미노산을 세균이 분해하여 휘발성 유황화합물(VSC)을 생성한다.

VSC를 측정하는 장치로 오럴크로마(Oral Chroma)™(NISSHA FIS)(그림 ㉓)가 있다. VSC의 황화수소(H_2S), 메틸메르캅탄(methanethiol, CH_3SH), 디메틸설파이드[dimethyl sulfide, $(CH_3)_2S$]의 각 농도를 분석할 수 있다.

3) 구강내 구취에 대한 대처

구취의 원인 중 대부분이 구강에 있고, 특히 혀등면의 바이오필름이 차지하는 비율이 크기 때문에 혀 세정은 구취 예방에서 중요하다. 혀 세정에는 기계적(물리적) 방법과 화학적 방법이 있다. 기계적 방법에는 혀솔, 혀 스크레이퍼, 거즈, 부직포를 사용하는 방법, 화학적 방법에는 세정제, 치약, 분무제를 사용하는 방법이 있다. 화학적 방법은 기계적 방법처럼 기술을 습득할 필요가 없으므로 사용이 간편하다는 특징이 있다. 그중 염화아연 함유 액체 치마제인 Hi Zach N 린스(Bee Brand Medico dental)는 VSC 억제 효과가 나타났으며, 기계적 세정을 할 수 없는 상황에서 간편하게 사용할 수 있다.

그림 ㉑ 구취의 원인.

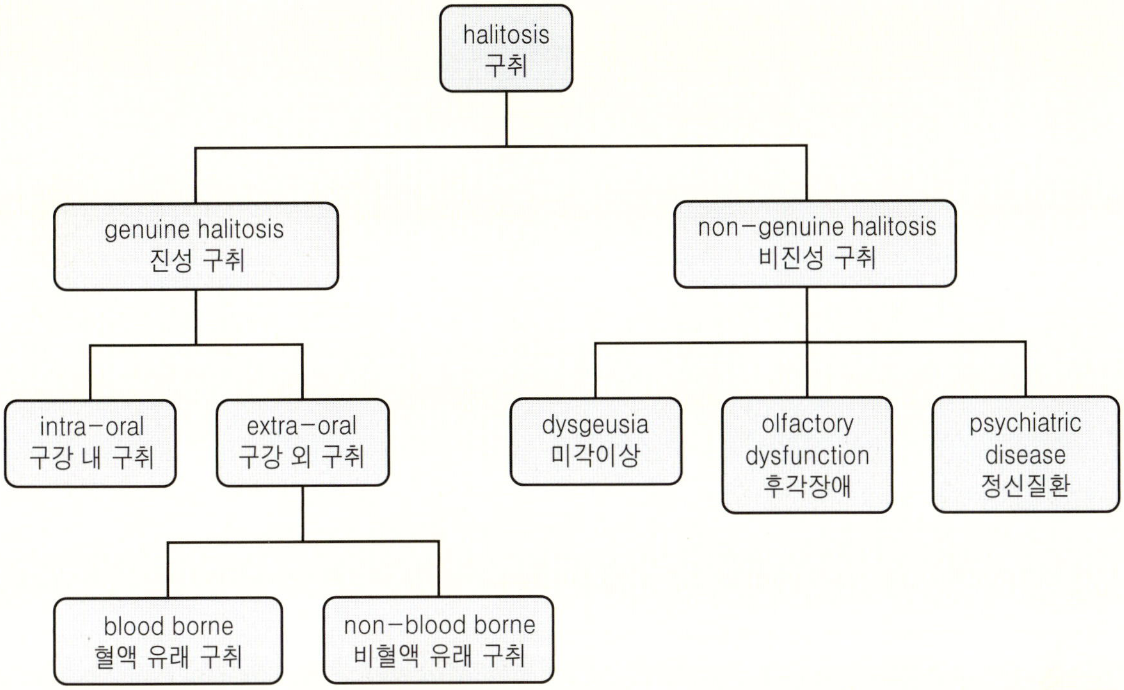

그림 ㉒ 설태의 주사전자현미경 사진.

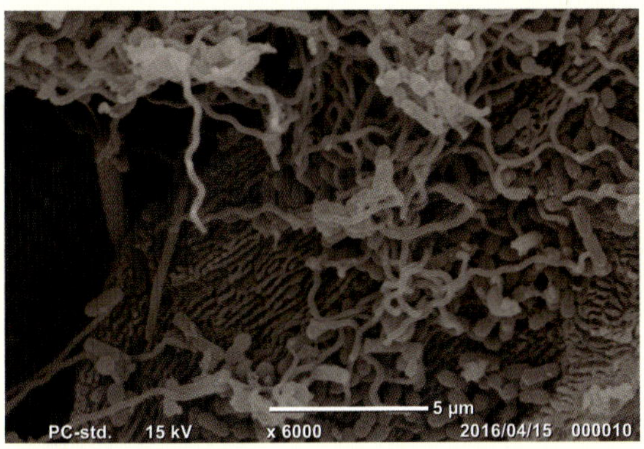

혀 세포의 표면에 다수의 구균, 간균, 나선형균이 나타난다. [쓰루미대학 치학부 구강해부학 강좌 시모다 신지(下田信治) 교수 촬영]

그림 ㉓ 간이 크로마토그래피의 '오럴크로마(Oral Chroma)™'.

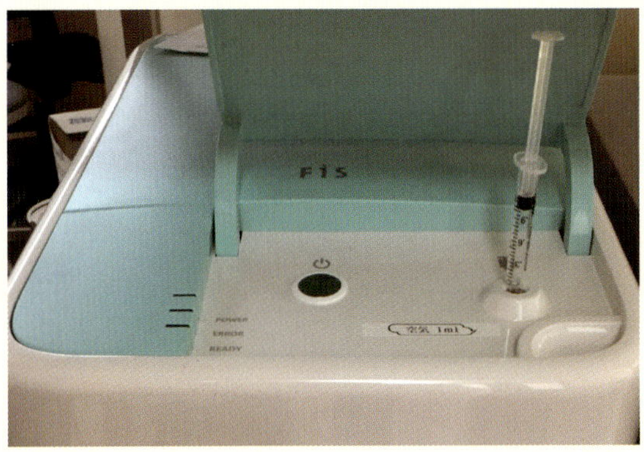

APPENDIX

구강점막질환의 약물요법

구강점막질환은 약물요법이 치료의 주체가 된다. 치과 약물요법은 치과전용 약제와 함께 의과에서 사용되는 전신 약물도 자주 사용된다.

치과전용 약제에는 국소마취제, 치내요법제, 우식예방제, 치주치료제, 구강용 약, 치과용 진단제 등이 있다[32]. 그중 구강용 약은 구강에 직접 적용하는 것인데, 제형으로서 '외용액제', '가글제', '연고제·크림', '첩부제', '스프레이', '에어로졸' 등이 있다. 또한 경구제인 '함당정제(트로키)'도 구강점막에 직접 작용한다.

구강점막질환에 대한 대처는 '원인요법'과 '대증요법'으로 나누어진다. 구강 칸디다증 →SECTION 11~13은 칸디다가 원인이므로 '항진균제', 대상포진 →SECTION 7이나 헤르페스 치은구내염 →SECTION 9은 바이러스 감염증이므로 '항바이러스제', 구강점막의 화농성 염증 →SECTION 18에는 '항생제'를 이용함으로써 원인에 대한 치료이므로 원인요법이다. 또한 욕창성 궤양(→SECTION 22), 의치 섬유종(→SECTION 23), 치은증식증(→SECTION 27)은 원인이 되는 의치나 치주병의 치료로 인해 병변이 개선·소실될 가능성이 있다. 이것도 원인요법이다. 한편 천포창·유천포창(→SECTION 33), 쇼그렌 증후군(→SECTION 34), 구강편평태선(→SECTION 21) 등 자가면역 병리가 관련되는 질환이나 원인불명의 고립성 아프타, 만성 재발성 아프타(→SECTION 40)는 원인요법이 없으므로 대증요법으로 증상 경감에 주안점을 둔다.

구강점막질환의 약물요법을 원인요법과 대증요법으로 나누어 정리한다.

I. 구강점막질환의 원인요법

1 항진균제

구강 칸디다증 →SECTION 11~13 및 칸디다 관련 질환 →SECTION 14~16 에 대한 치료제다.

암포테리신 B(Amphotericin B)

a. 약물의 특징

예전부터 있던 암포테리신 B[훈기존(Fungizone)® 시럽 100mg/mL]는 강력한 항진균 활성을 갖고 있다. 먹어도 체내에 거의 흡수되지 않으므로 구강을 포함한 소화관 표층의 칸디다증에만 유효하다.

b. 구체적인 사용 방법

구강 칸디다증에 대한 사용 방법은 1mL(암포테리신 B로서 100mg)의 시럽을 혀로 구강에 빠짐없이 골고루 발라 가능한 한 오래 머금은 후에 삼킨다. 이것을 1일 2~4회 식후에 실시한다.

c. 사용 시의 주의점

구역감이나 식욕부진 등의 위장증상이 나타나는 경우가 있다.

미코나졸(Miconazole)

a. 약물의 특징

미코나졸[플로리드(Florid) 겔 경구용 2%]은 아졸계 항진균제이며, 겔제로 함으로써 국소적으로 치료 효과를 높이는 약제다. 간에서 바로 대사되어 체내로 거의 이행하지 않으므로 심재성 진균증에는 유효하지 않다. 또한 다른 약제와 상호작용을 일으키는 경우가 있으므로 상용 약에 주의가 필요하다.

b. 구체적인 사용 방법

플로리드 겔 경구용 2%(그림 ①)는 1일 10~20g(5g 튜브는 2~4개, 20g 튜브는 반~1개)를 4회로 나누어(매 식후, 취침 전) 사용한다. 구강내에 구석구석 펴 발라 가능한 한 오래 머금은 후 삼킨다(그림 ②). 겔을 구강내에 넣는 방법은 다음과 같다(그림 ③).

- 튜브에서 직접 입에 넣는다.
- 숟가락으로 떠서 입에 넣는다.
- 손가락으로 찍어서 입에 넣는다.

그 후 30분에서 1시간 동안은 가능한 한 음식을 먹거나 양치를 하지 않도록 한다. 투여 기간은 원칙적으로 14일간이며, 7일간 투여해도 효과가 나타나지 않는 경우에는 중지한다.

c. 사용 시의 주의점

이 약물은 진균세포벽인 에르고스테롤(ergosterol) 합성에 관여하는 시토크롬(cytochrome) P-450을 저해하여 약효를 발휘한다. 따라서 일부 약물이 간에서 대사 분해되는 것을 방해하여 그 약의 혈중 농도가 상승해 부작용이 나타나기 쉬워진다. 따라서 병용 금기가 많다(표 ①). 신약이 나올 때마다 병용 금기가 증가하므로 항상 최신 첨부문서 정보를 확인해야 한다. 또한 임산부나 임신 가능성이 있는 여성에게는 투여 금기다.

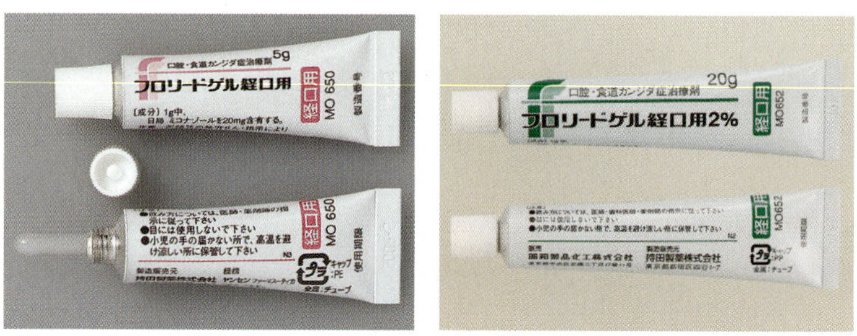

그림 ① 플로리드 겔 경구용.

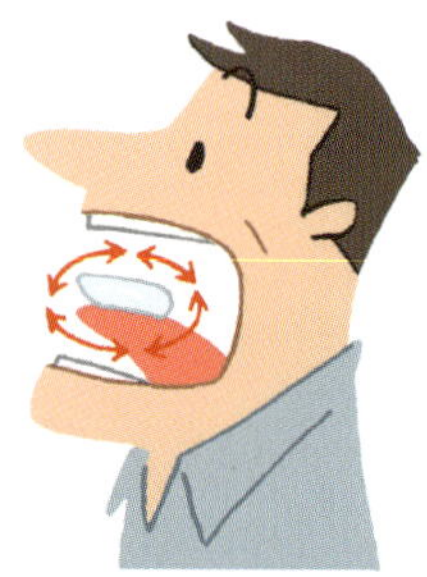

그림 ② 플로리드 겔 경구용의 사용법. 구강내에 구석구석 펴 발라 가능한 한 오래 머금은 후 삼킨다.

이트라코나졸(Itraconazole)

a. 약물의 특징

이트라코나졸[이트리졸(Itrizole)® 내용액 1%]은 미코나졸과 같은 아졸계 항진균제다. 미코나졸이나 암포테리신 B에 비하면 체내동태가 좋으므로, 이트라코나졸 내복약은 표재성 진균증뿐만 아니라 심재성 진균증(내장진균증, 심재성 피부진균증)에 대해서도 효과가 있다. 구강 영역에서는 난치성의 증식성 칸디다증 →SECTION 13에 유효하다.

b. 구체적인 사용 방법

구강 칸디다증에 대해서는 난치성에만 사용한다. 일반적으로 성인은 이트라코나졸로서 200mg(20mL)을 1일 1회 공복 시에 경구 복용한다.

c. 사용 시의 주의점

이 약물도 미코나졸과 같은 아졸계 약제이며 시토크롬 P-450과 친화성이 있으므로 시토크롬 P-450으로 대사되는 약제의 대사를 저해하여 혈중농도를 상승시킬 가능성이 있다. 따라서 미토코나졸과 마찬가지로 약제를 상용하는 환자에게는 주의가 필요하다. 반드시 최신 첨부문서 정보를 확인해야 한다. 또한 간장애·신장애로 콜히친(colchicine) 투여 중인 심각한 간질환, 임산부 또는 임신 가능성이 있는 경우는 금기다.

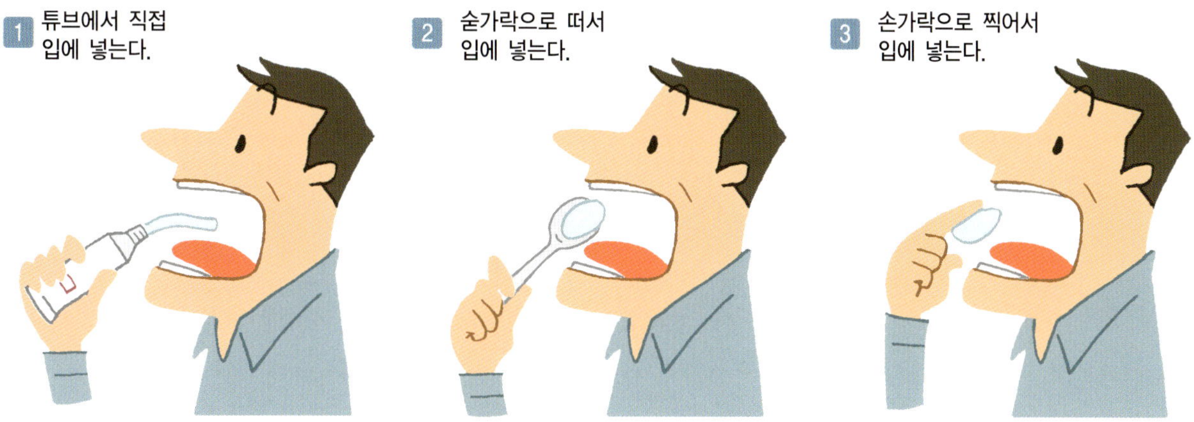
1 튜브에서 직접 입에 넣는다.
2 숟가락으로 떠서 입에 넣는다.
3 손가락으로 찍어서 입에 넣는다.

그림 ③ 겔을 구강내에 넣을 때는 그림과 같은 방법이 있다.

표 ① 미코나졸과의 병용 금기 약제

약의 종류	일반명(상품명)
항응고제	와파린칼륨(와파린® 정)
항응고제	리바록사반(자렐토® 정)
수면제	트리아졸람(할시온® 정)
항고지혈증	심바스타틴(리포바스® 정)
항고지혈증	로미타피드메실산염(적스타피드® 캡슐)
항정신병제	피모자이드(오랩® 정)
항정신병제	블로난세린(로나센® 정)
항부정맥제	퀴니딘염산염(퀴니딘)
강압제	아젤니디핀(칼브럭® 정)
강압제	니솔피딘 정(Baymycard® 정)
편두통 약	에르고타민주석산염(클리아민 배합정)
편두통 약	디하이드로에르고타민 메실산염(디히드로에르고트® 정)(2016년 판매 중지)
항바이러스제	아수나프레비르(선베프라® 캡슐)

2 항바이러스제

대상포진(→SECTION 7), 헤르페스 치은구내염(→SECTION 9), 구순 헤르페스(→SECTION 10) 등 바이러스 질환에 대한 약제다.

아시클로버(Acyclovir)

a. 약제의 특징

아시클로버[조비락스(Zovirax)® 정 200/400 등]는 '헤르페스군' 바이러스에 대하여 항바이러스 작용을 나타낸다. 항바이러스제는 발생 초기에 가까울수록 효과를 기대할 수 있으므로 조기 투여 개시가 바람직하다.

b. 구체적인 사용 방법

헤르페스 치은구내염에 대해서는 1회 200mg을 1일 5회 경구투여(성인량), 대상포진에 대해서는 1회 800mg을 1일 5회 경구투여(성인량)를 한다. 복용약의 제형은 조비락스® 200mg 정과 400mg 정이 있으며, 그 밖에 시럽이나 드라이시럽도 있다. 구순 헤르페스에는 조비락스® 연고를 도포한다.

이 약물의 투여 기간은 헤르페스 치은구내염에 대해서는 5일간, 대상포진에 대해서는 7일간, 구순 헤르페스에 대한 조비락스® 연고는 7일간이 기준이다.

주사용 아시클로버(조비락스® 점적정주용)는 악성 종양, 자가면역질환 등의 면역기능저하 환자에게 적용된다.

c. 사용 시의 주의점

신장장애가 있는 환자 또는 신기능이 저하되어 있는 환자나 고령자에게서는 정신신경계의 부작용이 나타나기 쉬우므로 투여 간격을 고려하는 등의 주의가 필요하다.

발라시클로버(Valaciclovir)

a. 약제의 특징

발라시클로버염산염[발트렉스(Valtrex)® 정 500]은 아시클로버의 개량형(전구약물)으로, 아시클로버의 투여 횟수가 1일 5회였던 것을 1일 2~3회로 적게 끝낼 수 있도록 개발된 것이다.

전구약물(prodrug)이란 약물을 합리적으로 이용하기 위한 하나의 연구이며, 약물 투여 후에 생체 내에서 활성형이 되어 목적 부위로 약물이 운반되었을 때 최대의 효과를 나타내는 것으로 생각된다. 발라시클로버의 경우, 아시클로버에 발린(valine)을 에스테르 결합시켜 소화관 흡수를 개선시킨 것이다.

b. 구체적인 사용 방법

헤르페스 치은구내염에는 1회 500mg을 1일 2회, 5일간 경구투여, 대상포진에는 1회 1,000mg을 1일 3회, 7일간 경구투여를 한다.

c. 사용 시의 주의점

신장장애가 있는 환자 또는 신기능이 저하된 환자나 고령자에게서는 의식장애 등 정신신경계의 부작용이 나타나기 쉬우므로 투여 간격을 연장하는 등의 주의가 필요하다.

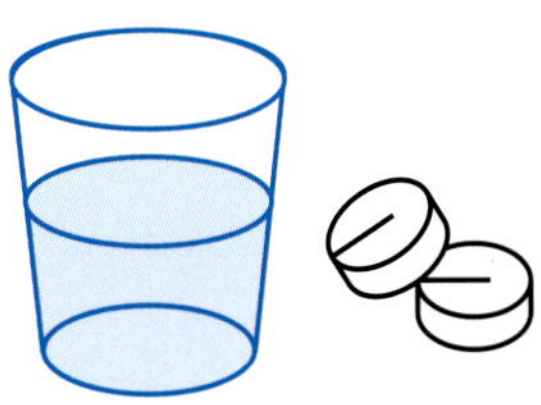

팜시클로버(Famciclover)

a. 약물의 특징

팜시클로버[팜비르(Fambir)® 정 250mg]는 펜시클로버(Penciclovir)의 전구약물이다. 위에서 말한 발라시클로버는 체내에서 아시클로버로 변환되는 전구약물이며 항바이러스 작용을 나타내는 유효성분은 아시클로버이므로, 이 팜시클로버의 활성체인 펜시클로버는 헤르페스 치은구내염이나 대상포진에 효과가 있는 약물로는 아시클로버에 이어 두 번째 제제라는 것이 된다.

b. 구체적인 사용 방법

헤르페스 치은구내염에는 1회 250mg을 1일 3회, 5일간 투여한다. 대상포진에는 1회 500mg을 1일 3회, 7일간 투여한다.

c. 사용 시의 주의점

신장장애가 있는 환자는 신기능 크레아티닌 클리어런스(creatinine clearance)에 따른 투여 간격과 투여량의 조정이 필요하다.

아메나메비르(Amenamevir)

a. 약제의 특징

아메나메비르[아메나리프(Amenalief)® 정 200mg]는 지금까지의 항헤르페스제와는 작용 기전이 다른 경구 항헤르페스 바이러스제다. 헤르페스 바이러스를 부호화(code)하는 DNA 복제에 필수인 효소 중 helicase-primase 복합체 활성을 저해하는 것으로 인해 수두·대상포진 바이러스 및 단순 헤르페스 바이러스에 대하여 높은 항바이러스 활성을 나타낸다(표 ②).

b. 구체적인 사용 방법

대상포진에 효과가 있다. 1회에 2정(400mg)을 1일 1회 식후에 경구투여를 한다. 원칙적으로 7일간 투여한다.

c. 사용 시의 주의점

리팜피신(rifampicin) 투여 중인 환자에게는 사용할 수 없다.

표 ② 헤르페스 치은구내염과 대상포진에 효과가 있는 주요 항바이러스제

일반명	상품명	작용기전	적응
아시클로버	조비락스® 등	DNA 중합효소 저해	단순 헤르페스, 대상포진
발라시클로버	발트렉스® 등	DNA 중합효소 저해	단순 헤르페스, 대상포진, 수두
팜시클로버	팜비르® 등	DNA 중합효소 저해	단순 헤르페스, 대상포진
아메나메비르	아메나리프®	helicase-primase 저해	대상포진

비다라빈(Vidarabine)

a. 약물의 특징

비다라빈[아라세나 A(Arasena-A) 연고 3%, 크림 3%]은 헤르페스 바이러스 증식을 억제하는 약물이며, 위의 약물과 마찬가지로 대상포진이나 구순 헤르페스의 치료에 사용한다. 아시클로버 등에 비해 부작용이 심하므로 연고제로서 사용하는 것이 일반적이다.

b. 구체적인 사용 방법

환자에게 적정량을 1일 1~4회 도포한다.

3 항생제

구강 영역의 화농성 염증은 치성 감염이 많다. 세균감염에 대한 치료법은 항생제다. 점막질환에서는 괴사성 궤양성 치은구내염(→SECTION 17), 구강점막의 화농성 염증(→SECTION 18), 화농성 타액선염(→SECTION 19)에 대해 항생제가 사용된다. 또한 구내염에 2차 감염이 된 경우도 항생제는 유효하다고 생각된다. 구강에 사용하는 항생제는 내복이나 점적으로 전신적으로 투여되는 약제와 연고제나 트로키(troche)로서 주로 국소에서 작용하는 제제가 있다.

전신 약물요법

구강 연쇄구균과 혐기성균을 표적균으로 하는 치성 감염증 치료에는 '페니실린계 약' 및 'β-락타마아제 저해제 페니실린계 약'을 제1선택으로 하는 것이 항생제의 적정 사용으로 이어진다고 생각되고 있다[33]. 구강점막의 화농성 염증이나 화농성 타액선염도 구강 상주균이 관여하고 있으므로 이러한 가이드라인은 참고가 된다고 생각된다.

치성 감염증에 대한 경구제는 '치주조직염', '치관주위염'에는 아목시실린이 제1선택제이며 알레르기가 있는 경우는 클린다마이신(clindamycin), 아지트로마이신(azithromycin), 클래리스로마이신(clarithromycin)이 권장된다. 보다 중증인 '골수염', '악골 주위의 봉와직염'에는 β-락타메이즈(β-lactamase) 저해제가 배합된 설타미실린(sultamicillin)이나 클라불란산(clavulanic acid)·아목시실린(amoxicillin)이 권장되고 있다[33].

국소 약물요법

a. 연고제

테트라사이클린염산염(1g 중 30mg)을 주성분으로 하여 Carmellose sodium 등을 베이스로 하는 치과용 제제가 있다(표 ③). '발치창·구강수술창의 2차 감염'이나 '건성발치와(dry socket)'에 자주 사용되지만 점막질환에는 '치주조직염', '감염성 구내염'에 대해서도 효과가 있다. 따라서 괴사성 궤양성 치은구내염이나 2차 감염이 된 궤양성 구내염(→SECTION 42)에 사용할 수 있다. 또한 적응증은 아니지만, 고립성 아프타나 만성 재발성 아프타(→SECTION 40)의 궤양면을 피복하여 창을 보호하는 효과도 있다고 생각된다.

b. 황산염 가글제

구내염에 효과가 있는 것은 아니지만 구강 수술창의 2차 감염'에 대하여 사용되는 가글제로서 프라디오마이신황산염산(덴타글® 가글용 산제 20mg/포) 등이 있다. 덴타글®에는 소독약인 벤제토늄염화물(Benzethonium chloride)이 첨가되어 있다.

c. 트로키(troche)

감염성 구내염에 효과가 있는 트로키에는 테트라사이클린염산염 트로키(아크로마이신® 트로키)가 있다.

표 ③ 항생제의 연고제, 가글제, 트로키

일반명	상품명	적응증	용법
테트라사이클린염산염	테트라사이클린염산염 파스타제 3%	치주조직염, 발치창·구강 수술창의 2차 감염, 건성발치와, 감염성 구내염	통상 적정량을 1일 1~수회 환부에 도포
테트라사이클린염산염, Epidihydrocholesterin	테트라사이클린 프레스테론 치과용 연고	치주조직염, 발치창·구강 수술창의 2차 감염, 감염성 구내염	1일 수회, 환부에 적정량을 도포 또는 도포하여 문지름
Oxytetracycline (히드로코르티손 함유)	테라코트릴® 연고	외상·열상 및 수술창 등의 2차 감염, 치주조직염, 감염성 구내염, 설염	구강내 질환에는 매일 또는 격일로 소량씩 환부에 주입 또는 도포
프라디오마이신 가글제	덴타글® 가글용 산제 20mg/포	발치창·구강 수술창의 2차 감염	프라디오마이신황산염으로서 일반적으로 60mg(역가)을 사용할 때 약 500mL의 물 또는 따뜻한 물에 용해하여 1일 수회로 나누어 가글함
테트라사이클린염산염 트로키	아크로마이신® 트로키 15mg	발치창·구강 수술창의 2차 감염, 감염성 구내염	일반적으로 1일 4~9정[1정 중 테트라사이클린염산염으로서 15mg(역가)을 함유]을 수회로 나누어 입안, 혀 밑, 볼 안에서 녹이면서 사용함

4 구강점막 살균소독제

가글제

가글제는 '소독약이 들어 있는 가글제'와 '항염증제가 들어 있는 가글제'로 나누어진다. 소독약은 '감염성 구내염'에 대해 원인요법이 된다고 생각되지만, 어느 정도 유용한 것인지 평가하기는 어렵다.

포비돈 요오드(이소진® 가글액 7% 등)는 구내염(→SECTION 17·39·40·42), '발치창을 포함하는 구강 창상의 감염 예방', '구강내의 소독'에 효과가 있다(표 ④). 그 밖에 구내염에는 효과가 없지만 '구강내 소독'이나 '발치창의 감염 예방'에 대해 사용되는 가글제로 벤제토늄염화물(Neostelin® Green 가글액 0.2%, 벤제토늄염화물 가글액 0.2%)이 있다.

표 ④ 구강점막 살균소독제

일반명	상품명	적응증	용법
포비돈 요오드 가글액	이소진® 가글액 7%	구내염, 발치창을 포함하는 구강 창상의 예방 감염 예방, 구강내의 소독	사용 시 15~30배(2~4mL를 약 60mL의 물)로 희석하여 1일 수회 가글
벤제토늄염화물	Neostelin® Green 가글액 0.2%	구강내의 소독, 발치창의 감염 예방	구강내의 소독에는 벤젠토늄염화물 0.004%(50배 희석) 용액으로 헹굼
	벤제토늄염화물 가글액 0.2%		

트로키(Troche)

도미펜브로마이드(Domiphen bromide) 트로키(ORADOL® 트로키 0.5mg, ORADOLS® 트로키 0.5mg), 데쿠알리늄염화물 트로키(SP 트로키 0.25mg), 세틸피리디늄클로라이드 트로키 2mg 등이 구내염에 효과가 있다.

1 스테로이드성 항염증제

스테로이드성 항염증제는 고립성 아프타, 만성 재발성 아프타, 천포창·유천포창, 구강편평태선, 벨마비 →NOTE 13·14, 헌트 증후군 →SECTION 8 →NOTE 13·14, 전신 경피증 →SECTION 35, 특발성 혈소판감소성 자반증 →SECTION 38, 다형홍반 →NOTE 21에 대해 전신 또는 국소적으로 사용된다. 바이러스 질환이나 칸디다증 등의 감염증에는 원칙적으로 금기이며, 외상성의 궤양성 구내염 →SECTION 42에 대해서는 창상의 치유를 늦출 가능성이 있으므로 주의가 필요하다. 구강에 사용하기 위한 스테로이드성 항염증제의 외용제로서 연고제, 첩부제, 분무제가 있다.

연고제

a. 약물의 특징

부신피질 스테로이드제를 주요 제제로 하는 연고에는 덱사메타손과 트리암시놀론 아세토니드가 있다. 덱사메타손에는 아프타졸론® 구강용 연고 0.1% 등이 있으며 트리암시놀론 아세토니드에는 오르텍사(Ortexer)® 구강용 연고 0.1%가 있다(표 ⑤). 이러한 구강용 스테로이드 연고는 구강점막에 부착하기 쉽도록 카르복시메틸셀룰로오스(carboxymethyl cellulose)가 첨가되어 있다. 고립성 아프타, 만성 재발성 아프타 →SECTION 40, 천포창·유천포창 →SECTION 33, 구강편평태선 →SECTION 21에 대해 사용할 수 있다.

덱사메타손(Dexamethasone)과 트리암시놀론 아세토니드(triamcinolone acetonide) 외에 히드로코르티손 아세테이트(hydrocortisone acetate) 연고가 있다. 이 구강용 연고는 스테로이드성 항염증제 외의 약제가 배합되어 있다. 데스파 코와(Despa Kowa) 구강용 크림은 히드로코르티손(연고 1g 중 5mg)에 소독약(클로르헥시딘염산염과 벤잘코늄 염화물)과 항히스타민제(디펜히드라민)가 배합되어 있다. 히노포론(Hinoporon)® 구강용 연고는 하이드로코르티손(hydrocortisone, 연고 1g 중 5mg)에 히노키티올(Hinokitiol)과 아미노안식향산 에틸(ethyl aminobenzoate)이 배합되어 있다. 테라코트릴(Terracortril)® 연고는 하이드로코르티손(hydrocortisone, 연고 1g 중 10mg)과 테트라사이클린(tetracycline, 연고 1g 중 30mg)의 합제다. 이것은 '감염을 동반하는 치은구내염(변연성 치주염 등)'을 상정한 제제지만, 부신피질스테로이드가 창상치유를 지연시킬 가능성이 있다는 것을 염두에 두어야 한다.

b. 구체적인 사용 방법

적정량을 첨부문서에 따라 국소에 도포한다. 증상에 따라 적당히 증감한다. 구강용 연구는 점막 표면이 타액으로 젖어 있으면 부착하기 어렵다. 거즈 등으로 가볍게 타액을 닦아낸 후 사용하면 비교적 오래 부착된다.

c. 사용 시의 주의점

구강용 스테로이드 연고는 대량으로 장기간 사용하면 구강 칸디다증 →SECTION 11~13이 나타나는 경우가 있다. 구강용 스테로이드 연고의 장기간 사용은 피해야 하며 만약 장기간 사용해도 구내염의 증상이 개선되지 않는 경우는 구강용 스테로이드 연고의 적응증이 아닌 다른 질환이 의심되므로 전문가와 상담할 필요가 있다.

표 ⑤ 치과·구강외과 질환에 효과가 있는 스테로이드성 항염증제

성분	상품명	제형	적응증	용법
덱사메타손	아프타졸론® 구강용 연고 0.1%	연고제	미란 또는 궤양을 동반하는 난치성 구내염 및 설염	적정량을 1일 1~수회 환부에 도포
	덱사메타손 연고 구강용 0.1%			
	데르존® 구강용 연고 0.1%			
	덱사르틴® 구강용 연고 1mg/g			
	데카드론 정	경구제(정제)	난치성 구내염 및 설염(국소요법으로 치유되지 않는 것)	덱사메타손으로서 통상 성인 1일 0.5~8mg을 1~4회 분할 경구투여
	데카드론 에릭실 0.01%	경구제 (에릭실 제)		
	덱사메타손 에릭실 0.01%			
	데카드론® 주사제	주사제	난치성 구내염 및 설염(국소요법으로 치유되지 않는 것)	성인 1회 1.65~5.0mg을 연조직 내 주사(원칙적으로 투여 간격을 2주 이상으로 할 것)
	Dexart			
트리암시놀론 아세토니드	오르텍사® 구강용 연고 0.1%	연고첩부제	만성 박리성 치은염, 미란 또는 궤양을 동반하는 난치성 구내염 및 설염	적정량을 1일 1~수회 환부에 도포
	아프타치® 구강용 첩부제 25μg	첩부제	아프타성 구내염	1환부에 1회 1매(정)씩을 1일 1~2회, 환부 점막에 첩부(부착)
	아프타실® 25μg	첩부제(필름형)		
	와프론 구강용 첩부제 25μg			
	케나콜트-A® 현탁액	주사제	난치성 구내염 및 설염(국소요법으로 치유되지 않는 것)	성인 1회 2~40mg을 연조직 내 주사(원칙적으로 투여 간격을 2주 이상으로 할 것)
베크로메타손 프로피온산 에스테르	사르코트® 캡슐 외용 50μg	캡슐제(외용)	미란 또는 궤양을 동반하는 난치성 구내염	1회 1캡슐을 1일 2~3회, 전용 소형 분무기를 사용하여 환부에 균일하게 분무
히드로코르티손아세테이트 에스테르(배합제)	데스파코와 구강용 크림	크림	아프타성 구내염, 고립성 아프타, 욕창성 궤양, 변연성 치주염	적정량을 1일 3~4회 염증부위에 도포
	히노포론® 구강용 연고	연고제	급성 치은염, 변연성 치주염	환부에 1일 1회 적정량을 주입 또는 1일 1~3회 적정량을 도포
	테라 코트릴® 연고	연고제	외상·열상 및 수술창 등의 2차 감염, 치주조직염, 감염성 구내염, 설염	매일 또는 격일로 소량씩 환부에 주입 또는 도포하여 문지름
히드로코르티손	코트릴® 정 10mg	경구제(정제)	난치성 구내염 및 설염(국소요법으로 치유되지 않는 것)	히드로코르티손으로서 통상 성인 1일 10~120mg을 1~4회로 분할 경구투여
프레드니솔론	프레드니솔론 정*	경구제(정제)	난치성 구내염 및 설염(국소요법으로 치유되지 않는 것)	프레드니솔론으로서 통상 성인 1일 5~60mg을 1~4회로 분할 경구투여
	프레드닌 정*			
베타메타손	베타메타손 정 0.5mg	경구제(정제)	난치성 구내염 및 설염(국소요법으로 치유되지 않는 것	베타메타손으로서 통상 성인 1일 0.5~8mg을 1~4회로 분할 경구투여
	리네스테론® 산 0.1%	경구제(정제)		

다형홍반, 천포창·유천포창, 안면신경마비에 효과가 있는 스테로이드성 항염증제 주사제, 경구제 및 외용제는 표에 포함시키지 않았다.
* 이비인후과 영역에서의 효과(이비인후과 영역 질환으로 난치성 구내염 및 설염에 유효)가 있는 주사제는 생략했다.

II. 구강점막질환의 대증요법

1 스테로이드성 항염증제

첩부제

a. 약물의 특징

트리암시놀론 아세토니드(triamcinolone acetonide) 첩부제인 아프타치(Aftach)® 구강용 첩부제는 정제의 형태(그림 ④), 아프타실(Aphthaseal)®과 와파론 구강용 첩부제는 둥글고 작은 시트 형태의 것이다. 모두 트리암시놀론 아세토니드 25㎍(0.025mg)이 함유되어 있다. 아프타성 구내염에 효과가 있으며 고립성 아프타, 만성 재발성 아프타 →SECTION 40 등에 대해 사용한다.

b. 구체적인 사용 방법

일반적으로 하나의 아프타에 1회 1정(1매)을 1일 1~2회, 백색 면을 환부 점막에 부착시켜 사용한다. 또한 증상에 따라 적절히 증량한다.

c. 사용 시의 주의점

감염성 질환에는 사용할 수 없다.

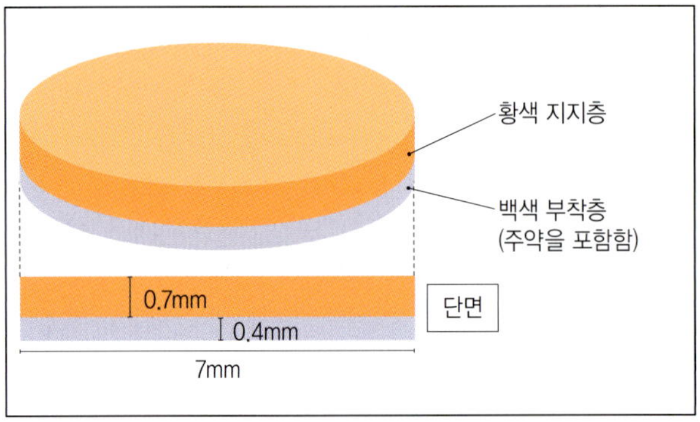

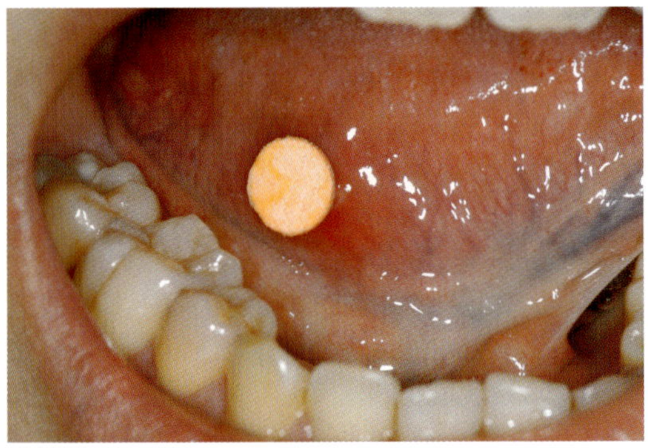

그림 ④ 정제 형태의 첩부제.

분무제

a. 약물의 특징

베클로메타손 프로피온산 에스테르(beclometasone dipropionate)[잘코트(Salcoat)® 캡슐 외용]의 분무제는 미란 또는 궤양을 동반하는 난치성 구내염에 효과가 있으며 구강편평태선→SECTION 21이나 천포창·유천포창→SECTION 33에 대해 사용된다. 또한 다발성 아프타에도 사용하기 쉬워 만성 재발성 아프타나 고립성 아프타 중 연고제나 첩부제를 사용하기 어려운 구강의 뒤쪽이나 인두의 병변에 대해 유용성이 있다. 본제는 1캡슐에 베클로메타손 50㎍(0.05mg)이 함유되어 있다.

이 약물의 베이스는 히드록시프로필셀룰로오스를 주성분으로 하는 고분자제로 이루어지며 이것으로 인해 구강내 점막에 부착한다. 히드록시프로필셀룰로오스(hydroxypropyl cellulose)는 타액으로 팽윤하여 얇은 층이 되어 환부를 피복해 보호한다.

b. 구체적인 사용 방법

1회 1캡슐을 1일 2~3회, 전용 소형 분무기(pulverizer)를 사용하여 환부에 균일하게 분무한다. 또한 증상에 따라 적절히 증감한다. 분무할 때에는 흡수를 막아 폐에 흡인되지 않도록 한다.

c. 사용 시의 주의점

구강내에 염색을 동반하는 환자에게는 금기다.

이 제제는 제형이 캡슐이지만 어디까지나 외용제이므로 내복하지 말아야 한다.

이상과 같은 외용제의 국소요법으로 치유되지 않는 것에는 경구제나 주사제가 효과적이다(147페이지 표 ⑤).

2 아줄렌설폰산나트륨(Azulene sodium sulfonate)

가글제

아줄렌설폰산나트륨은 항염증 작용, 항알레르기 작용, 창상치유 촉진의 효과를 기대할 수 있다. '구내염', '급성 치은염', '설염', '구강 창상'에 효과가 있으므로 괴사성 궤양성 치은구내염→SECTION 17, 욕창성 궤양→SECTION 22, 카타르성 구내염→SECTION 39, 궤양성 구내염→SECTION 42, 대상포진→SECTION 7, 헤르페스 치은구내염→SECTION 9, 고립성 아프타, 만성 재발성 아프타→SECTION 40, 천포창·유천포창→SECTION 33, 구강편평태선→SECTION 21, '쇼그렌 증후군 등의 구강건조증에 기인하는 구내염'→SECTION 34에 응용할 수 있다. 그 밖에 지도혀→SECTION 45, 혀균열→SECTION 46, 정중마름모꼴혀염→SECTION 47 등 중 2차적인 염증에서 통증을 동반하고 있는 증례에 대해서도 유효하다.

아줄렌설폰산나트륨의 가글제(표 ⑥)는 정제, 과립제·산제, 액제 등의 제형이 있어 이들을 물에 녹여 가글한다.

표 ⑥ 아줄렌설폰산나트륨 가글·가글액 구강점막 살균소독제

성분	상품명	제형	용량*
아줄렌설폰산나트륨수화물	아즈놀® 정 2mg	정제	1회 4~6mg(2~3정)
	아줄렌 정 2mg		
	아줄렌 가글용 산제 0.4%	과립제, 산제	1회 4~6mg(1포 1.5g의 제품은 6mg 함유)
	아줄렌 가글용 과립 0.4%		
	에마겐® 과립 가글용 0.4%		
	VOWLO® 산제 가글용 0.4%		
	아즈가글® 가글액 T 4%	액제	1회 4~6mg(4~5방울)
	아즈레이® 가글액 4%		1회 4~6mg(4~5방울)
	아줄렌 가글액 4%		1회 4~6mg(4~6방울)
	아보다스® 가글액 4%		1회 4~6mg(4~5방울)
	Azuleone® 가글액 1%		1회 4~6mg(9~13방울)
	아즈민 가글액 1%		1회 4~6mg(약 0.4~0.6mL 또는 약 15~23방울)
아줄렌설폰산나트륨수화물·탄산수소나트륨	AZ 가글용 배합 세립 'NP'	과립제, 산제	1회 1포(2g)
	가글용 Hachiazule® 과립		

* 용법은 용량(약 100mL)의 물에 녹여 1일 수회 가글한다.

트로키(Troche)

아줄렌설폰산나트륨 서방성 삽입정[아즈놀(Azunol)® ST 정 구강용 5mg]은 구내염, 급성 치은염, 설염, 구강 창상에 효과가 있다. 일반적으로 1회 1정을 1일 4회 좌우 중 한쪽의 상악 치은협이행부에 삽입한다.

3 표면마취제

궤양성 구내염 →SECTION 42, 괴사성 궤양성 치은구내염 →SECTION 17, 대상포진 →SECTION 7 등에서 통증이 심하며 접촉통 때문에 음식물 섭취가 곤란할 때 등은 표면마취제인 리도카인염산염 비스커스(키시로카인® 비스커스 2%)나 리도카인염산염 젤리(키시로카인® 젤리 2%)를 구강내 전체에 포함시켜 일시적인 표면마취 효과를 기대하는 것이 하나의 방법이다. 단, 이러한 약제는 구내염에 효과가 없다.

4 인공타액

인공타액(에어로졸)

a. 약제의 특징

인공타액(Saliveht® 에어로졸)은 '쇼그렌 증후군에 의한 구강건조증' →SECTION 34과 '두경부의 방사선 조사에 의한 타액선장애에 기초한 구강건조증'에 효과가 있는 분무식 에어로졸제다.

b. 구체적인 사용 방법

통상 1회에 1~2초간 구강내에 1일 4~5회 분무한다. 1회(1~2초간)의 분무액 양은 약 1mL(약 1g)이다. 증상에 따라 적당히 증감한다. 사용 시에 통을 잘 흔들어서 사용할 것, 통을 수직으로 세워서 분무할 것, 사용 후에는 분사구 부근을 잘 닦아 청결하게 보관할 것 등의 주의가 필요하다. 1회 1초간의 분무를 30회 이상 실시하면 1회당 분무액 양이 적어지므로 분무 시간을 적절히 연장해야 한다.

c. 사용 시의 주의점

부작용은 많지 않지만 구역감, 미각 변화, 복부팽만감 등의 보고가 있다.

5 타액분비촉진제(콜린작동제)

세비멜린염산염(Cevimeline hydrochloride)

a. 약제의 특징

세비멜린염산염수화물[살리그렌(Saligren)® 캡슐, 이보작(Evoxac)® 캡슐]은 '쇼그렌 증후군 환자의 구강건조증 개선'에 효과가 있다. 이 제제는 무스카린 수용체(M3) 자극제이며 잔존하고 있는 타액선을 자극하는 것으로 타액분비 촉진을 기대할 수 있다.

복용 후 1~2시간에서 타액분비 효과가 나타나 즉효적이다. 게다가 이 타액분비 자극 효과는 투여 시의 1차적인 것뿐만 아니라 장기간 계속해서 투여한 시점에서의 타액분비량이 투여 개시 전의 타액분비량에 비해 의미 있게 증가한다. 또한 세비멜린염산염 투여 후의 구강건조감, 심한 목마름 등의 자각증상도 개선되고 있다. 따라서 이 약물은 장기 투여로 유용성을 얻을 수 있는 약제라고 생각된다. 단, 타액선의 장애가 고도이며 잔존 타액선이 적은 경우는 효과를 기대할 수 없다.

b. 구체적인 사용 방법

내복약으로서 투여량은 1회 30mg을 1일 3회 투여하지만, 처음부터 이 양을 투여하면 부작용 발현율이 높아진다. 따라서 최초의 2주간은 1일 1캡슐, 다음의 2주간은 같은 양으로 유지하거나 1일 2캡슐로 증량, 다음부터는 효과와 부작용을 보면서 감량, 동량, 증량을 정해서 계속 투여한다. 이렇게 저용량부터 시작하는 투여법에서는 부작용이 나오기 힘들다.

c. 사용 시의 주의점

투여 금기는 심각한 허혈성 심장질환, 기관지천식 및 만성 폐쇄성 폐질환, 소화기 및 방광 경부 폐쇄, 뇌전증, 파킨슨니즘 또는 파킨슨병, 홍채염이 있는 환자다.

부작용은 소화기장애, 피부·피부부속기장애(다한 등), 비뇨기계 장애(빈뇨 등), 두통이며 소화기 증상의 출현율이 비교적 높다. 소화기 증상은 구역감, 설사, 구토, 복통, 복부불쾌감, 식욕부진 등이다. 부작용 발현 시기는 비교적 빠르며, 대부분은 1주일 이내로 전체 부작용 중 약 70%가 4주째까지 발현하고 있다.

필로카르핀염산염(Pilocarpine HCl)

a. 약제의 특징

필로카르핀염산염 정[살라겐(Salagen)® 정 5mg] 및 필로카르핀염산염 과립(살라겐® 과립 0.5%)은 '두경부의 방사선 치료에 동반하는 구강건조증 개선', '쇼그렌 증후군의 구강건조증 개선'에 대하여 효과가 있는 콜린작동제다. 이 제제의 효과와 부작용은 세비멜린염산염과 유사하지만, 세비멜린염산염처럼 M3 수용체로의 특이성이 높지 않다. 복용 후 혈중농도의 상승은 빠르지만 반감기가 짧은 점 등의 차이점이 있다.

b. 구체적인 사용 방법

통상 성인에게는 필로카르핀염산염을 1회 5mg씩 1일 3회, 식후에 경구투여를 한다.

c. 사용 시의 주의점

투여 금기는 심각한 허혈성 심장질환, 기관지천식 및 만성 폐쇄성 폐질환, 뇌전증, 소화관 및 방광 경부 폐쇄, 파킨슨니즘 또는 파킨슨병, 홍채염, 이 약물에 과민증의 병력이 있는 환자다.

부작용은 다한, 두통, 구역감, 달아오름, 빈뇨, 구토, 현기증, 복통, 비염, 기침, 고혈압, 권태감 등이다. 부작용으로서 다한이 많이 나타나는데, 이 부작용을 경감하기 위해 1회 투여량을 반으로 줄여(2.5mg) 1일 4회 투여하는 시도가 이루어지고 있다.

참고문헌

1. El-Naggar AK, Chan JKC, Grandis JR, Takata T, Slootweg PJ (eds). WHO Classification of Head and Neck Tumours. 4th ed. Lyon: International Agency for Research on Cancer, 2017.

2. 出雲俊之, 桐田忠昭, 草間幹夫, 佐藤 徹, 篠原正徳, 新谷 悟, 他. 舌癌取扱い指針 ワーキング・グループ案 (第1版). 日口腔腫瘍会誌 2005; 17: 13-85.

3. 出雲俊之, 大関 悟, 岡田憲彦, 岡部貞夫, 岡崎雄一郎, 桐田忠昭, 他. 下顎歯肉癌取扱い指針 ワーキング・グループ案 (第1版). 日口腔腫瘍会誌 2007; 19: 37-124.

4. Warnakulasuriya S, Johnson NW, van der Waal I. Nomenclature and classification of potentially malignant disorders of the oral mucosa. J Oral Pathol Med 2007; 36: 575-80.

5. 下野正基, 高田 隆, 田沼順一, 豊澤 悟 (編集). 新口腔病理学 第2版. 東京: 医歯薬出版, 2018.

6. 堀内孝彦, 大澤 勲, 岡田秀親, 塚本 浩, 中尾実樹, 木下タロウ, 他. 遺伝性血管性浮腫 (HAE) ガイドライン 2014年版. 補体 2014; 51: 24-30.

7. Cicardi M, Banerji A, Bracho F, Malbrán A, Rosenkranz B, Riedl M, et al. Icatibant, a new bradykinin-receptor antagonist, in hereditary angioedema. N Engl J Med 2010 5; 363 (6): 532-541.

8. 中川洋一, 上川善昭, 岩渕博史. 臨床・介護ですぐ対応 知っておきたい! 口腔カンジダ症. 京都: 永末書店, 2013.

9. 中川洋一. 紅斑性カンジダ症への口腔乾燥と義歯のかかわり. 日補綴歯会誌 2018; 10: 32-39.

10. Nakamura S, Okamoto MR, Yamamoto K, Tsurumoto A, Yoshino Y, Iwabuchi H, Saito I, Maeda N, Nakagawa Y. The *Candida* species that are important for the development of atrophic glossitis in xerostomia patients. BMC Oral Health 2017; 17 (1): 153.

11. 槇村浩一. 真菌検査法カラーアトラス 主要病原 Candida 属分離鑑別のための呈色培地における各種酵母の集落性状. 深在性真菌症 2008; 4 (1): 35-37.

12. 深在性真菌症のガイドライン作成委員会. 深在性真菌症の診断・治療ガイドライン 2014. 東京: 協和企画, 2014.

13. 山口英世. 病原真菌と真菌症 第4版. 東京: 南山堂, 2007.

14. 中川洋一. 口腔カンジダ症の検査と処方. 金子明寛, 富野康日己, 青木洋介, 佐野公人, 柴原孝彦, 川辺良一, 他 (編集). 歯科におけるくすりの使い方 2019-2022. 東京: デンタルダイヤモンド社, 2018: 120-121.

15. 赤川安正, 池邉一典, 佐々木啓一, 志賀 博, 中山健夫, 長岡英一, 他. 有床義歯補綴診療のガイドライン (2009改訂版). 日補綴歯会誌 2009; 1: i, E205-E283. (http://www.hotetsu.com/s/doc/plate_denture_guideline.pdf)

16. 岡崎和一, 川茂 幸, 神澤輝実, 下瀬川徹, 中村誠司, 島津章, 他. IgG4 関連疾患包括診断基準 2011. 日内会誌 2012; 101: 795-804.

17. Andreasen JO. Oral lichen planus. 1. A clinical evaluation of 115 cases. Oral Surg Oral Med Oral Pathol 1968; 25 (1): 31-42.

18. 石川悟朗 (監修). 口腔病理学 II 第2版. 京都: 永末書店, 1984.

19. 天谷雅行, 谷川瑛子, 清水智子, 橋本 隆, 池田志孝, 黒沢美智子, 他. 日本皮膚科学会ガイドライン 天疱瘡診療ガイドライン. 日皮会誌 2010; 120 (7): 1443-1460.

20. 厚生労働科学研究費補助金 難治性疾患等政策研究事業 自己免疫疾患に関する調査研究班 (編集). シェーグレン症候群診療ガイドライン 2017年度版. 東京: 診断と治療社, 2017.

21. 竹原和彦, 桑名正隆, 宮地良樹. 新・膠原病. 東京: 診断と治療社, 2002.

22. 浅田洸一. 強皮症. 石橋克禮 (監修). 口腔外科臨床症例アトラス. 神奈川: 三報社, 2008: 143.

23. 水口 潤, 友 雅司, 政金生人, 渡邊有三, 川西秀樹, 秋葉隆, 他. 一般社団法人日本透析医学会 維持血液透析ガイドライン 血液透析処方. 透析会誌 2013; 46: 587-632.

24. 藤村欣吾, 宮川義隆, 倉田義之, 桑名正隆, 冨山佳昭, 村田満, 他. 成人特発性血小板減少性紫斑病治療の参照ガイド 2012年版. 臨床血液 2012; 53: 433-442.

25. 相沢 幹, 菊地浩吉 (編). 新病理学総論 第14版. 東京: 南山堂, 1987.

26. 藤田恒太郎. 人体解剖学. 東京: 南江堂, 1990.

27. 清水 宏. あたらしい皮膚科学 第2版. 東京: 中山書店, 2011.

28. Samutsakorn P, Hirunwiwatkul P, Chaitusaney B, Charakorn N. Lingual tonsillectomy with palatal surgery for the treatment of obstructive sleep apnea in adults: a systematic review and meta-analysis. Eur Arch Otorhinolaryngol 2018; 275 (4): 1005-1013.

29. Wood N, Goaz P. Differential diagnosis of oral lesions. Saint Louis: Mosby, 1975.

30. Brierley J, Gospodarowicz M, Wittekind Ce. TNM Classification of Malignant Tumours 8th ed. New York: Wiley-Blackwell, 2016.

31. 日本頭頸部癌学会(編集). 頭頸部癌取扱い規約 第6版. 東京: 金原出版, 2018.

32. 日本歯科薬物療法学会(編集). 新版 日本歯科医薬品集. 京都: 永末書店, 2015.

33. 金子明寛, 青木隆幸, 池田文昭, 川辺良一, 佐藤田鶴子, 津村直幹, 他. JAID/JSC 感染症治療ガイドライン 2016 歯性感染症. 日化療会誌 2016; 64: 641-646.

찾아보기

국문

영문

[A]

[B]

[C]

[D]

[E]

[F]

[G]

[H]

[I]